Zwillingsmütter berichten ... über Schwangerschaft, Geburt und Alltag mit Zwillingen

Herausgeberin Marion von Gratkowski

Verlag von Gratkowski

Copyright
1. Auflage 1988
2. Auflage 1993
3. Auflage 2006
by Verlag von Gratkowski,
Postfach 40 11 11
86890 Landsberg am Lech
www.twins.de
info@twins.de
Herstellung: AALEXX Druck GmbH, Großburgwedel
ISBN 3-927058-00-9

Zur Idee des Buches

Um einen wirklich praktischen Ratgeber für Zwillingseltern zu schreiben, entwarf ich 1987 einen Fragebogen, der damals von 30 Zwillingsmüttern beantwortet wurde. Die Antworten gaben wir im Mai 88 als sogenanntes »Buch zum Buch« heraus. Das eigentliche Projekt, das Ratgeberbuch »Zwillinge - mit ihnen fertig werden, ohne fertig zu sein«, wurde beim TRIAS Verlag in Stuttgart herausgebracht. Es ist bei uns, aber auch im Buchhandel erhältlich.

Zur zweiten, völlig überarbeiteten Auflage

Großes Kopfzerbrechen machte mir die zweite Auflage des Buches »Zwillingsmütter berichten«. Erst wollte ich nur einige Beiträge ergänzen, dazu hätte ich gern die Zwillingsmütter angeschrieben, die bei der ersten Auflage mitgemacht hatten. Doch einige sind inzwischen umgezogen, andere geschieden (und ins Ausland verzogen), und traurigerweise ist auch eine Zwillingsmutter, die damals meine Fragen beantwortet hatte, tödlich verunglückt, ein Zwillingsvater hat sich das Leben genommen.
Also entschied ich mich gegen eine Fortschreibung der bisherigen Berichte. Auf einen Aufruf in der Zeitschrift ZWILLINGE meldeten sich 150 Zwillingsmütter, die bei einer neuen Fragebogenaktion teilnehmen wollten. Und dann wurde ich förmlich von den eingehenden Antworten »erschlagen«. Über 80 Zwillingsmütter - und man höre und staune zwei!! Väter - haben sich viel, viel Mühe gemacht und an der zweiten Fragebogenaktion teilgenommen.
Ich habe fast alle diese Berichte am PC überarbeitet, gelesen auf jeden Fall. Und ich wusste wochenlang nicht, in welcher Form ich das neue Buch präsentieren sollte. Hätte ich alle Berichte Wort für Wort veröffentlicht, hätte das Buch »Telefonbuchstärke München« bekommen. Und das ist weder von der Kostenseite noch von der Lektüre her wünschenswert.
Ich habe mich also entschlossen, das Buch diesmal nicht nach einzelnen Berichten zu gliedern, sondern nach Kapiteln, die sich an den Fragen orientieren. So ist im neuen »Zwillingsmütter berichten« fast jeder, der sich irgendwie zu Wort gemeldet hat, vertreten. Mancher mit langen Passagen, mancher weniger. Auf jeden Fall war jeder dieser Beiträge wichtig.

Im Namen aller kommenden Zwillingselterngenerationen, denen das Buch interessante Einblicke vermitteln wird und die es als hilfreiche Lektüre im nicht immer leichten Alltag mit ihren Kindern schätzen werden, danke ich allen, die meine Fragen beantwortet haben, für ihre große Mühe, die Sie sich gemacht haben. Vielen Dank an: Bettina Aderhold, Dina Adler, Christiane Amendt, Rita Anklam, Susanne Apprich, Maria Asal, Martina Asmussen, Christiane Barheine, Regina Baumann, Ulla Baumgärtner, Andrea Bausch, Martina Bendt, Maren Bettighofer, Hedi Bietighöfer, Hedwig Bittner, Isabel Braun, Elke Braunschmid, Andrea Brücker, Familie Degner, Regina Döhring, Marija Duckworth, Gabriele Ebert, Ulrike Engelhardt, Andrea Fiedler, Fietzke, eine Mutter aus Filderstadt, Klaudia Formella, Saskia Gajek-Breier, Martina Geppert, Claudia Gerhard, Sonja Goebel, Charlotte und Thomas Günther, Bärbel Güthues, Ursula Guth, Ursula Guthardt, Waltraud Haas, Micaela Häußler, Regine Harnos-Schmitz, Birgit Hartmann, Regina Hoffmann-Schiedel, Karin Hopf, Roswitha Huber, Petra Huhmann, Solveigh Janssen, Ilona Jess, Ulrike Keller, Heike Kerlin, Jeanette Kilb, Christine Knust, Jana Köhler, Kerstin Köster, Monika Köthers, Kathy Kohlhof, Isolde Kowal, Martina Krupka, Karin Laska, Anke Lilge, Gabriela Lilienwald, Bettina Link, Heike Lippemeier, Ute und Volker Lorenzen, Martina Machauer-Volmer, Karola Massing, Petra Mayrhofer, Birgit Mehltretter, Ulrike Mertes, Sandra Moxter, Ursula Müller, Heike Naber, Marion Neumann, Birgit Pankalla, Angelika Pluess, Carmen Preiss, Christiane Promnitz, Petra Reitz, Barbara Rieth-Nicolini, Beate Rivinius, Andrea Roettges, Daniela Sattler, Carolin Schardt, Monika Schendzielorz, Sabine Schönfelder, Brigitte Scholpp, Annette Setzler, Carola Sliwinski, Petra Smietanka, Heike Späth, Iris Steiner, Ines Stieglitz, Martina Titze, Helga Weiler, Regina Wichary, Dagmar Wiederstein, Betty Wittwar, Katrin Zboralski, Sabine Zedler.

PS. Wurde hier jemand vergessen? Nicht böse sein, bei der Fülle der Antworten mag der eine oder andere tatsächlich »untergegangen« sein.

Die Entdeckung

Ultraschall macht's möglich. Die meisten Zwillinge werden gleich beim ersten routinemäßigen Ultraschall entdeckt. Was war es doch überraschend - früher - als es noch keine Ultraschallgeräte gab. Überraschend und auch oft gefährlich, vor allem für das zweite Kind.
Witzigerweise spielt uns die Ultraschalluntersuchung auch heute noch manchen Streich. So wurden unsere eigenen Zwillinge, Maximilian und Constantin, erst beim vierten Ultraschall in der 16. Woche entdeckt. Ich fiel fast von der Liege vor Lachen. Mein Mann musste sich von Kollegen und einem Weißbier auf die Beine helfen lassen. Am Telefon war er sprachlos. Abends heulte ich. Unsere Lebenspläne müßssten nach dieser Nachricht erst einmal neu sortiert werden.

Nachdem ich anfing, mich daran zu gewöhnen, dass ich überhaupt so unverhofft schwanger war, kam der nächste »Knüller« per Ultraschall. Auf mein Drängen hin schaute mein Frauenarzt besonders genau hin, da mein Mann die letzten beiden Wochen dauernd »geflachst« hatte: »Pass auf, dieses Mal sind es zwei!«

In der 16. Schwangerschaftswoche beim ersten Ultraschall fragte mich die Frauenärztin, ob ich gut liege und sagte dann, dass ich Zwillinge erwarte. Ich war zunächst nur überrascht und etwas aufgeregt, aber dann habe ich mich sehr gefreut. Meinem Mann habe ich abends die Ultraschallbilder gegeben und er brauchte etwa zehn Minuten, bis er überhaupt begriff, was diese Bilder bedeuteten. Dann hat er etwa zwei Tage »verdaut«, doch dann hat auch er sich sehr gefreut.

In der siebten Woche wurde ein erster Ultraschall gemacht. Dabei wurde eine kleine Blutung in der Gebärmutter festgestellt. Ich bekam Spritzen, damit »es« nicht abgeht. Beim dritten Ultraschall dann zwei freudige Nachrichten: 1. Gefahr gebannt, 2. es sind Zwillinge! Kurzfristig dachte mein Frauenarzt sogar, es wären drei, aber nach genauerem Prüfen blieb er bei Zwillingen. Drei hätten mich dann doch etwas schockiert!
Als mein Frauenarzt mir das eröffnete, musste ich echt lachen vor Freude. Mein Mann wollte nämlich immer zwei, ich gern drei Kinder. Ich habe deshalb vorher öfter gelästert:

»Ach, dann müssen es beim zweiten Mal eben zwei werden!« Dass mein geheimer Wunsch dann tatsächlich in Erfüllung gehen sollte, konnte ich zuerst kaum glauben.

In der siebten Schwangerschaftswoche ging ich zum Frauenarzt, um meine Schwangerschaft bestätigen zu lassen. Per Ultraschall sah er zwei Fruchthöhlen. Ich begriff gar nicht gleich, und mein Arzt sagte: »Wenn Sie sich noch nicht freuen, ich tu es.« Mein erster Gedanke: Werde ich ihnen gerecht?

Erfahren haben wir vom doppelten Glück in der 16. Woche. Mein Gynäkologe machte Ultraschall und sagte dabei sehr wenig. Wahrscheinlich überlegte er, wie er es mir beibringen sollte. Da platzte die Assistenzärztin heraus: »Das sind ja zwei!« Ich glaube, mein Arzt dachte, aufgrund der »Hammermethode« müsste ich in Ohnmacht fallen, aber ich habe nur gelacht und an meine Oma gedacht, die mir das schon immer prophezeit hatte, denn in jeder dritten oder vierten Generation gibt es bei uns Zwillinge. Ich bin die vierte.

In der 11. Woche wurde Ultraschall wegen Schmerzen und einer geringen Schmierblutung gemacht. Da war nur ein Baby zu sehen. Zehn Tage später Kontrollultraschall und da waren es auf einmal zwei Kinder. Der Arzt war sehr amüsiert, ich musste lachen. Ich rief gleich meinen Mann an, aber der ahnte schon etwas. Er war ganz schön geschockt.

Ich war total schockiert, überrascht. Da wir ein Kind von elf Monaten hatten, war ich total in Panik. Die Wohnsituation passte nicht und die finanzielle ebensowenig. Ich kam nach Hause und habe geheult. Mein Mann folgerte: Fehlgeburt. Als ich unter Heulen sagte, wir bekämen Zwillinge, da war das für ihn das kleinere Übel.

Mein Mann war bei Ultraschall dabei, als der Internist sagte: »Hoppla, da sind ja zwei Fruchthüllen.« Ich habe mich gefreut und gesagt: »Das wollte ich schon immer.« Mein Mann Heiner sagte gar nichts mehr und war geschockt. Als ich die Betroffenheit und den Ausdruck »Du Arme« hörte bei Verwandten und Bekannten, wurde ich wach und war nun auch etwas erschrocken. Zwei Wochen brauchte ich nun, um mich damit abzufinden und konnte so lange nicht freundlich zu meiner Umwelt sein.

Ich war so geschockt, konnte keinen klaren Gedanken fassen. Dass ich schwanger bin, ahnte ich bereits seit einiger Zeit, hatte mich auch damit auseinandergesetzt, wie wir mit einem Baby die Zukunft regeln. Unser Sohn war ja schon zehn Jahre alt, ich war seit sechs Jahren wieder voll berufstätig und nun nochmal alles von vorn! Aber mit Zwillingen war meine Planung dahin!

»Oh, da schlägt ja noch ein Herz«, sagte mein Arzt plötzlich. »Wie bitte?« Ich war geschockt. »Soll das heißen, ich bekomme Zwillinge?« Sein Kommentar fröhlich: »Oh, herzlichen Glückwunsch!« Als ich nach Hause kam, hab' ich erst mal geheult und wusste gar nicht, was ich davon halten sollte. Als mein Mann nach Hause kam, wusste er gleich, was los war, aber er wusste nur die halbe Wahrheit. Ich zeigte ihm das Ultraschallbild, das deutlich zwei Fruchtblasen zeigte. Er sagte: »Ich sehe gar nichts, ich sehe nur zwei Kreise.« Plötzlich dämmerte ihm etwas. »Sind das etwa zwei, Zwillinge?« Ich bejahte natürlich seine Frage und fing an zu lachen und zu weinen.

Ich war von der Nachricht, Zwillinge zu bekommen, sehr geschockt. Abtreibung kam für mich nicht in Frage, aber wie sollte es weiter gehen? Aus einem gewünschten Kind wurden für mich auf einmal zwei ungewollte Kinder. Ich wohnte noch bei meinen Eltern, mein Partner war bei der Armee.

In der sechsten Schwangerschaftswoche bestand die Vermutung, in der zehnten Schwangerschaftswoche gab es die Bestätigung: beim Frauenarzt per Ultraschall (auf den ersten Schock, dass es zwei sind, meinte er, dass es vielleicht auch drei seien, weil sich eines oft hinter dem anderen versteckt!). Ich befand mich im Zustand völliger Verwirrung: keine Telefonzelle gefunden, als ich den Vater der beiden anrufen wollte, dann Telefonnummer nicht gewusst usw.
Nach einiger Verzögerung s.o. habe ich bei ihm angerufen, weil ich auch nicht wusste, wo oben und unten ist (bisher nie eine derartige Verwirrung erlebt!). Er hat sich total gefreut (Naivling) und mir Mut gemacht. Mir ging es auch tatsächlich danach besser. Das eingestürzte Kartenhaus war wieder einigermaßen aufgebaut ...

Da ich am Anfang der Schwangerschaft längere Zeit im Ausland in Urlaub war, ging ich in der 26. Schwangerschaftswoche zum ersten Mal zum Arzt und erfuhr dabei, dass es Zwillinge werden. Beim Ultraschall meinte der Arzt, er sehe zwei Köpfe. Im ersten Moment war ich geschockt, aber nach einem Tag hatte ich mich an den Gedanken gewöhnt und freute mich auf die Zwillinge.

Als mein Gynäkologe in der 14. Woche bei mir eine Ultraschalluntersuchung machte, merkte er, dass der Uterus länger gezogen war als normal und entdeckte einen zweiten Embryo. »Gut, dass ich schon liege!« habe ich gedacht, sonst wäre ich wohl umgefallen. Einige Dinge, die ich mit meinem werdenden Kind vorhatte, wie mit dem Tragegestell Einkaufen gehen, musste ich nun vergessen. Mit einem Zwillingswagen kommt man ja fast nirgends rein!

Grund des Ultraschalls war damals ein spät noch vorhandener Follikel. Der Frauenarzt wollte abklären, ob dieser noch vorhanden war, um ihn eventuell operativ zu entfernen. Mein Mann rief an diesem Tag von einer Baustelle aus einem Telefonhäuschen an, um zu erfahren, ob ich operiert werden muss. Ich sagte ihm, er möge sich bitte setzen, weil ich ihm etwas wichtiges mitteilen müsste. Er tat es nicht und als ich ihm mitteilte, dass er Vater von Zwillingen wird, war es viele Sekunden lang ruhig und ich dachte schon, er sei in Ohnmacht gefallen. Doch es hatte ihm nur die Sprache verschlagen.

Am Ende der 9. Schwangerschaftswoche bin ich mit meinem Freund zur Vorsorgeuntersuchung gegangen. Und beim Ultraschall sagte der Arzt plötzlich: »Da ist ja noch etwas! Zwillinge!« Ich bin beinahe ohnmächtig geworden auf dem gynäkologischen Stuhl, mein Freund war auch fassungslos. Mein Freund und ich haben uns dann ernsthaft überlegt, ob wir diese starke Belastung auf uns nehmen wollen. Im Nachhinein kann ich heute sagen, dass er eindeutig schon die Vision hatte, die er dann auch gelebt hat: keine starke Bindung an mich, Freiheit für sich selber, wenig Engagement bei den Kindern.
Aber da ich ja eigentlich Kinder wollte und schon 34 Jahre alt war, habe ich für mich entschieden, die Kinder zu behalten. Er wollte letztlich die Kinder zwar auch behalten - aber es war ein - ich würde es heute nennen: Fortpflanzungs-Druck.

Mein Mann war abends geschockt und sprachlos, da dies

seine Vorstellungskraft überstieg. Er hat den ganzen Abend kein Wort mehr geredet und musste die Tatsache erst innerlich verdauen. Die Reaktion, die ich eigentlich erwartet hatte, dass er mich in den Arm nimmt und sagt, das schaffen wir schon, blieb leider aus.

In der 12. Schwangerschaftswoche wollte unser Gynäkologe zur Vorbereitung einer Amniozenthese per Ultraschall feststellen, ob genügend Fruchtwasser vorhanden war. Hierbei entdeckte er unsere Zwillinge. Ich habe an jeder Ultraschalluntersuchung teilgenommen, nur bei dieser so ereignisreichen Untersuchung hielten es meine Frau und der Gynäkologe nicht für erforderlich, dass ich dabei bin. So saß ich im Wartezimmer, als meine Frau aus dem Behandlungsraum kam. Sie verabschiedete sich sehr schnell von den Sprechstundenhilfen und zog mich aus der Praxis, um mit mir allein sprechen zu können.
Ich habe mich zunächst über die Reaktion meiner Frau gewundert, doch nachdem meine Frau mich aufgeklärt hatte, konnte ich mir ihre Reaktion und das wissende Lächeln des Praxispersonals erklären. Zunächst war Überraschung der vorherrschende Eindruck. Es folgte eine große Freude, denn es hatte lange genug gedauert bis zur Schwangerschaft und nun wurden wir für unsere Geduld und unser Durchhalten doppelt belohnt.

Ich war 28 Jahre alt, vier Jahre verheiratet, hatte ein halbes Jahr vorher eine Fehlgeburt, als ich von meiner Schwangerschaft erfuhr. Die nächsten Wochen ging es mir körperlich sehr schlecht. Andauernde Übelkeit und ständiges Erbrechen machten mir sehr zu schaffen. Dies war so stark, dass ich in der zehnten Woche ins Krankenhaus musste, und da wurde am ersten Tag gleich eine Ultraschalluntersuchung gemacht. Der Arzt sagte: »Jetzt wissen wir, warum es Ihnen so schlecht geht, es werden sogar zwei Kinder.«

Mein Arzt konzentrierte sich darauf, beide zusammen auf dem Schirm sichtbar zu machen, als es gelang und die schicksalsträchtigen Worte »es sind Zwillinge« fielen, fing ich erstmal an zu heulen. Meine Tochter Saskia war zu diesem Zeitpunkt vier Jahre alt, ich hatte also schon Erfahrungen mit einem Baby, tausend Gedanken jagten durch meinen Kopf, wie wird die Schwangerschaft, wie die Geburt, kann man wirklich zwei Säuglinge lieben, ihnen alles geben?

Dann riss ich mich erstmal zusammen, schließlich konnte mein Arzt ja nichts dafür. Er beruhigte mich erstmal mit seinen Erfahrungswerten. Auf der Straße angelangt, wollte ich erst wieder losheulen, aber da waren zuviele Menschen. Aber sobald die Haustür ins Schloss fiel, konnte ich mich nicht mehr beherrschen, ich weinte so laut, dass meine Eltern, die gerade zu Besuch waren, und meine Tochter vom Kindergarten abgeholt hatten, mich zwei Etagen höher schon hörten und an Fehlgeburt dachten.

Mein Mann, er ist selbständig, erfuhr es erstmal per Telefon, erst nach einigem Hin- und Her, natürlich war sein Apparat besetzt, inzwischen rief ich erstmal meinen Bruder an, heulend natürlich, ich konnte gar nicht mehr aufhören. Endlich erreichte ich den Zwillingsvater, heulend, er vermutete zuerst auch das Schlimmste, und war dann erleichtert, als ich endlich die Botschaft überbrachte. Er machte erst mal Feierabend und kam sofort nach Hause.

In der siebten Woche bei einer Ultraschalluntersuchung wurden zunächst Drillinge festgestellt. Die Drillingsschwangerschaft bestand bis zur 26. Woche. Freude! - da die Schwangerschaft durch eine Hormonbehandlung zustande kam.

In der 10. Woche habe ich erfahren, dass ich Zwillinge erwarte. Ich freute mich von Anfang an riesig. Mein Mann war bei der Ultraschalluntersuchung dabei. Im ersten Augenblick wurde er wohl schon etwas bleich. Immerhin stand ihm als Hausmann und Betreuer unserer drei Buben Benjamin, Samuel und Andreas die Hauptarbeit bevor. Aber bald stand auch für ihn die Freude auf unseren doppelten Nachwuchs im Vordergrund.

»Liegen Sie gut? Es sind zwei!« Diese lapidare Feststellung meines Frauenarztes in der siebten Schwangerschaftswoche, ließ meine heile Welt zusammenbrechen. So geschockt war ich noch nie in meinem Leben. Wut, Angst, Entsetzen - all diese Gefühle stürmten auf mich ein. Mein Mann und unser Sohn Daniel, damals 16 Monate alt, waren bei der Untersuchung anwesend. Mein Mann ist selbst Zwilling und freute sich riesig über das doppelte Glück.

Bis ich mich richtig freuen konnte, vergingen noch zwei bis drei Monate. Da begann ich langsam, etwas Ordnung in meine Gedanken zu bringen. Ich stellte mir immer mal wieder verschiedene Situationen mit den Zwillingen vor und spielte sie durch, das machte mich etwas sicherer.

Von der Zwillingsschwangerschaft erfuhr ich in der 8. Woche. Mein Mann ist Gynäkologe und machte diese Ultraschalluntersuchung selbst. Das Ultraschallbild zeigte eine klar abgegrenzte Fruchtblase; darunter war ein schwarzer Strich zu sehen, den ich zwar auch wahrnahm, aber für alles mögliche hielt, nur nicht für eine zweite Fruchtblase. Einer unserer Söhne - er war zu dem Zeitpunkt acht Jahre alt - war bei dieser Untersuchung dabei. Ihm erklärte ich: »Dort in der schwarzen Höhle ist unser Baby.« »Wo denn?« war die Antwort, »da sind doch zwei.« Ich schaute meinen Mann fragend an, und er sagte ruhig: »Er hat recht. Es sind zwei.« Ich war sprachlos. Gleichzeitig war ich ganz aufgeregt und freute mich eigentlich riesig. Ich weiß noch, dass ich dachte, ich müsse nun anständigerweise etwas bestürzt und betroffen sein, denn ich ahnte, dass mein Mann an dieser Neuigkeit mehr zu knacken haben würde als ich. Schließlich hatte er gerade unser 4. und 5. Kind entdeckt, und schon meinen Wunsch nach einem 4. Kind zu teilen, war ihm - bedingt auch durch die leidvolle Erfahrung einer vorangegangenen Fehlgeburt mit all ihren seelischen Folgen für die ganze Familie - nicht leichtgefallen.

Obwohl ich regelmäßig zum Ultraschall gegangen bin, wurde erst im 5. Monat festgestellt, dass es Zwillinge werden. Ich lag also beim Ultraschall und fragte meine Ärztin, ob mit dem Kind alles in Ordnung ist. Sie reagierte aber gar nicht auf meine Frage. Ich fragte noch einmal und sie sagte: »Komisch, da stimmt doch etwas nicht.«
Mein erster Gedanke war, mit dem Kind ist etwas nicht in Ordnung. Auf einmal sagte sie: »Ich glaube, da sind zwei Kinder drin.« Ich dachte im ersten Moment, bestimmt hast du dich verhört. Aber dann die Bestätigung. Es sind zwei Kinder. Was ich in dem Moment dachte, weiß ich nicht mehr. Ich war geschockt. Das, was ich nie in meinem Leben haben wollte, ist eingetroffen. Zwillinge.

Ende der 6. Woche hatte ich starke Blutungen und sollte viel liegen, denn der Frauenarzt hatte »das« Baby per Ultraschall entdeckt und eine noch intakte Schwangerschaft attestiert. In der 8. Woche dann wieder Ultraschall, wobei dann die Zwillinge entdeckt wurden; ferner auch eine dritte, leere

Fruchtblase, wohl das Ergebnis der starken Blutungen. Zuerst war ich entsetzt, ungläubig, dann musste ich gleichzeitig lachen und weinen. Letztendlich war ich doch überglücklich. Voller Vorfreude überlegte ich mir auf dem Heimweg, wie ich die gute Nachricht nun meinem Mann beibringen sollte. Schließlich brachte ich nur: »Alles Gute zum Hochzeitstag! Wir erwarten Zwillinge!« heraus. Die nächsten Stunden herrschte betretenes Schweigen, dann erst konnte auch er sich freuen.

Wir haben in der 9. Schwangerschaftswoche erfahren, dass es zwei Wunschkinder werden. Mein Frauenarzt machte einen Vaginalultraschall und ich schaute auf den Bildschirm. Ich sah sofort zwei kleine Gebilde und drehte mich vom Bildschirm weg. Mein Arzt kommentierte aber schon die Bilder: »Da ist ja ein richtiges Kasperletheater in Ihrem Bauch, woll'n mal gucken, ob sich nicht noch ein drittes versteckt hat.« Mein Kommentar: »Oh je, wir müssen das Dach ausbauen.« Meine Gefühle: Ziemlich irritiert und verwirrt. Aber da mein Arzt der Überzeugung war, dass genau ich die Frau bin, die damit zurecht kommt, wollte ich mir den Schuh auch gerne anziehen.
Dass wir schwanger waren, war ja schon zwei Wochen lang bekannt. Dass ich einen Termin zum Ultraschall hatte auch. Also holte ich Theo, meinen Mann, von der Arbeit ab und überbrachte ihm ein eindeutiges Foto. Er erkannte nichts. Ich sagte: »Da kannst du gucken - es sind zwei.« Seine Antwort: »Wir brauchen ein neues Auto.« Abends haben wir Freunde eingeladen und zwei Flaschen Sekt getrunken. Es war herrlich.

Definitiv habe ich es in der 8. Woche, 4. Tag erfahren. Aber mein Arzt hatte die Vermutung bereits in der 6. Woche. Er hat es per Ultraschall festgestellt. Meine Gefühle: super!
Ich habe meinen Mann vom Büro aus angerufen und gesagt: »Du kannst uns drei nachher abholen!« Er war völlig aus dem Häuschen - vor Freude!

In der 8. Schwangerschaftswoche habe ich bei einer Vorsorgeuntersuchung erfahren, dass es Zwillinge sind. Gefühle: Überraschung, bißchen Schock, viele Gedanken stürzten in den folgenden Tagen auf mich ein, zum Beispiel war meine berufliche Zukunft in Frage gestellt, mein Beruf ist mir sehr wichtig. Freude stellte sich dann circa nach zwei Wochen erst ein. Ich habe meinen Mann direkt nach der Untersuchung angerufen, er hat sich einfach gefreut. Es war ein Traum von ihm, Zwillinge.

Erfahren habe ich von den Zwillingen in der 14. Woche durch Ultraschall. Meine Gefühle: völlig schockiert, wie gelähmt, tagelang deprimiert. Nach circa zwei Wochen hatte ich den Schreck halbwegs verdaut und konnte mich langsam mehr und mehr auf Zwillinge einstellen. Mich beängstigte vor allem die technische Seite: die viel zu enge Wohnung, die eingeschränkte Flexibilität, die fehlende Zeit für den großen Bruder.

In der 11. Schwangerschaftswoche war ich zum ersten Mal beim Arzt, um mir meine Schwangerschaft bestätigen zu lassen. Es wurde auch gleich ein Ultraschall gemacht. Nachdem mein Arzt mir das erste Kind am Bildschirm gezeigt hatte, meinte er, »ich habe noch eine Überraschung für Sie«, ein zweites Kind. Zuerst habe ich nur dumm geguckt, meine Gedanken waren wie gelähmt.
Als mein Mann von der Arbeit kam, hatte ich mich schon an den Gedanken »Zwillinge zu bekommen« gewöhnt. Nachdem ich es ihm ohne Schonung gesagt hatte, waren seine Worte »ja, im Ernst?« und hat sich dann mit mir gefreut. Nachdem der erste Jubel vorbei war, sind wir uns auch bewusst geworden, dass jede Menge Arbeit auf uns zukommt. Drum sagten wir uns,»solange es geht, lachen wir noch.«

Meine Ärztin sah beim 1. Ultraschall, in der 16. Schwangerschaftswoche Drillinge. Wir waren total geschockt und ich habe drei Tage fast nur geheult. Dann wurde nochmal ein Ultraschall gemacht. Dabei stellte sich heraus, dass es »doch nur« Zwillinge sind. Uns fiel ein Stein vom Herzen und wir haben uns mächtig gefreut. Ich hatte nur Angst vor einer eventuellen Fehl- bzw. Frühgeburt und einem Kaiserschnitt.

In der 14. Woche erfuhren wir, dass uns Zwillinge ins Haus stehen. Ich wurde fast hysterisch bei dieser Neuigkeit. Ich bin blind und hatte schon einen dreijährigen Sohn. Mein Mann war dabei damals; da ich so heftig reagierte, hielt er sich erst mal zurück.

Meine Schwangerschaft stellte der Frauenarzt in der 14.

Schwangerschaftswoche fest. Bei der Untersuchung meinte er, dass das Kind recht groß sei und spielte mit dem Gedanken, dass es Zwillinge sein könnten. Für mich war das natürlich undenkbar! Tags darauf war ich zur Ultraschalluntersuchung und dort wurde es dann bittersüße Wirklichkeit: »Zwillinge!«
Der behandelnde Arzt sagte mit Blick auf den Bildschirm witzelnd: »Ja, es sind mindestens zwei.« Ich sah die beiden Zwerge auch sofort und war total schockiert.
Diese »Schocknachricht« musste ich erst einmal verdauen und jemandem mitteilen und suchte eine Freundin auf. Sie war natürlich begeistert von den Zwillingen - im Gegensatz zu mir. Meinem Mann zeigte ich das Ultraschallfoto, auf dem zwei Köpfe zu sehen waren, mit den Worten: »Da ist ein Kopf.« Er darauf: »Hm, sehe ich.« Ich: »Und da ist noch einer.« Er starrte mich total fassungslos an: »Waas, Zwillinge?« Für ihn war es genauso ein Schock wie für mich, vielleicht noch ein bißchen mehr. Nach und nach haben wir uns dann aber an den Gedanken gewöhnt.

Es wurde dann eine Vaginal-Sonographie gemacht und mein Arzt sagte spontan: »Oh, zwei?« In dem Augenblick habe ich gar nicht begriffen, was er meinte. Ich reagierte mit: »Bitte?« Er drehte den Bildschirm zu mir und sagte: »Das sieht beinahe so aus wie Zwillinge.« Im gleichen Atemzug versuchte er aber, mich mit den Worten zu beruhigen: »Das braucht noch nicht so zu bleiben, man kann das so früh noch nicht genau sagen ...«
Seine weiteren Worte habe ich gar nicht richtig wahrgenommen, denn Zwillinge, das saß erstmal. Es war für mich wahrlich ein Schock, denn zu dem frühen Zeitpunkt hatte ich an Zwillinge noch nicht einen Moment gedacht. Mein Arzt hat mich dann die ganze Zeit zu beruhigen versucht. Ich solle keine Angst haben, genaueres könne man erst in 14 Tagen sagen. Ich wäre auf jeden Fall schwanger und solle mich darüber freuen.
Aber die Freude kam nicht so schnell auf. Wollten wir doch auf jeden Fall ein zweites Kind, aber nicht gleich ein drittes dazu. Ich hatte mir alles vorher so schön ausgemalt. Die zweite Schwangerschaft wollte ich ganz anders genießen, denn man kennt sich ja schon aus und die Unsicherheiten und Ängste wie beim ersten Mal gibt es dann nicht mehr. Aber die Planung war dahin. Meine Gedanken schwirrten nur um die vielen nötigen Neuanschaffungen! Größeres

Auto, Dachgeschoß ausbauen, zweites Kinderbett, Kinderwagen, ...

In der 19. Schwangerschaftswoche, erster Ultraschall, sagt die Ärztin ganz cool: »So, das war das eine, jetzt sehen wir uns das andere an!« Ich, schluck: »Zwei? Zwei Stück? Zwillinge?« Ungläubiges Staunen und dann hab ich gedacht, das sind meine 6 Richtigen im Lotto!
Ich habe gleich nach dem Termin meinen Mann angerufen. Er dachte zuerst, ich wollte ihn veralbern, aber dann Freude pur.

Ich habe in der achten Schwangerschaftswoche durch eine Vaginalsonographie erfahren, dass ich Zwillinge bekomme. Ich konnte es nicht fassen. In meiner Familie gab es noch nie Zwillinge. Hanna war gerade süße sechs Monate alt. Larissa war drei Jahre und drei Monate alt! Wie sollte ich das schaffen?
Ich wusste nicht, wie ich vom Gynäkologen nach Hause gekommen bin. Andererseits erfüllte mich der Gedanke an zwei zur selben Zeit geborene Kinder mit großer Neugier. Ich verbrachte die Stunden bis zur Heimkehr meines Mannes in einer Art Trance. Noch jetzt beim Schreiben und in Gedanken nochmaligem Durchleben dieses Tages geraten meine Gedanken und Gefühle in Aufruhr.
Ich habe ihm gleich nach seiner Heimkehr von der Arbeit - er wollte noch irgendwohin gehen an diesem Tag und so lange konnte ich nicht mehr warten mit der »frohen« Botschaft - mitgeteilt, dass ich wieder schwanger bin. Er wurde etwas blass und meinte: »Naja, ein bißchen schnell ist es schon, aber wir werden es schon schaffen.« Daraufhin bat ich ihn Platz zu nehmen, denn ich müsste ihm noch was dazu sagen. Er bevorzugte dann, die Nachricht in aufrechter Haltung entgegen zu nehmen. Er wurde dann noch einige Töne blasser. Eine Woche haben wir uns dann überlegt, ob Abbruch oder nicht - wobei wir beide wohl nie dazu bereit gewesen wären - aber nach diesem ausdiskutierten Entschluss konnten wir beide wenigstens mit Leib und Seele dazu stehen.

Ein Kind hatten wir zu diesem Zeitpunkt überhaupt nicht geplant. Mein Mann (wir waren damals allerdings noch nicht verheiratet) war von Anfang an erfreut; er hatte sich immer Kinder gewünscht.

Ich war ehrlich gesagt zunächst verzweifelt, hatte ich doch in naher Zukunft einen beruflichen Wechsel geplant und um mich weiterzubilden, hatte ich bereits für den Spätsommer 1990 einen Intensivkurs in Englisch in Malta gebucht, auf den ich mich schon sehr freute.

Nach dem Besuch beim Frauenarzt rief ich sofort in der Firma an und nahm mir einen Tag frei, weil ich erst einmal meine Gedanken ordnen wollte. Am Abend hatte ich mich wieder etwas gefangen. Mein Mann sprach sich ausdrücklich für ein Kind aus, überließ aber jede weitere Entscheidung mir. Sein Verhalten mir gegenüber war ausgesprochen verständnisvoll und er versuchte, mir meine Bedenken auszureden.

Am nächsten Tag also Ultraschall-Untersuchung in der Uni-Klinik. Der Arzt schaltete das Gerät ein und, obwohl ich noch nie zuvor einer solchen Untersuchung beigewohnt hatte, sah ich beim ersten Blick auf den Bildschirm zwei »Kugeln« ganz deutlich. Ich rief sofort: »Das sind ja zwei.« Der Arzt meinte, wie ich darauf käme. Ich entgegnete, das sei doch deutlich zu sehen. Bis schließlich auch er mir bestätigte, dass ich Zwillinge erwarten würde, verging bestimmt eine weitere Viertelstunde, denn er wollte sich ganz sicher sein.

Wenn ich nicht bereits gelegen hätte, wäre ich wahrscheinlich umgefallen. Aber die Verzweiflung vom vorigen Tag war weg und wich urplötzlich einer unbestimmten, aber frohen Erwartungshaltung.

Meinem Mann versuchte ich es schonend beizubringen, ich erklärte ihm ganz einfach das Ultraschallbild, allerdings zuerst mit dem einen »Schatten«. Dann stellte er fest, dass noch ein »Schatten« vorhanden war. Seine erste Reaktion war Schock, denn er überlegte, wie das alles zu schalten ist (wohnraummäßig, da nur ein kleines Kinderzimmer, die Versorgung der Kinder und die finanzielle Situation). Als er sich dann an den Gedanken gewöhnt hatte, freute er sich ungemein und konnte es kaum abwarten, sie in den Armen zu halten.

In der 9. Woche, beim ersten Ultraschalltermin, erfuhr ich von den Zwillingen. Ich konnte es gar nicht so richtig glauben, dass ich schwanger war. Da fragte dann die Ärztin: »Soll ich es Ihnen schonend beibringen, oder haben Sie es schon selbst entdeckt?«

Ich dachte nur, oje, da klappt was nicht. Als die Ärztin dann sagte: »Die sind zu zweit«, bekam ich einen Lachkrampf. Das erste Gefühl war ein riesiges Glücksgefühl. Guy, mein Freund, lachte auch übers ganze Gesicht. Den ganzen Tag über fühlten wir uns wie Kinder, die man bei einem Streich ertappt hat. Jedes Mal, wenn wir uns ansahen, mussten wir grinsen.

Als meine Periode ausblieb, hatte ich mir zuerst nichts dabei gedacht - wird schon noch kommen! Als ich dann starke Unterleibsschmerzen bekam, ging ich zu meinen Hausarzt. Der mir sagte, dass ich schwanger sei, mich aber nicht auf das Baby zu freuen brauche, da alles auf einen Abgang hinweist. Nach einer Woche ging ich dann zu meinen Frauenarzt, der mir dasselbe sagte.
Meine Periode kam nicht und ich ging also wieder hin. Er machte Ultraschall, ich sah das Baby und noch einen Fleck. Ich fragte ihn, was das ist. Er sagte, eine Zyste, die aber noch weggehen würde. Beim nächsten Besuch machte er wieder Ultraschall und er war sehr erfreut, dass mein Mann dabei war. Nachdem er nachgesehen hatte, meinte er, allem zum Trotz habe sich die Schwangerschaft gehalten. Er könne es uns ja nun sagen, wir bekämen Zwillinge!
Unsere erste Reaktion war: Nein! Das darf doch nicht wahr sein! Erst heißt es, ein Abgang und dann sind es gleich zwei! Wir haben uns riesig gefreut, Angst oder Sorgen haben wir uns keine gemacht.

Schon als wir 1989 den Kinderwagen für unser erstes Kind kauften, sagte mein Mann Andreas, der nächste Wagen wird ein Zwillingskinderwagen. Damals dachte ich, das sei nur Spinnerei gewesen. Natürlich haben wir auch im Freundschaftskreis davon geredet, dass es das nächste Mal bestimmt Zwillinge werden. Dann kam noch mein Traum, ich liege auf dem Kreißbett und man gratuliert uns zum Sohn, dann meinten die Ärzte und Hebammen pressen Sie mal weiter, da kommt noch ein Baby. Und dann im Sonnemonat Mai 1991 passiert es, bei Schwarzwaldluft und Mondschein entstanden unsere Zwillinge. Wir wussten, dass es Zwillinge werden, aber nur vom Gefühl her.
In der 11. Schwangerschaftswoche kam mein Mann Andreas zur Untersuchung mit. Mein Mann sagte zu meinem Frauenarzt: »Ich würde ja lachen, wenn es Zwillinge werden.« Dr. Handrock untersuchte mich und sagte dann bei der Ultraschalluntersuchung: »Na, was sehe ich denn da, da sind ja zwei Fruchtblasen, Sie erwarten Zwillinge.« Auf alles war ich gefasst, nur das war dann doch zu viel für meine Nerven. Ich

bin in Tränen ausgebrochen. Teils aus Freude, teils auch vor Angst, was nun auf uns zukommt. Die einzigen, die sich riesig gefreut hat, waren Andreas und mein Frauenarzt.

Ich habe in der 7. Schwangerschaftswoche durch die Ultraschall-Untersuchung bei meiner Gynäkologin erfahren, dass wir Zwillinge bekommen. Ich habe Drillinge als Geschwister, also hatte ich vorher schon mal mit dem Gedanken gespielt, was wäre, wenn ich auch mehrere Kinder auf einmal bekäme. Trotzdem war die Überraschung dann doch sehr groß, bzw. eigentlich auch der Schock, denn wir hatten damals nur eine kleine 2-Zimmer-Wohnung, die gerade für ein Kind notdürftig herzurichten gewesen wäre.
Nachdem ich mich an den Gedanken gewöhnt hatte, wollte ich dann aber auch beide Kinder haben (die Ärztin hatte mir gesagt, man müsse noch abwarten, in diesem frühen Stadium könne noch ein Fötus absterben ...), denn ich war ein bißchen stolz, etwas »Besonderes« vor bzw. in mir zu haben.

In der achten Woche habe ich davon erfahren. Ich habe mich sehr gefreut, andererseits war ich doch etwas unsicher, was mich erwarten wird. Mein Arzt hatte schon in der 6./7. Woche den Verdacht gehabt, dass da zwei Fruchtblasen sind. Daher waren wir schon auf »das Schlimmste« vorbereitet. Meinem Partner ging es wie mir. Er freute sich und wir konnten es nicht fassen. Und dann die Angst, würde alles gut gehen?

Zum nächsten Untersuchungstermin ging mein Mann (er war neugierig auf die Ultraschallaufnahme!) mit zum Arzt. Mein Gynäkologe erklärte mir, so hoch wie der Bauch schon sitzt, müssten wir uns wohl verrechnet haben. Und was kam beim Ultraschall zum Vorschein? Ich sah nur zwei runde Kugeln auf dem Bildschirm. Erst als der Arzt lachte und in die Hände vor Freude klatschte, wusste ich, ich erwarte Zwillinge.
Mein Mann freute sich gleich riesig. Ihm war zu diesem Zeitpunkt wohl das Ausmaß an Arbeit, Verantwortung und Finanzproblemen noch nicht bewusst. Er dachte gleich über die doppelte Anzahl von Namen nach. An mich hat wohl niemand gedacht! Meine Gefühle befanden sich in einem Zwiespalt. Ich war geschockt und gerührt zur gleichen Zeit. Kann man Liebe auf zwei Kinder gleichermaßen verteilen,

ohne eines zu benachteiligen? Wird es mir gelingen, zwei Kinder auszutragen? Solche Gedanken gingen mir durch den Kopf. Ich musste die neue Situation erst einmal überschlafen, ehe ich klare Gedanken fassen konnte. Doch als ich am nächsten Morgen aufwachte, glaubte ich, schlecht geträumt zu haben.

In der 6. Schwangerschaftswoche, beim ersten Ultraschall konnte man eindeutig zwei Fruchtblasen erkennen, doch mein Arzt meinte, es könne sein, dass eine Fruchtblase gar nicht gefüllt ist oder einfach so zugrunde gehen könnte. Ich war zunächst bestürzt, da unser erster Sohn zu diesem Zeitpunkt erst ein gutes Jahr alt war. Dann habe ich mir vorgenommen, mit Freude etwas vorsichtig zu sein, da ich die Worte meines Arztes noch gut im Ohr hatte.
Als ich vom Arzt nach Hause kam, hat mich mein Mann mit einem Glas Sekt erwartet, während des Anstoßens habe ich ihm erzählt, dass wohl so einige Anschaffungen auf uns zu kommen würden.

In der 13. Woche hat mein Arzt das zweite Kind »gefunden«. Ich war entsetzt und aufgelöst, sah mich in eine völlig neue Situation gestoßen. Mein Arzt nahm mich in den Arm, tröstete mich und erzählte mir lustige Geschichten von Zwillingen, die seine Patientinnen bekommen hatten.

Es war ein Satz von einem Arbeitskollegen als wir über's »Kinderkriegen« sprachen: »Passen Sie bloß auf, dass Sie keine Zwillinge bekommen!« Er wusste zu dem Zeitpunkt nicht, dass ich schwanger war - und ich ahnte es, dass es Zwillinge sein werden. Als ich zum ersten Mal zu der Untersuchung ging - in der 7. Schwangerschaftswoche - wurde eine Ultraschallaufnahme gemacht, die Ärztin sagte: »Ich glaube ...« - und ich fing an zu lachen; es war die Bestätigung, dass es zwei Babys sein würden. In dem Augenblick habe ich nichts außer Freude gespürt.
Die obige Äußerung meines Kollegen hatte ich damals meinem Mann erzählt, er lächelte nur. Als er mich nach dem Untersuchungsergebnis fragte, lachte ich und er sagte sofort: »Zwillinge!?« Er freute sich auch riesig.

Schwanger mit Zwillingen

Sind Zwillingsschwangerschaften anders? Ja und nein. Natürlich kann es mehr Probleme geben, außerdem können die typischen Schwangerschaftswehwehchen heftiger auftreten. Doch nicht jede Zwillingsschwangerschaft verläuft problematisch.
Meine Schwangerschaft mit Maxi und Conny war super. Kein Erbrechen, keine anderen Probleme, nur zum Schluss ein paar Schwierigkeiten, den dicken Bauch beim Schlafen zu wenden.
Als ich schließlich liegen sollte (Mitte der 33. Woche), taten mir die Hüftknochen scheußlich weh. Lange hätte ich es so trotz besten Willens nicht ausgehalten. Ich nutzte jede Gelegenheit, aufzustehen. Max und Conny wurden nach Blasensprung dann sieben Wochen zu früh geboren. Leider!

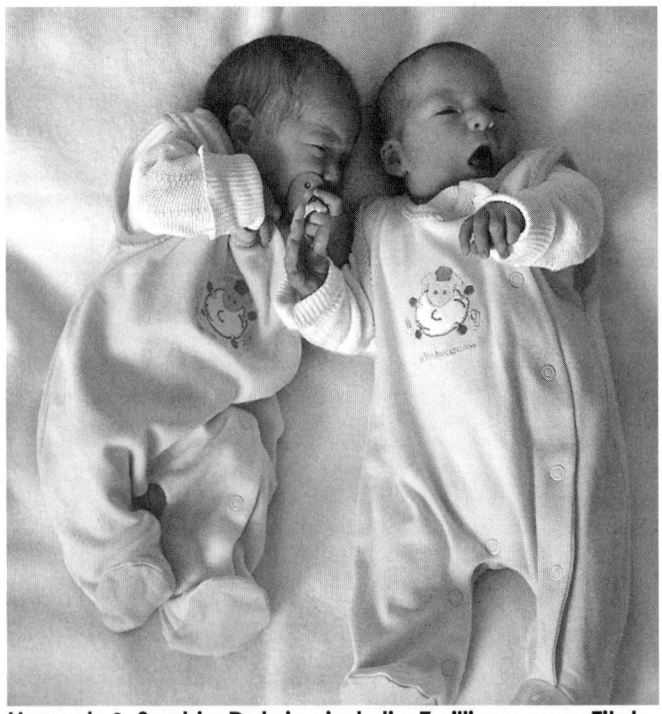

Hannah & Sophie Dobrin sind die Zwillinge vom Titel.

Ich hatte von Anfang an Probleme mit den Mutterbändern, was sich durch die gesamte Schwangerschaft zog. Ich musste deshalb auch schon recht früh liegen. Ich überließ meiner Mutter meinen Haushalt so gut es ging, was mir sehr viel half. Ich bemühte mich, alles so ruhig wie möglich angehen zu lassen. Ein zweites Problem war der verkürzte Gebärmutterhals und ein weicher Muttermund, so dass in der 26. Schwangerschaftswoche noch eine Cerclage gelegt werden musste.

Ich hatte eine Bilderbuchschwangerschaft. Noch am Geburtstag der Kinder war ich den ganzen Tag einkaufen. Ich glaube, es hat mir geholfen, dass ich ein Ziel hatte, den Einzug in unser Haus vor der Geburt zu schaffen, mich nicht zu bemitleiden wegen des dicken Bauches oder der Beine. Im Gegenteil, ich trug meine Kinder sehr gern mit mir herum.

Während meiner Schwangerschaft ging es mir blendend. Mir war nicht übel, ich hatte keine Blutungen und ich habe mich im wahrsten Sinne des Wortes rundum wohl gefühlt. Nervig war nur das ständige »Müssen« (auch nachts) in den letzten Wochen. Die Unbeweglichkeit - beim Umdrehen im Bett musste der Bauch mit rumgedreht werden - war zwar anstrengend, gehörte aber irgendwie mit dazu. Krankgeschrieben war ich nicht einen Tag, allerdings habe ich meinen Resturlaub vor den Mutterschutz gestellt.

Im dritten Monat musste ich ab und zu mal spucken, konnte aber hinterher sofort weiteressen. Überhaupt hatte ich die ganze Zeit über ständig Hunger. Für eine halbe Stunde S-Bahn-Fahren habe ich mir Brote gemacht, um unterwegs nicht zu verhungern. Bis zum Ende der Schwangerschaft konnte ich riesige Portionen verschlingen.
Die letzten sechs Wochen wurden dann etwas lästig. Der Bauch wurde immer dicker, ich konnte mich kaum noch bewegen und nachts nichts mehr so gut schlafen. Zum Umdrehen musste ich den Bauch mit beiden Händen rumwuchten. Auf dem Rücken konnte ich nicht liegen, die Kinder waren einfach zu schwer und mir blieb die Luft weg.

Mir ging es fabelhaft, keine Übelkeit, keine Beschwerden, aber ich bekam vorsorglich Magnesium und ein Eisenpräparat verschrieben. Einmal hatte ich eine ganz minimale Blutung, nachdem ich etwas viel gearbeitet hatte, aber es war

nichts, bloß ein Zeichen meines Körpers, dass ich etwas kürzer treten müsste. Mein Arzt war sehr zufrieden mit dem Befinden von mir und meinen Kindern. Jedesmal sagte er: »Es ist unglaublich, wie gut es Ihnen geht, so gut geht es den wenigsten Einzelschwangeren.«
Ich nahm sehr viel zu, zum Schluss hatte ich 30 Kilo mehr als vor der Schwangerschaft. Mein Bauch war so groß und prall und durch das Gewicht des Bauches wurde ich in den letzten zwei Wochen stündlich wach, weil ich Schmerzen in der Hüfte hatte, auf der ich lag. Ich musste mich dann auf die andere Seite legen. Bei der Gelegenheit konnte ich gleich auf die Toilette gehen, denn Wasser musste ich auch fast stündlich lassen.

Während der gesamten Schwangerschaft ging es mir blendend. Ich hatte keine Übelkeit, Rückenschmerzen, depressiven Phasen, also überhaupt keine Beschwerden, außer nachts Sodbrennen, aber nicht sehr schlimm. Ich habe diese Zeit sehr genossen, denn es war ein wunderbares Gefühl, zwei Babys im Bauch zu haben.

Die Familienhebamme, die mich betreut hat (statt Schwangerschaftsgymnastik), hat mich moralisch und physisch gut vorbereitet für die Geburt. Die Besuche sind in Bremerhaven umsonst, da die Familienhebammen beim Gesundheitsamt angestellt sind. Sie besucht mich auch heute noch ab und zu. Nun aber mehr aus eigenem Interesse heraus.
Bis zur 30. Woche habe ich mich im Prinzip sehr gut gefühlt, obwohl ich ab circa der 20. Woche vorzeitige Wehen hatte, die ich aber nicht ernst nahm. Bescheiden habe ich mich nur immer am Arbeitsplatz gefühlt, weil mein Chef auf meinen Zustand herzlich wenig Rücksicht genommen hatte. Nach der Arbeit waren die Wehen dann auch entsprechend stärker als sonst. Nach der 30. Woche begannen die Beschwerden und ich wurde zunehmend frustrierter, weil ich nicht mehr viel konnte und durfte. Die Hände wurden taub, Speiseröhrenkrämpfe stellten sich ein und ich bekam eine Gestose.

Ich habe mich während der ersten Wochen sehr müde gefühlt und musste mich fast jeden Abend übergeben. Ich habe sehr viel geschlafen, um alles zu bewältigen. Ungefähr ab dem 4. Monat habe ich mich - trotz Müdigkeit - sehr kraftvoll und gesund gefühlt.

Ich lebe in einer sehr großen Wohngemeinschaft (circa 30 Erwachsene, circa 15 Kinder) mit offenen Beziehungen. Ich habe es vor meiner Schwangerschaft als großen Genuss und große Freiheit erlebt, aber in der Schwangerschaft habe ich ein größeres Bedürfnis nach Nähe zu meinem Freund gehabt. Da dieses Bedürfnis vor allem von mir ausging, konnte ich es nicht ausleben.
Ich habe sehr viel zugenommen, aber mein Arzt hat mich oft beruhigt. Ich hatte meinen Frauenarzt ganz schnell gewechselt, nachdem ich mich entschieden hatte, die Zwillinge zu behalten, und dieser neue Arzt begrüßte mich gleich mit den Worten: »Ach, so ein Glück, dass Sie zu mir kommen - ich bin ja der Spezialist für Zwillinge in München. Gerade gestern hatte ich eine Geburt - und es ist sehr gut verlaufen. Zwillinge kommen überhaupt nicht zu früh. Es ist alles ganz normal.« Er hat in seiner Laufbahn in den letzten Jahren keine Kaiserschnitte gemacht und hatte sehr viele Geburten. Das hat mir sehr viel Mut und Vertrauen gegeben.
Ich hatte große Schwierigkeiten in der Nacht zu schlafen. Meist habe ich am Abend nach der Arbeit geschlafen, dann noch einmal circa zwei Stunden nachts; und von 4.00 Uhr bis 8.00 Uhr habe ich meistens wachgelegen, um dann noch einmal bis circa 10.30 Uhr zu schlafen.
In der 33. Woche - mein Arzt war leider im Urlaub, hatte mich aber beruhigt, dass er in München bleibe, falls wirklich etwas sein sollte - stellte seine Aushilfe zu hohen Blutdruck, Eiweiß im Urin und geschwollene Beine fest. Ich sollte liegen, musste jeden Tag Blutdruck messen lassen und viel Quark essen. Ich war empört - ich fühlte mich doch wirklich total wohl!

Mir ging es während der Schwangerschaft prima. Ich hatte weder über die morgendliche Übelkeit noch später über Wasserprobleme oder Krampfadern zu klagen. Ich habe mit meinem Bauch (39. Woche, 125 cm Umfang) problemlos schlafen können. In den zwei Nächten vor der Geburt bin ich - entgegen meiner sonstigen Nächte - mehrmals aufgewacht und habe beim Umdrehen von der linken auf die rechte Seite (oder umgekehrt) meinen Bauch mit »herumgehoben«. Zum Glück hatte ich auch nie Kreuzschmerzen beim Liegen.

Ich habe mich bestens gefühlt. Körperlich: keine kalte Füße mehr, »rundum wohl« bis zur 30. Woche, als dann vorzeitige Wehen kamen. Psychisch: Nachdem der werdende Vater sich auch positiv auf die Zwillinge einstellen konnte, er sehr fürsorglich war und die Umgebung mir Mut machte, ging es mir sehr gut.

Die Schwangerschaft war super. Bis circa sechs Wochen vor der Geburt hatte ich nur die üblichen Schwangerschaftsbeschwerden. Seelisch habe ich mich immer sehr gut gefühlt. Ich war ein bisschen empfindlich, das heißt, den Tränen sehr nahe.
Gegen Sodbrennen hilft viel Milch trinken, nichts Saures oder Süßes essen, Antacidum vom Arzt verschreiben lassen (Wirkung nur bedingt), trockenes Knäckebrot essen. Leichte Herzbeschwerden - Lagern auf der rechten Seite. Kribbeln in den Beinen: Magnesium-Einnahme.
Das Liegen war besonders in den letzten Wochen manchmal schwierig. In den ersten Monaten habe ich zu Hause viel gelegen, um mich auszuruhen. Ich war immer schnell kaputt. Am besten ging es auf der Seite. Nachts habe ich oft mehrere Stunden gelesen.

Die Schwangerschaft verlief super. Ich habe mich auf die Kinder gefreut und mit ihnen »geredet«. Ich habe mich sehr gut gefühlt - seelisch und körperlich (bis auf die üblichen kleinen Wehwehchen). Ich bin sogar noch mit dem Fahrrad zur Schwangerschaftsgymnastik gefahren (36./37.SSW).
Zum Ende der Schwangerschaft hatte ich Schlafprobleme, die Haut am Bauch ist sehr gerissen und außerdem hat der Bauch sehr gejuckt, ich habe manchmal gekratzt, bis es blutete. Aus diesem Grund habe ich auch kaum mein vom Arzt verschriebenes Schwangerschaftsstützmieder getragen.

Morgens war es mir ab der 7. Schwangerschaftswoche oft übel, was ich aus der ersten Schwangerschaft nicht kannte. Es wurde immer schlimmer, besonders nachdem ich von meinem doppelten Glück wusste. Es half mir überhaupt nicht, wie oft empfohlen wird, morgens schon im Bett eine Kleinigkeit zu essen, übergeben musste ich mich trotzdem. Mir ging es so schlecht, mir wäre es egal gewesen, wenn ich eine Fehlgeburt bekommen hätte ... so fertig war ich.
So ab der 13. Schwangerschaftswoche ging es mir besser, ich hatte kaum zugenommen und ständig Hunger, ich musste mehr essen und nahm trotzdem nur gering zu. Herrlich. In der 17. Schwangerschaftswoche ging es mir dann so gut, dass

ich sogar ein Rockkonzert besuchte. Meine Lieblingsgruppe Simply Red spielte in Köln, die Karten hatte ich schon lange vorher besorgt und es war so ein tolles Konzert, ich fühlte mich so toll. Als drei Wochen später ein Zusatzkonzert der Gruppe in Dortmund stattfand, musste ich wieder hin, mein Mann begleitete mich natürlich jedesmal.

Die ersten drei Monate plagte mich ausschließlich Übelkeit. In der 26. Woche kam es zur Fehlgeburt eines Drillings, zum Ende der Schwangerschaft hin hatte ich Ischiasbeschwerden, ansonsten keine besonderen Schwierigkeiten. Ich hatte mir einen Schaumstoffwürfel machen lassen (1 mal 1 Meter) und legte meine Beine darauf. Das brachte eine enorme Entlastung. Mein Arzt verschrieb eine wärmende Emulsion, die ebenfalls sehr wirksam war.

Meine Schwangerschaftsbeschwerden waren rein körperlicher Art, dafür aber heftig. Da war zunächst diese unglaubliche Übelkeit. Meine Güte, war mir schlecht! Es gab Tage, da konnte ich nicht einmal einen Schluck Wasser bei mir behalten. Ich schleppte mich vom Bett auf die Toilette, dann aufs Sofa und wieder auf die Toilette ... Nach der 14. Woche kam ich mit »Vomex« einigermaßen über den Tag. Im Gegensatz zu meinen früheren Schwangerschaften litt ich auch unter Sodbrennen, geschwollenen Beinen und Rückenschmerzen. Ich habe soviel Zeit wie möglich auf dem Sofa verbracht, um mich zu schonen. Vormittags waren alle drei Kinder in der Schule bzw. im Kindergarten, und ich habe die Ruhe ausgekostet.

Vom ersten Geburtsvorbereitungskurs kannte ich eine gute Hebamme, die ich ziemlich bald anrief und um Hilfe bat. Sie gab mir den Tipp, dass die Geburtsvorbereitung auch zu Hause durchgeführt werden kann (muss vom Arzt besonders verordnet werden). Das brachte uns sehr viel, da wir eine »normale« Vorbereitung nicht mehr ins Auge gefasst hatten, sondern eben spezielle Fragen hatten. Die Hebamme gab mir auch eine Kassette »Entspannte Schwangerschaft« (Autogenes Training für Schwangere), die ich bis zum letzten Tag immer mal wieder hörte. Diese Entspannung hat mir auch bei der Geburt sehr geholfen, ich war angstfrei.

Schlimm war, dass man sich ab dem 6. Monat schon so hochschwanger gefühlt hat. Ständig wurde ich gefragt, ob es ein Christkind geben würde. Meine Antwort: »Nein, es werden zwei Osterhasen.« Sie wurden am Gründonnerstag geboren. Was ich für meinen dicken Bauch getan habe? Viele Kissen ins Bett. Da ich schlecht schlafen konnte ab dem 6. Monat, habe ich Unmengen Fernsehen geguckt und gelesen. Meine Haut hat immer so gejuckt, ich habe teilweise dreimal täglich gebadet. Im Wasser habe ich mich immer sehr wohl gefühlt.

Ich hätte mich allerdings lieber mehr ausgeruht, das wurde mir erst bewusst, als ich schon in der 32. Schwangerschaftswoche im Krankenhaus war wegen vorzeitiger Wehen und geringem Fruchtwasserabgang. Der Bauch war nicht so dick, ich bin 1,80 Meter groß, und so hat sich alles gut verteilt.

Für mich gab es nur ein Ziel, meine Zwillinge so lange wie möglich auszutragen. Sehr geholfen hat mir dabei das autogene Training. Damit konnte ich mich sehr gut entspannen. Mein Frauenarzt war ganz begeistert und meinte das würde mit Sicherheit helfen, frühen Wehen vorzubeugen bzw. diese »wegzuentspannen«.
Besondere Probleme hatte ich keine, es ging mir mal abgesehen von der Übelkeit in den ersten Wochen, besser als bei meiner Einlingsschwangerschaft. Ich hatte diesmal kein Wasser und Verdacht auf Gestose, meine Haare waren wunderschön, meine Haut endlich pickelfrei, was mir wie ein Trostpflaster vorkam. Von ärztlicher Seite wurden mir von Anfang an zwei Magnesiumpräparate verschrieben, die ich auch einnahm. Magnesium ist ja speziell zur Vorbeugung von Frühwehen gedacht. Beschwerlich wurde es erst ab der 30. Woche, ab der 34. Woche fühlte ich mich dann wie kurz vor der Entbindung. Ein Tipp für die Füße: Ich habe ausschließlich Birkenstock-Schuhe getragen, wovon ich mehrere Modelle besitze und so haben ich nie Probleme mit Laufen, Beinen und Füßen gehabt.

Abgesehen von den üblichen Beschwerden, ging es mir gut, besser, saugut! Geplagt hat mich vor allem Sodbrennen. Vom Arzt hauptsächlich viel Eisen, Magnesium und Mittel gegen Sodbrennen. Ich musste nicht liegen, aber ich habe mich oft zwischendurch hingelegt. Schlafen konnte ich nur auf der Seite, ein kleines Kissen unter dem Bauch und zum Umdrehen: Bauch mit beiden Händen herumheben und hinterherrollen.

Bis zur 27. Woche ging es mir eigentlich ganz gut. Nachts hatte ich zwar manchmal Sodbrennen. Hier half, eine rohe Kartoffel zu essen. Die Stärke gleicht die überschüssige Magensäure aus. Wichtig ist es auch, sich vernünftig zu ernähren. Entwässern zum Beispiel ist in meinen Augen gar nicht gut. Schließlich muss das Kind notgedrungen mitmachen. Besser ist es, viel eiweißhaltige Nahrung zu essen, zum Beispiel Quark oder Joghurt.
Eisen und Magnesium-Tabletten bekam ich auch verschrieben. Nach der Schwangerschaft hatte ich noch einiges übrig, was ganz gut war. Ich litt nämlich unter starkem Haarausfall. Vielleicht haben die Magnesium-Tabletten etwas dagegen geholfen. Durch sie hatte ich auch eine sehr gute Verdauung.
Leider hatte ich etwas Schwierigkeiten in der Arbeit. Ich habe in einem Krankenhaus gearbeitet. Wie überall, waren wir sehr unterbesetzt. Ich wurde in die Computer-Tomographie versetzt, weil man hier angeblich nicht schwer heben musste. Es kam aber sehr oft vor, dass ich allein arbeiten musste, keine geregelten Pausen hatte und Überstunden machen musste.

Der Bauch meiner Frau wurde immer größer und imposanter, ich wurde richtig stolz drauf, besonders bei den erstaunten Reaktionen von Passanten. Das Spüren der ersten Bewegungen im Bauch wurde noch übertroffen von regelrecht spürbarem neugierigen Suchen der Kleinen. Abends habe ich mir dann viel Zeit genommen für »unseren« Bauch, eingecremt, Lieder vorgesungen.

Ich habe auf Ernährung geachtet, ein Tagebuch über körperliche und seelische Veränderungen geführt, aber ansonsten ganz »normal« gelebt. Die ersten drei Monate, fast auf den Tag genau Übelkeit, danach eine recht aktive, ausgeglichene Phase und erst die letzten circa acht Wochen leichte Wassereinlagerung in den Füßen, konnte kaum noch etwas unternehmen durch starke Gewichtszunahme (insgesamt 23 Kilogramm), den störenden Bauch (alles nach vorne 120 Zentimeter!) und bis zum Schluss sehr quirlige Babys.

Ich hatte nur das allgemein bekannte Kreuzweh. Ich legte mich dann immer auf den Boden und legte die Beine auf einem Sessel hoch, dass die Kante in meinen Kniekehlen war. Mir half auch immer ein warmes Bad.

Ich hatte mir vorgenommen, möglichst ohne die in meinen Augen hässliche Umstandskleidung auszukommen; aber mit Zwillingen im Bauch? Ab der 26. Woche musste ich liegen und zwar möglichst nur auf der linken Seite. Ich fühlte mich wie eine Glucke beim Eierausbrüten. Es war schrecklich.
Meine Ärztin sprach ab der 20. Woche ein Beschäftigungsverbot nach dem Mutterschutzgesetz aus. Das ist sehr wichtig wegen der Lohnfortzahlung. Der Arbeitgeber ist so verpflichtet, das Entgelt während der gesamten Zeit des Beschäftigungsverbotes, auch über die sechs Wochen im Falle einer Krankschreibung hinaus, zu zahlen.

Nachdem ich krankgeschrieben wurde, ist es mit meinen körperlichen Beschwerden viel besser geworden. Die Kreuzschmerzen wurden erträglicher, da ich mich fast den ganzen Tag hinlegen konnte. Mir hat es sehr geholfen, wenn ich die Beine hochlegen konnte und somit der Rücken gerade war. Mir war auch von Anfang der Schwangerschaft an ständig schlecht (fast den ganzen Tag) und je größer der Bauch wurde und nach oben drückte, desto mehr kam Sodbrennen hinzu. Zum Ende der Schwangerschaft konnte ich kaum eine normal große Mahlzeit zu mir nehmen, alles ist mir sofort wieder aufgestoßen. Mit der Zeit lernte ich, mit meinen Beschwerden fertig zu werden. Ich mied frische Brötchen, trank bestimmte Säfte nicht mehr und aß möglichst nur noch Obst aus der Dose. Dadurch bekam ich das Sodbrennen wenigstens einigermaßen in den Griff. Am schlimmsten war die Übelkeit, wenn ich mich hinlegte - und das sollte ich ja nach Möglichkeit den ganzen Tag tun. Es half mir sehr, wenn ich den Kopf etwas höher legte und um meinen Magen zu beruhigen, aß ich trockenes Brot.

Meine Schwangerschaft verlief auch ganz problemlos. Ich hatte eine sehr gute Betreuung durch meine Frauenärztin, die alle zwei Wochen Vorsorgeuntersuchungen mit Ultraschall gemacht hat (ich war immerhin doppelte Risikopatientin, da ich bereits 36 Jahre alt war/bin). Ich war allerdings nie die »typische« Schwangere, die man aus bunten Prospekten kennt, hatte fast die ganze Schwangerschaft über Zweifel, dass ich all das schaffen würde.
Körperlich fühlte ich mich sehr gut, habe bis drei Wochen vor der (Früh-)Geburt gearbeitet und hatte auch sonst viel Stress, weil ich so viele Dinge vorher noch erledigen wollte. Angst vor einer Frühgeburt hatte ich dann doch, da ich auch

zwei Wochen vor der Geburt, also in der 33. Woche, auch schon starke Vorwehen hatte, und mich schonen sollte.
Einzige Beschwerden während der Schwangerschaft: Übelkeit während der ersten vier Monate (circa), das pflanzliche Mittel, das die Ärztin verschrieb, bewirkte nichts. Diese Übelkeit verschwand dann von allein. Stärker belastete mich die gegen Ende der Schwangerschaft die immer stärker werdenden Magenprobleme, das heißt, Sodbrennen. Zum Schluss konnte ich kaum noch etwas zu mir nehmen und ging keinen Schritt mehr ohne die Tabletten, die aber auch nur kurzfristig halfen. Andere Mittel (Nüsse ganz lange kauen etc.) brachten auch keine Linderung.
Je dicker der Bauch wurde (zum Schluss passten mir selbst die Schwangerschaftssachen bis auf eine weite Hose nicht mehr), umso schlechter konnte ich schlafen. Ich habe zum Schluss nachts fast gar nicht mehr geschlafen, habe das dann tagsüber versucht, nachzuholen. Schlafen konnte ich auch wegen des Sodbrennens und der immer wiederkehrenden Sorgen (schaffe ich es, mit zwei Kinder fertig zu werden), kaum noch.

Die Schwangerschaft verlief problemlos. In den ersten sechs Wochen hatte ich mit der üblichen Übelkeit zu kämpfen. Problematischer war allerdings der Eisenmangel, der mir allen Wind aus den Segeln nahm. Ständig fühlte ich mich völlig k.o. Und das schon nach dem Frühstück! Die Zeit nach dem dritten Monat war dann aber sehr schön.
Schlecht betreut fühlte ich mich durch meinen Gynäkologen, den mir eine Freundin empfohlen hatte. Auf die Waage, schnell ein Ultraschall und ein »alles o.k.« - das war die Vorsorgeuntersuchung. Auf Fragen bekam ich merkwürdige Antworten, zum Beispiel wollte ich wissen, wie die beiden liegen, um es mir besser vorstellen zu können, da antwortet er: »Wie die Heringe in der Dose«. Nachdem er mir dann noch, ohne mich vorher aufzuklären, ein Vaginalzäpfchen einführte, entschloss ich mich, den Arzt zu wechseln.
Beim nächsten Gynäkologen war ich sehr positiv überrascht. Er nahm die Zwillingsschwangerschaft ernst, nahm sich Zeit, mir all meine Fragen zu beantworten und bot mir sogar Hausbesuche an, falls es mir schlecht gehen sollte. Als ich nach der Entbindung dann nochmals bei ihm war, wollte er gleich ein Foto von den beiden Mädchen sehen, fragte nach der Geburt und der Betreuung im Krankenhaus. Und ich merkte: er teilte unsere Freude - und das war für mich ein sehr

schönes Erlebnis. Ich hatte das Glück, dass mein Bauch nicht so dick war, dass ich körperlich somit kaum eingeschränkt war. Und da mein Arzt mir sagte, ich könne all das tun, was mir guttäte, bin ich bis zur 34. Woche noch jeden Tag 1000 Meter Schwimmen gewesen, anders hätte ich den heißen Sommer nicht unbeeinträchtigt überstanden! Allein der Ablauf meiner traumhaften Geburt bestätigte mich darin, dass es gut war, mich fitzuhalten. Und jeder Schwangeren kann ich den Ratschlag geben, das zu tun, was sie für sich als gut empfindet.

Bedingt durch das Legen einer Cerclage hat mich der Arzt in der 21. Woche für den Rest der Schwangerschaft krankgeschrieben. Problemlos. Ich bat ihn dann noch um ein ärztliches Attest, aus dem hervorging, dass das Weiterarbeiten eine Gefährdung für Mutter oder Kinder darstellt. Aufgrund dieses Attestes beantragte ich beim Arbeitgeber den Mutterschaftslohn (nicht Mutterschaftsgeld). So erhielt ich nicht das Krankengeld von der Krankenkasse, was ja bekanntlich viel weniger ist als das Gehalt, sondern bis zum Mutterschutz Gehalt in voller Höhe.

Bis zur 13. Woche musste ich wöchentlich zum Arzt, da der Geburtstermin nicht genau feststand. Von da an wussten wir, dass es zwei Babys bleiben! Bis zur 23. Schwangerschaftswoche verlief alles wunderbar. Nur dass mir viel übel war, manchmal den ganzen Tag und mein Gewicht stieg auch nicht drastisch an. Dann fuhren wir noch mal in den Schwarzwald, da bekam ich nach dem Geschlechtsverkehr starke Blutungen. Von da an durften wir sexuell nicht mehr miteinander verkehren. Ich sollte kürzer treten, was nicht immer sehr leicht ist, wenn man schon ein Kind hat.
In der 28. Schwangerschaftswoche besuchte mich meine Hebamme (Hella Wildberger), die mit in die Klinik kommt. Sie betreut einen vor und nach der Entbindung. Hella hat mir sehr geholfen. Von da an hatte ich keinerlei Ängste mehr. Da ich wusste, sie ist bei mir, wenn es los geht. Sie gab mir ihre Piepernummer, so konnte ich sie immer erreichen. Da ich viel Wasser hatte, gab sie mir Tipps, dass es nicht mehr wurde. Sojamilch trinken, damit das Eiweiß, das ausgeschieden wird, wieder in den Körper gelangt. Frauenmanteltee und Brennesseltee zur Entwässerung, Brustwarzen mit Johanniskrautöl einreiben, damit die Brust geschmeidig wird. Und Zypressenölbäder. Ich kann nur jeder Frau raten, sich eine Hebamme zu suchen, die sie schon während der Schwanger-

schaft berät.
Mein Arzt hat mir eine Haushaltshilfe verschrieben, auf die jede Frau ein Anspruch hat. Sie wird von der Krankenkasse bezahlt. Mir hat das sehr geholfen, da ich zum Schluss doch nicht mehr so konnte, wie ich wollte. Wege, die ich normalerweise in 10 Minuten machte, dauerten von nun an fast eine halbe Stunde. Da wir auch noch zwei Jagdspaniel haben, musste ich trotz allem viel in Bewegung bleiben, was mich von meinen »Schwangerschaftswehen« sehr ablenkte.

Die Schwangerschaft verlief prima. Obwohl ich bei Stefan damals große Probleme hatte. Damals hatte ich eine gestaute Niere, starke Ödeme und sehr oft Nierenkoliken. Ich musste deshalb auch ins Krankenhaus und ständig zum Arzt. Damals sagten die Ärzte, dass eine zweite Schwangerschaft wahrscheinlich wieder so verlaufen würde.
Die letzten drei Monate war ich ständig müde und wurde immer unbeweglicher. Bis ich aufgestanden war, war die Arbeit meist schon getan. Für meine sehr netten Kolleginnen war ich keine Hilfe mehr. Meine Ärztin hat mich dann für die wenigen letzten Wochen krank geschrieben.
Auch der Haushalt war mir in dieser Zeit zuviel und ich brauchte sehr oft und sehr lange Ruhepausen. Vor der Schwangerschaft hatte ich 85 Kilo danach waren es 110 Kilo. Voraussichtlicher Entbindungstermin wäre der 7. Januar gewesen. Da Zwillinge ja fast immer früher zur Welt kommen und meine auch schon recht groß und kräftig waren, wollte ich am Heiligen Abend mit Zwillingen wieder daheim sein.
Bis in den vierten Monat habe ich jeden Morgen mit Schwangerschaftserbrechen gekämpft, danach verspürte ich bis zur Geburt fast jeden Abend eine kleine, fiese Übelkeit, die mich sehr nervte.
In der zweiten Schwangerschaftshälfte produzierte mein Mann zunächst einen aufregenden Totalschaden mit meinem Wagen, dann lief unser kleiner Kater in ein Auto und wurde schwer verletzt und ich meinte, mit dickem Bauch noch die Fenster streichen und im Kinderzimmer ein Wandfries tapezieren zu müssen. (Der Kleistereimer stand noch, als ich aus der Klinik kam, denn in der Nacht nach dem Tapezieren ging's los...)
Die Untersuchung ergab, dass der äußere Muttermund sich geöffnet hatte, ich wurde ins Krankenhaus eingewiesen. Meine Ärztin hatte gesagt, ich bekäme eine Cerclage und dürfte nach circa 10 Tagen nach Hause.

Im Krankenhaus angekommen, wurde ich zuerst belehrt, wie groß die Verantwortung ist, zwei Babys auszutragen und ich hätte wohl dafür Verständnis bis zur Entbindung hier im Bett zu bleiben. Es war ein Schock für mich. Ich hatte noch nicht alle Vorbereitungen für die Zwei getroffen, und war innerlich nicht damit einverstanden dazubleiben. Nach zwei Tagen hatte ich auch keine Wehen mehr und fühlte mich wohl.
Dann drängte ich auf die Entscheidung - Cerclage oder ohne nach Hause. Ich durfte aufstehen, nur um auf die Toilette zu gehen oder zu duschen, ansonsten nur liegen. Und das Liegen machte mich krank. Dann hieß es, morgen bekommen Sie eine Cerclage gelegt (dafür müsste ich sofort unterschreiben) und dürfte für 10 Tage nach Hause; vorher machen wir noch eine Ultraschalluntersuchung.
Nach dem Ultraschall hieß es ohne Kommentar, ich könne für 10 Tage nach Hause ohne Cerclage, müsste danach aber bis zur Entbindung dableiben. In diesen Tagen sollte ich mich einmal bei meiner Ärztin melden und ansonsten nur liegen. Ich habe alles besorgt, was mir noch fehlte, habe gewaschen, gebügelt, das Kinderzimmer eingerichtet, Marmelade gekocht, Fenster geputzt ... Ich bin vielleicht ein schlechtes Beispiel, aber ich habe die Einstellung, nur ich weiß, wie ich mich fühle und nicht der Arzt, der mehr oder weniger nach einem Schema entscheidet: Zwillinge - Risiko - Liegen. Nach drei Wochen ging ich zurück, jetzt vielleicht mit der Einsicht, dass es keine andere Möglichkeit gibt. Mein großer Bauch (31. Woche, 126 Zentimeter) hat mich beim Liegen zu keinem Zeitpunkt gestört, das Nichtstun fiel mir schwer. Die Bewegung und die frische Luft fehlten mir sehr.
Ab der 34. Woche bekam ich neben Magnesiumtabletten, wehenhemmende Mittel auch Valium verschrieben. Nach langen Aussprachen mit der Stationsärztin, die nichts gebracht hatten, habe ich das Valium nicht genommen. Die Ärzte wussten nicht davon. Vielleicht waren es Vorurteile, die mich nach Valium-Einnahme psychisch down machten, aber ich habe ständig geweint.

Probleme in der Schwangerschaft

Zwillingsschwangerschaften gelten als Risikoschwangerschaften. Bei unseren Umfragen unter Zwillingsmüttern stellen wir jedoch immer wieder fest, dass längst nicht jede Schwangerschaft mit Zwillingen ein Problem ist.
Wenn wir hier auf besondere Probleme eingehen, dann hauptsächlich deshalb, weil trotz der Probleme doch noch alles gut gegangen ist.

Ich bekam eine Cerclage (nur aus Sicherheitsgründen) gemacht. Es war nicht schön, im Krankenhaus zu liegen. Ich hatte starke Unterleibsschmerzen, Blutungen und leichte Wehen. Ich bekam einen Tokolysetropf und Magnesiuminfusionen. Trotz Schmerzspritze dauerte es mehrere Stunden, bis Besserung eintrat. An dem Tag hatte ich die größte Angst, dass ich meine Kinder verlieren würde.

Ab der 16. Woche musste ich in die Intensivschwangerenberatung, da ich so starkes Ziehen im Unterbauch hatte, angeblich waren das die Mutterbänder. Seit der 21. Woche hatte ich ständige Wehen, die ich als Vorwehen abstempelte, die erlaubt sind. In der 23. Woche wurde ich ins Krankenhaus eingeliefert wegen deutlicher Wehen und Muttermundsöffnung. Die Oberärztin sagte mir hart und direkt ins Gesicht, dass ich wahrscheinlich eine Fehlgeburt haben würde, weil der Muttermund schon so weit offen war.
Am nächsten Tag wurde eine Cerclage bei mir durchgeführt. Als ich aufwachte, hatte ich Wehen im Abstand von einer Minute. Keiner glaubte in diesem Moment, dass die Kinder durchkommen würden. Es folgten Wochen am Tropf mit strenger Bettruhe und jeder Menge Medikamente.
Ich war körperlich und seelisch am Ende. Aber ich hatte den starken Willen, meinen Kindern das Leben zu schenken. Ich dachte immer an die Worte der Oberärztin und ich wollte ihr das Gegenteil beweisen, das hat mir immer wieder Kraft gegeben.

Von ärztlicher Seite bekam ich gegen die vorzeitigen Wehen zuerst Magnesium und später Wehenhemmer (Partusisten ab circa 30. Woche). Mit den Wehenhemmern habe ich aber später angefangen, als ich es meinem Arzt erzählt habe, weil ich vor dem Herzrasen Angst hatte und es auch einfach nicht eingesehen habe. Ansonsten hat er mir gegen

meine sonstigen Beschwerden nichts verschrieben und nur mit Sorge meinen steigenden Blutdruck beobachtet. Als ich in der 36. Woche ins Krankenhaus kam, war er 180/110!
Das Liegen an sich mit dem dicken Bauch war weniger schlimm als erwartet, da ich sowieso gerne auf der Seite schlafe. Witzigerweise konnte ich während der Schwangerschaft auch gut auf dem Rücken schlafen, was vorher nur in Ausnahmefällen möglich war. Nur das Drehen im Bett! Ich hab' mich gefühlt wie »Antje, das Walross«.
Für einen Kurs zur Geburtsvorbereitung habe ich mich zu spät bemüht, weil ich auch nicht wusste, ob die Schwangerschaft gut gehen würde. So bin ich über das Gesundheitsamt an die Familienhebammen gekommen, die bei Problemschwangeren Hausbesuche machen und Atemübungen durchführen sowie geburtsvorbereitende Gespräche. Die Hebamme war wirklich nett und hat mich gut auf die Geburt und auch auf das Krankenhaus meiner Wahl vorbereitet. Später war sie dann auch für Fragen über meine Kinder da.

Außer der Ödembildung der Beine hatte ich leichtes Sodbrennen, was sich durch Essen von Nüssen ganz gut besserte. Zum Schluss war der Bauch ganz schön schwer. Ab der 20. Woche musste ich wegen Wehentätigkeit stationär aufgenommen werden. Ich musste immer liegen. Zeitweise hatte ich drei Infusionen »anhängen«. Die Venen wurden immer schlechter und durch das Partusisten (Wehenhemmer) ist man furchtbar nervös und zittrig. In dieser Zeit vermisste ich die psychologische Betreuung. Ich war zwar nach einer Woche katastrophaler Unterbringung auf einer Allgemeinstation auf der Privatstation sehr gut aufgehoben, doch für wirklich tröstende Worte hatte eigentlich keiner Zeit. Zu allem Unglück war der stationäre Aufenthalt mitten im Sommer.

Nachts hatte ich Wadenkrämpfe - Magnesium-Eisen-Tabletten. In der 30. Woche hatte ich vorzeitige Wehen, kam zehn Tage ins Krankenhaus und bekam Infusionen mit wehenhemmenden Mitteln. Das löste Zittern, Stottern, innere Unruhe bei mir aus (bei den Kindern auch?). Zur Beruhigung bekam ich Valium, das ich nur sehr spärlich genommen habe. Ich bekam Spritzen zur Lungenreifung der Kinder.

Im Krankenhaus fühlte ich mich dann richtig geborgen. Nach zwei Wochen sollte ich eigentlich wieder nach Hause.

Aber nach einem schönen Waldspaziergang mit meinem Mann habe ich richtig ordentlich Wehen gekriegt. Von da an war es nicht mehr so schön. Erst orale Tokolyse, später dann intravenöse, (Partusisten, 6 Tropfen pro Minute). Die Nebenwirkungen waren verheerend, Herzrasen, der Puls war bei 120 und diese innere Unruhe hat mich fast wahnsinnig gemacht. Dabei sollte man dann auch noch liegen.

Nach ein paar Tagen bin ich immer, wenn ich wusste, die Ärzte sind nicht da, rumgelaufen. Mit meinem ständigen Begleiter (Infusionsständer) konnte ich dann auch duschen und im Erdgeschoß in die Cafeteria. Die Ärzte sind regelmäßig ausgeflippt, wenn eine Schwester mich mal wieder verraten hatte.

Da ich schon eine Operation am Muttermund hatte, musste ich wie in der ersten Schwangerschaft einen Ring zur Stütze des Muttermunds tragen. Diesen Ring spürt man überhaupt nicht. Drei Wochen vor dem Termin hatte ich eine leichte Blutung, da ich einen Tag später sowieso zum Arzt musste, bin ich gleich gegangen. Er entnahm den Ring und überwies mich auch gleich ins Krankenhaus. Wehen hatte ich überhaupt keine.

Mein Mann blieb ab jetzt zu Hause, er versorgte unseren Sohn, der mich überhaupt nicht vermisste, was mir ein bisschen weh tat. Zehn Tage war ich im Krankenhaus und es tat sich nichts. Morgens und abends musste ich ans CTG, und ich hatte nie Wehen. Dann hatte man doch ein Einsehen und ließ mich wieder nach Hause. Jeden 2. Tag musste ich ans CTG.

Körperlich schlecht habe ich mich ab der 30. Woche gefühlt, seelisch ging es mir, bis auf die beschriebenen Ängste anfangs - gut. Gegen starke Schmerzen in der Kreuzbeingegend half eine Wärmflasche ins Kreuz (abends im Bett), ich konnte nur seitlich liegen, hatte Hämorrhoiden, Thrombus in einer äußeren Hämorrhoide, eine ambulante Operation (sehr schmerzhaft) war notwendig. Sodbrennen war viel schlimmer als bei den Einzelschwangerschaften. Ich habe die Ernährung darauf abgestimmt, saure Getränke gemieden und Antazidum (Medikament) eingenommen. In den letzten drei Monaten litt ich unter ständigem Erbrechen mit Gewichtsabnahme. In der 37. Woche wurde dann die Sectio gemacht.

Eine Woche vor dem Kaiserschnitt hatte ich eine Lungenentzündung, die mit Penicillin behandelt wurde. Bei Juckreiz des Bauches half häufiges Einölen mit Arnikaöl (Weleda).

Gegen Wassereinlagerung getan: Immer wieder Füße hoch, habe es vermieden, irgendwo eingequetscht sitzen (zum Beispiel leider kein Kino mehr), viel spazieren gegangen, allgemein viel bewegen. Völlegefühl: Leichtes Essen (hatte aber auch kaum Gelüste auf fettes, schweres Essen), nicht so viel Trinken wie oft angegeben. Schlaf ging nur mit viel Kissen um mich herum.

Mein Arzt ist Leiter der Frauenklinik Darmstadt, Prof. Dr. Leyendecker, den ich sehr empfehlen kann, hat vor allem Erfahrung mit Mehrlingsschwangerschaften, sehr gute medizinische Überwachung, er geht kein Risiko ein; bzgl. »Streicheleinheiten« für die Schwangere wird es eher dünn, wollte ich aber auch nicht so sehr, die medizinische Überwachung war mir wichtiger, ich brauchte Vertrauen in dieser Hinsicht, da ich zuvor zwei Fehlgeburten hatte.

Er hat vor allem auf Geburtsvorbereitung und Gymnastik Wert gelegt, ohne Probleme bekam ich Rezepte für Einzelgymnastik (12 mal). Diese Gymnastik war für mich das Wichtigste, hier habe ich alle Tipps für Umgang mit meinem Körper (Haltung, Gangart, Schlafmöglichkeiten ...) erhalten. Gymnastik einzeln und Geburtsvorbereitung in der Gruppe finde ich optimal.

Als dann die Schwangerschaftswehen häufiger und stärker wurden und ich auch noch Rückenschmerzen bekam, musste ich in der 29. Schwangerschaftswoche ins Krankenhaus. Von jetzt an durfte ich nur noch zum Essen, Waschen und zur Toilette aufstehen. Außerdem bekam ich wehenhemmende Tabletten. Davon hatte ich wahnsinniges Herzrasen, zittrige Hände und eine große innere Unruhe. Inzwischen hatte ich so einen riesigen Bauch, dass ich bloß noch auf der Seite liegen konnte und da Krankenhausbetten nicht gerade bequem sind, hatte ich drei Wochen große Beschwerden an den Hüften.

Außerdem bescherte mir die Schwangerschaft Krampfadern, Besenreiser, Schwangerschaftsstreifen (trotz ständigen Ölens und Massierens) und Sodbrennen, das zum Ende der Schwangerschaft so stark war, dass ich kaum noch was essen konnte. Die Kinder lagen dann auch so hoch, dass ich Beschwerden beim Atmen hatte.

Ich hatte ziemlich viele Probleme während der Schwangerschaft. Erst drei Monate die Übelkeit, dann bin ich die Treppe herunter gefallen, Verdacht auf Thrombose, es war nur eine Sehnenscheidenentzündung, nach dem Sturz in der 27. Woche vorzeitige Wehen.
Gegen die Übelkeit bekam ich Medikamente, die aber nicht halfen, ich nahm sehr viel an Gewicht ab. Mein Arzt überwies mich in die Klinik, dort bekam ich Infusionen, die mir dann halfen. Ab der 27. Woche musste ich den größten Teil liegen - auch in der Klinik. Ich bekam gegen die Wehen erst Tabletten, dann Infusionen.

Erst zum Schluss kamen die Rückenschmerzen, und nach einer Untersuchung stellte sich heraus, dass ich beide Nieren gequetscht hatte. Das hieß zwei Wochen Rechtslage im Bett. Die meiste Zeit habe ich auf dem Rücken gelegen oder halb auf dem Rücken halb seitlich. Es wurde immer schwerer, zum Schluss hatte ich einen Umfang von 107 Zentimeter, der gestattet keine große Auswahl der Möglichkeiten.

Bis zur 21. Woche war alles normal. Doch dann machte meine Frauenärztin bei einer Untersuchung ein CTG und da fing alles an! Ich hatte einige Wehen und sie wies mich ins Krankenhaus ein. Im Krankenhaus verordnete man mir Bettruhe und ich bekam eine Infusion mit Partusisten (wehenhemmendes Mittel). Nach anderthalb Wochen bekam ich dieses Mittel dann in Tablettenform und konnte nach zwei Wochen nach Hause. Allerdings musste ich liegen und alle vier Stunden eine Tablette nehmen. Manchmal stand mir das Liegen bis zum Hals. Dann sagte ich mir, dass ich am Ende für mein Liegen belohnt würde. Das half!
Körperlich ging's mir zeitweise ziemlich schlecht, im Gegensatz zu meiner ersten (Einlings-)Schwangerschaft: Übelkeit (dagegen war kein Kraut gewachsen), Knöchelödeme (Beine hochlagern half wenig), Zahnfleischentzündungen (wurde vom Zahnarzt erfolgreich verätzt), Wadenkrämpfe (Magnesiumtabletten!), morgendliche Gelenkbeschwerden (Gymnastik im Bett half nicht viel und ich bin diese Beschwerden bis heute nicht ganz losgeworden - keiner weiß warum), Juckreiz am ganzen Körper, besonders am Bauch (Tipp: homöopathische Cardiospermum-Salbe), und schließlich vorzeitige schmerzlose Wehentätigkeit. Ich stellte fest, dass die Kontraktionen vor allem auf psychische Belastungen zurückzuführen waren. Ich verzichtete daher zum Beispiel

auf die Besichtigung der Kliniken, denn schon der Gedanke daran ließ meinen Bauch bretthart werden.

Besondere körperliche Probleme waren folgende: Mir war lange schlecht (über fünf Monate), ich hatte am Anfang ziemlich starke Unterleibsschmerzen, weil sich die Gebärmutter so schnell dehnen musste. Ich habe sehr schnell zugenommen - meine Hosen wurden schon enger, bevor ich überhaupt wusste, dass ich schwanger bin. Als mein Eisenwert ins Trudeln geriet, musste ich Eisenpräparate einnehmen - das war furchtbar, weil ich die nicht abkonnte.
Egal welches Präparat - ich habe auch den Kräuterblutsaft aus dem Reformhaus probiert - circa zehn Minuten nach Einnahme musste ich mich übergeben. Ich habe das Problem dann so gelöst, dass ich nur ab und an eine Tablette genommen habe, immer dann, wenn ich merkte, dass ich wieder schlapp wurde und vor allem habe ich sie abends eingenommen. Das ging dann mit dem Magen. So konnte ich den Eisenwert bis zum Ende der Schwangerschaft ganz gut zwischen 10,2 und 10,6 halten.
Ich hatte sehr starkes Sodbrennen, gegen das ich eigentlich kein wirkliches Mittel gefunden habe. Ich habe alle Tipps und Tricks von anderen ausprobiert - ohne Erfolg. Was mir - vor allem nachts geholfen hat - war kalte Milch, die ich mit dem Strohhalm getrunken habe.
Ich habe sehr viel zugenommen - insgesamt 29 Kilo, obwohl ich zugeben muss, dass ich teils hemmungslos »gefressen« habe, weil ich mit dem Wissen um die Schwangerschaft natürlich das Rauchen aufgegeben habe. Und ich hatte mit geschwollen Füßen zu tun, die ich allerdings ganz gut in den Griff bekommen habe, weil ich meine Beine bei jeder Gelegenheit hochgelegt habe.

Zum Ende der Schwangerschaft hin (35. bis 37. SSW) hatte ich starke Probleme mit Wassereinlagerungen in den Beinen. Ich konnte keine Stunde mehr sitzen, stehen, laufen. Dieses Eingeschränktsein ließ mich der Geburt entgegenfiebern. In einer Woche habe ich durch Wassereinlagerungen vier Kilogramm (!) zugenommen, sonst lediglich 15 Kilo. Um die Beschwerden etwas zu lindern, habe ich zum Entwässern viel Brennnesseltee getrunken, Ananas und Sauerkraut gegessen. Das Wasser war auch nach der Geburt erst nach fünf Wochen verschwunden.

Die wehenhemmenden Mittel gingen mir dermaßen auf den Kreislauf, dass ich mich nach der Einnahme für fast zwei Stunden hinlegen musste, da ich richtiges Herzrasen bekam, auf die Muskulatur wirkte dieses Mittel auch, so dass ich kaum noch Kontrolle über meine Beine hatte, und in der Arztpraxis dann auch stürzte. Diese Nebenwirkungen legten sich nach drei Wochen, so dass ich nur noch morgens ein leichtes Herzflattern hatte.
Ich litt fast während der gesamten Schwangerschaft unter starkem Sodbrennen mit gelegentlichem Reflux bis zum Erbrechen, mein Arzt verordnete mir dagegen auch ein Mittelchen, aber es half immer nur für sehr kurze Zeit, ich habe sämtliche Getränke mit Kohlensäure sowie Saft weggelassen, nur Milch und stilles Wasser und gelegentlich mal einen Kaffee getrunken, die Milch hat mir auch richtig bei Sodbrennen geholfen. Gegessen habe ich nur noch mäßig gewürzte Gerichte, und geschlafen habe ich halb sitzend.

Körperlich ging es mir schlecht und seelisch hatte ich trotz der großen Freude immer wieder depressive Phasen. Liegen mußte ich in der 28. bis 31. Schwangerschaftswoche. Meine Meinung war: Wenn die zwei solange wie möglich hielten, die Geburt gut verläuft, und die Kinder auch fit sind, geht der Rest auch vorbei. Meiner Meinung nach hilft positives Denken!
Bis zum Ende der Schwangerschaft musste ich wehenhemmende Medikamente nehmen. Ich wurde auch noch ein- oder zweimal in die Uni-Klinik bestellt. Bei einer Vorsorgeuntersuchung Anfang Dezember wurde eine Retardierung eines Zwillings befürchtet und ich wurde wiederum stationär aufgenommen. Außer einer Fruchtwasseruntersuchung wurde eine spezielle Untersuchung gemacht, bei der man feststellen kann, ob die Kinder genügend mit Sauerstoff und Nahrung durch die Nabelschnur versorgt werden. Diese Untersuchung lieferte ein gutes Ergebnis, ebenso wie die Nabelschnurpunktion bei dem kleineren Zwilling, bei dem eine Retardierung vermutet wurde, da er laut Berechnung etwa 800 Gramm leichter war als der andere Zwilling.
Vor der Punktion hatte ich ziemliche Angst, weil ich wusste, dass es in einigen Fällen zu Infektionen des Säuglings oder zur Auslösung einer Frühgeburt kommen kann. Aber auch hier gaben mir die Ärzte ein gutes Gefühl und es ging wieder einmal alles gut.

Gefühle in der Schwangerschaft

Komisch ist es schon, wenn da plötzlich zwei statt des bisher erwarteten einen Kindes sind. Einmal an den Gedanken gewöhnt, ist es aber ganz normal.
Unsere hießen der »obere« und der »untere«. Wir tippten bei dem unteren auf ein Mädchen, weil so brav; der obere musste ein Junge sein, so wie er auskeilte. Fehlanzeige: der untere war Max, ein furchtbares Schreibaby, ein »Kind zum Abgewöhnen«; der obere war der stille, immer gut gelaunte Conny, ein »Kind zum Angewöhnen«.

Einmal, als es mir so elend ging, habe ich gedacht: »Wenn's doch nur irgendwie vorbei wäre!« Nicht, dass ich mir eine Fehlgeburt gewünscht hätte. Aber einen Moment lang hätte ich sie in Kauf genommen, nur um von dieser Übelkeit befreit zu sein. Doch schon einen Augenblick später beschlichen mich Rabenmutter-Gefühle. Wie war ich nur eines solchen Gedankens fähig?! Immerhin hatte ich vor Florian eine Fehlgeburt gehabt, unter der ich sehr gelitten habe.
Ich will nur zum Ausdruck bringen, dass es Situationen gibt, in denen man doch mal was denkt, was man eigentlich überhaupt nicht will. Gott sei Dank war der Spu(c)k Mitte des vierten Monats vorbei.

Während der Schwangerschaft habe ich versucht, mich auf beide Kinder ebenso zu freuen, wie auf mein erstes, was mir meist sehr schwer fiel. Die ärztliche Überwachung erfolgte sehr engmaschig, es folgten etliche Ultraschalluntersuchungen. In der 13. Woche hatte ich Blutungen und beinahe eine Fehlgeburt. Wenn ich ehrlich bin, hatte ich mehr Angst vor dem, was mich mit Zwillingen erwartet, als davor, die Kinder zu verlieren.

Mir ging es super! in der Schwangerschaft. So gut wie nie zuvor: keine Migräne mehr, keine kalten Füße. Von daher hätte ich auch nie mit der Frühgeburt etc. gerechnet. Ich hätte noch am »letzten Tag« Bäume ausreißen können.
Ich habe den Gedanken an eine Frühgeburt immer von mir geschoben: ich nicht - die anderen. Ich wusste, wenn ich mich schon während der Schwangerschaft damit auseinandergesetzt hätte - ohne mir damit Angst zu machen - dann hätte ich, als es dazu kam, besser damit umgehen können.

Durch die vielen Ultraschalluntersuchungen wusste ich schon vorher, dass es zwei Jungs waren und ich habe sie immer mit Namen angesprochen. Das fand ich sehr schön. Felix lag immer in der rechten Bauchhälfte und Fabian immer links.

Ich hatte auch Ängste, ob die Kinder wirklich gesund sein würden, da ich eine Chromosomen-Translokation habe, die bewirken kann, dass die Kinder so schwer behindert sind, dass sie nur ein Jahr überleben - und falls nur eines gesund gewesen wäre, wäre das ja auch für mich ein Trost gewesen.

Seelisch ging es hin und her. Mal dachte ich, das schaffst Du nicht und dann nun gerade. Ich hatte mit meinem Sohn (1986 geboren) ziemliche Probleme am Anfang gehabt. Er war eine Mangelgeburt und kam, da ich »privat« lag, in eine andere Klinik. Ich konnte ihn nicht stillen, er hat jede Nahrung erbrochen. Die ersten drei Monate waren furchtbar. Ich hatte Angst, dass es bei den Zwillingen genauso sein würde. Ab der 28. Schwangerschaftswoche musste ich ziemlich viel liegen. Ich bekam eine Haushaltshilfe und brauchte so nicht in die Klinik. Das fand ich sehr positiv (auch für unseren Sohn). Ich konnte nur auf dem Rücken und etwas seitlich liegen. Am Anfang war es ein komisches Gefühl, wenn man auf der Couch liegt und eine Fremde bügelt die Wäsche. Zum Schluss konnte ich mir nicht einmal mehr die Strümpfe selbst anziehen.

Meine Frau war zunächst skeptisch und ein bißchen überwältigt von der unerwarteten Neuigkeit, und als wir begannen, die Folgen zu diskutieren, wurde uns sehr schnell klar, wie schwierig es werden würde. Zunächst sind wir auf den »Schrecken« essen gegangen und haben ausführlich die Konsequenzen durchgesprochen.
Hierzu ein kleiner Exkurs zu unserer persönlichen Situation. Ich hatte gerade den Arbeitgeber gewechselt, und die neue Firma schickte mich für 26 Monate an einen 400 Kilometer entfernten Einsatzort.
Das erste Vierteljahr haben wir in Wochenendehe erlebt. Dann wurde meine Frau arbeitslos und wir bezogen an meinem neuen Arbeitsort ein Appartement von 42 Quadratmeter Größe (zwei Zimmer mit Kochnische) als Zweitwohnung. Hier überraschte uns dann die Schwangerschaft. Wir mussten aufgrund der weit auseinanderliegenden Wohn-

sitze nicht nur alles doppelt, sondern auch einiges vierfach anschaffen, da nicht die gesamte Ausstattung zwischen den beiden Wohnsitzen hin und her zu transportieren war.

Ich habe alles einfach auf mich zukommen lassen. Ein Kollege meines Mannes (Gynäkologe) erwähnte einmal, dass es optimal sei, wenn ich die 37. Schwangerschaftswoche erreichen würde, und irgendwie habe ich auf dieses Ziel hingelebt. Über die Geburt machte ich mir wenig Gedanken. Ich hatte bereits drei leichte und unkomplizierte Geburten hinter mir. Warum sollte es diesmal anders sein? Und über einen Kaiserschnitt weigerte ich mich einfach intensiv nachzudenken, obwohl es lange danach aussah. (Der obere Zwilling lag während der letzten Wochen beharrlich in Querlage.)

Obwohl ich von allen Seiten (Arzt, Hebamme, Eltern, Ehemann usw.) nur positiv unterstützt wurde, hatte ich öfter mal »Durchhänger«, sprich Depressionen. Auf der einen Seite wollte ich gesunde Kinder auf die Welt bringen, auf der anderen Seite so schnell wie möglich den lästigen Bauch loswerden.
Ab dem sechsten Monat wurde ich oft angesprochen »Na, es ist ja bald soweit, was?«. Gegen Ende des siebten Monats war ich nicht mehr in der Lage, ohne fremde Hilfe von unserer Wohnung in die gegenüberliegende Arztpraxis zu laufen. Sitzen, stehen, liegen - das alles ging nur eine Weile, ständig war der Bauch im Weg, alles zog nach unten. Da half auch kein gutes Zureden mehr, ich hatte »die Schnauze voll«!

Meine ersten Opfer zum Ausfragen war eine fünfköpfige Familie mit einem zweijährigen Mädchen und einjährigen Zwillingsmädchen. Als ich kam, war es fünf Uhr nachmittags, die Kinder waren müde, hungrig, erkältet und überhaupt ziemlich quengelig. Der Vater kam gerade von der Arbeit. Es war alles in allem ein »idealer« Zeitpunkt, um eine Zwillingsfamilie zu besuchen. Als ich den Vater fragte, wie denn das Leben so sei mit Zwillingen, war seine Antwort kurz und bündig: über das erste Jahr dürfte man gar nicht sprechen. Mich hat das nicht entmutigt.

Seelisch ging's bei mir während der Schwangerschaft 'rauf und runter'. Mal war ich ganz verzweifelt, dann wieder voller Stolz und zärtlicher Gefühle für die beiden Winzlinge.

Gegen Ende der Schwangerschaft ging es mir psychisch ziemlich schlecht, weil ich den monströsen Bauch und die vielen Zipperlein kaum noch aushielt. Angst vor einer Frühgeburt hatte ich nicht, wohl aber vor der Zeit nach der Geburt - sie war für mich unvorstellbar und lag wie ein unüberwindlicher Berg vor mir.

Zum Teil waren meine Gefühle sehr widersprüchlich. Am Anfang war ich doch sehr empfindlich, aber das hat sich mit der Zeit gelegt. Ich hatte das Gefühl sehr stark zu sein, hatte Lust zu arbeiten. Habe mich körperlich sehr wohl gefühlt, ausgeglichen. Ich hatte von Anfang an ein gutes Gefühl, nie Angst, dass was passieren kann. Wir beide waren positiv auf die Kinder eingestellt und sind auch sehr stolz auf unsere beiden. Ich glaube, dass sich sowas auch auf die Kinder im Mutterleib überträgt und das Wachstum beeinflusst.

Mir ging während der Schwangerschaft sehr viel durch den Kopf, unsere Wohnung ist zu klein, wir brauchen ein neues Auto, schaffe ich das mit drei Kindern (wir haben einen neunjährigen Sohn), kann ich spontan entbinden oder wird es ein Kaiserschnitt, bleiben beide Kinder erhalten, geht vielleicht noch eins ab? Ich hatte Angst vor einer Frühgeburt, da ich in der Frauenklinik arbeite und schon einige solcher Kinder gesehen hatte.

Die ganze Schwangerschaft über war ich top fit. Ich habe sehr gut geschlafen und relativ wenig zugenommen (acht Kilo). Ich war sehr aktiv (Spaziergänge, Arbeiten am Haus, Gartenarbeit etc.) Durch das viele Lesen wurde ich von Zeit zu Zeit unsicher, ob wir es überhaupt alles schaffen werden, wenn die Zwillinge da sind. Unsere Wohnung war viel zu klein, nur zwei Zimmer. Ein viel zu kleines neues Auto etc. - aber so schnell lassen wir uns nicht aus der Ruhe bringen. Es gibt immer noch Schlimmeres im Leben.
Ich hatte keine körperlichen Probleme. Mein Arzt war sehr zufrieden mit mir. Er sagte oft, er habe noch nie eine so quickfidele und lebenslustige Zwillingsschwangere gesehen.

Dass eine Zwillingsschwangerschaft immer eine Risikoschwangerschaft ist, wusste ich von Anfang an. Mein Frauenarzt nahm mir jedoch viele Bedenken und versuchte mich in jeder Hinsicht zu beruhigen. Er war sehr verständnisvoll. Er versicherte mir bei jeder Vorsorgeuntersuchung, dass unsere Zwillinge sich vollkommen gesund und normal entwickelten. Ihm habe ich viel zu verdanken; insbesondere, dass ich eine vor allem psychisch unbelastete Schwangerschaft erleben durfte. Ich konnte jederzeit dort anrufen und auch unangemeldet vorbeikommen. Er gab mir das Gefühl, immer für mich da zu sein und er strahlte eine unheimlich wohltuende Ruhe aus.

Doch ich kam recht schnell auf den Boden der Tatsachen zurück. Die Angst, dass ich die Kinder verlieren könnte, verfolgte mich. Ich rechnete mit größeren Problemen während der Schwangerschaft, da mein Arzt schon etwas von einer Cerclage geäußert hatte, weil mein Muttermund verkürzt ist. Da ich ab der 15. Woche auf ausdrücklicher Anordnung meines Gynäkologen krankgeschrieben war, fühlte ich mich seelisch oft am Boden. Oft sehnte ich mich nach meiner Arbeit. Ich war sehr depressiv und launisch, heulte viel und wusste meistens nicht warum. Da ich so wenig wie möglich tun sollte, fühlte ich mich überflüssig und nutzlos, wenn ich stundenlang auf der Couch lag und andere meine Arbeit übernahmen.

Angst vor Schwangerschaft oder Geburt hatte ich eigentlich nie. Ich bin ein gesunder, widerstandsfähiger Mensch - meine Mutter hat sechs Kinder zur Welt gebracht, davon die letzten als Drillinge und hat bei diesen Schwangerschaften auch nie Probleme gehabt. Ich hatte viel mehr Angst vor den Problemen nach der Geburt (wie werde ich mit zwei Kindern fertig, reicht das Geld, etc.) Mut gemacht hat mir in dieser Situation die Begegnung mit einer 41jährigen Zwillingsmutter, die fünf Monate alte Zwillinge hatte, außerdem noch einen 4jährigen Sohn, und die relativ gut mit allen Anforderungen fertig wurde (wie beansprucht sie wirklich war, hat sie mir erst erzählt, als ich meine Kinder hatte!!!)

Relativ schnell gewöhnten wir uns also an den Gedanken, Zwillinge zu bekommen. Wir haben viel »Zwillingsliteratur« gelesen, uns bezüglich der Geburt auf einen Kaiserschnitt eingestellt und uns die Zeit nach der Entbindung sehr sehr stressig vorgestellt. Da wir diese Art von Stress jedoch nicht kannten, waren unsere Vorstellungen doch wohl nicht ganz realistisch. Es ist stressiger als erwartet, vor allem macht uns das andauernde Schlafdefizit sehr zu schaffen.

Zunächst fühlte ich mich einfach nur schwanger, doch da der Bauch sehr schnell dick wurde, war mir bald nicht mehr sehr wohl in meiner Haut, ich konnte mich ab dem 7. Monat kaum noch bewegen, geschweige denn unsere Treppen bewältigen, unseren Sohn so richtig versorgen. Ich muss sagen, ich fühlte mich einfach schrecklich. Seelisch ging es mir in der ersten Zeit noch recht gut, doch dann wurde ich sehr empfindlich, ein falsches Wort von jemandem, und ich dachte die Welt ginge unter. Ich habe mir nachher nur noch gewünscht, die Kinder endlich im Arm zu halten.

Ich ging ja zum Arzt, weil ich Blutungen hatte. Ich musste drei Wochen liegen, verspürte keinen Hunger und fühlte mich ganz elend. Nach diesen drei Wochen ging es mir blendend, sowohl seelisch, als auch körperlich. Angst hatte ich nur vor der Geburt. Ansonsten war mein Motto: Ich weiß ja nicht mal, wie es mit einem Baby ist, wieso soll ich jetzt Angst haben, nur weil es zwei sind. Und die Anderen haben es auch irgendwie geschafft. Meine Einstellung war positiv.
Meinem Mann ging es da anders. Er las Bücher über Zwillinge, je mehr er las, desto größer war die Angst, es nicht zu schaffen!

In der Nacht gingen mir dann alle möglichen Fragen durch den Kopf. Ein Baby hatte ich mir ganz einfach vorgestellt, aber wie muss man sich auf Zwillinge vorbereiten, wie werden wir das in unserer kleinen Wohnung schaffen, mein neues Auto (erst ein Jahr alt!) ist zu klein, die finanzielle Belastung, welche Anschaffungen sind nötig, usw.
Gleich am nächsten Tag bin ich zu einer Beratungsstelle für Schwangere gegangen und habe da die magere einschlägige Literatur durchgeblättert. Ich fahndete vor allem nach hilfreichen Tipps, wie man sich die erste Zeit mit Zwillingen erleichtern kann, und nach Berichten von Mehrlings-Eltern. Leider beschränkten sich die meisten Bücher auf die medizinische Seite. Man gab mir aber die Adresse eines Mehrlings-Eltern-Vereins.
Da habe ich angerufen, wurde Mitglied, und erhielt dreimonatlich ein kleines Heftchen mit ein bißchen Information. Ich hatte aber leider den Eindruck, dass die sehr gestresste Zwillingsmutter am Telefon keine rechte Lust hatte, mich zu unterstützen.

Seelische Gefühle während der Schwangerschaft: positiv, mich konnte auch nichts erschüttern. Dies hielt allerdings nur bis zur 26. Schwangerschaftswoche an, da ich wegen einer Schwangerschaftsgestose ins Krankenhaus musste. Dann Sorgen darüber, ob es den Kindern gut geht und ob die Medikamente den Kindern schaden, ob die Kinder gesund sind.

Wir haben uns auch mit Haptonomie beschäftigt, was uns besonders geholfen hat, als Laurent sich in eine für mich besonders unangenehme Position gebracht hat, nämlich quer unter die Rippen. Wir fuhren zu Dr. Veltman nach Holland und er brachte Laurent wieder in eine für uns alle bessere Lage. Da der Vater auch an diesen Kursen sehr gerne teilnahm, konnte er auch schon früh eine Beziehung zu den Kindern aufbauen und mit ihnen »spielen« und sie dazu bringen, sich gegenseitig etwas »Platz zu machen«. Die Haptonomie half uns auch während der Geburt von Arnaud, Laurent oben zu halten und ihn danach langsam nach unten zu führen.

Ich hab' mindestens zwei Monate gebraucht, bis ich anfing, mich zu freuen - auf den Zuwachs. Ich habe dann angefangen, mir alles Lesbare über Zwillinge und Zwillingsschwangerschaft zu besorgen und hab's verschlungen, wie einen Krimi. Ich hab' mir dann gedacht, irgendwie musst Du das schaffen, Du weißt nicht wie, aber Du hast keine Wahl, also mach's so gut Du kannst.
Seelisch gings mir die ersten vier Monate ziemlich schlecht, ich hatte wahnsinnige Angst vor der Verantwortung, vor der Arbeit, ich hatte ja schon drei Kinder und war schon am Ende meiner Nerven, ich konnte mir einfach nicht vorstellen, wie diese Zwillinge zu schaffen sein sollten.
Das änderte sich erst, als ich durch die Vermittlung meines Frauenarztes beim Sozialdienst Katholischer Frauen die Möglichkeit einer Hilfe in Form einer Familienpflegerin aufgezeigt bekam, die mir auch schon während der Schwangerschaft zustünde. Ich bekam sie auch ab der 24. Schwangerschaftswoche, zumal ich mir noch die rechte Hand gebrochen hatte. Körperlich litt ich unerhört unter Übelkeit und wollte einfach nicht wahrhaben, dass ich so schnell einen Bauch hatte und hab' mich ewig in meine normalen Röcke und Hosen gezwängt. Ich hab' auch nur acht Kilogramm insgesamt zugenommen.

Am Anfang der Schwangerschaft musste ich mehr liegen (wegen IVF, In-Vitro-Fertilisation). Es war sehr langweilig und kostete mich Überwindung, da jedoch diese Schwangerschaft etwas sehr Kostbares für mich war, nahm ich alles in Kauf.

Ich habe die Schwangerschaft nicht als Krankheit oder Pflegefall, sondern als positiven, glücklichen Zustand angesehen. Körperlich und seelisch fühlte ich mich sehr gut, und wir wagten sogar im dritten Monat einen Skiurlaub und im siebten Monat eine Fahrt nach Italien. Gibt der Arzt grünes Licht - unbedingt Urlaub machen! Wer weiß, wann Sie wieder dazu kommen?!

Mein Partner stellte mich in der 12. Schwangerschaftswoche vor die Entscheidung, entweder er oder das Kind. Von den Zwillingen erfuhr er erst, als sie schon geboren waren. Ich konnte mich nur schlecht damit abfinden, dass ich zwei Kinder bekommen sollte. Eine Hebamme sagte einmal, dass noch ein Kind absterben könnte (wegen Unterversorgung). Das riss mich aus meiner Lethargie und ich konnte mich auf meine Kinder freuen.

Mein Mann und ich genossen die Zweisamkeit in dem Bewusstsein, dass dies für die nächsten Jahre reichen muss.

An diesem Tag habe ich fast nur geheult, ich hab's nicht für möglich gehalten, dass man so viele Tränen produzieren kann. Abends kam mein Mann von der Arbeit und nahm die Neuigkeit ganz gelassen hin. Er nahm mich in den Arm und sagte, dass wir damit auch fertig werden. Er selbst hat Zwillinge als Geschwister und kannte sich damit aus. Am kommenden Tag war der Tränenfluss versiegt und wir machten Pläne.

Ich war der Schwangerschaft gegenüber positiv eingestellt. Ich fühlte mich sehr wohl und stolz während der Schwangerschaft. Ich konnte kaum erwarten, bis der Bauch sich rundete. Ich war aber auch sensibler als sonst. Ich redete oft mit meinen Kindern im Bauch und bekam dadurch Mut, alles durchzustehen. Je weiter die Schwangerschaft problemlos fortschritt, um so erleichterter war ich.

Die Geburt

Genau wie bei einer Einlingsschwangerschaft lässt sich auch bei Zwillingen der Geburtsverlauf nicht vorhersagen. Zwillinge, die richtig liegen, können trotzdem - vielleicht wegen einer Wehenschwäche - per Kaiserschnitt entbunden werden. Es gibt natürlich auch Fälle, in denen das zweite Kind trotz Beckenendlage vaginal entbunden wird.
Bei unseren Zwillingen, die Ende der 33. Woche geboren wurden war das so. Die Geburt war für uns kein schönes Erlebnis: die Hebamme (im Klinikum Großhadern) ein unfreundlicher Besen, die Wehen unerträglich im flachen Liegen, das Fruchtwasser von Maxi grün, unsere Stimmung angstvoll und alleingelassen.
Als Max nach zehn Stunden geboren war, schrie er ganz laut mit seiner kleinen, dünnen Stimme. Ich dachte:»Wenn er so schreien kann, werfen sie ihn doch nicht weg.« Ich hatte nicht damit gerechnet, dass er Überlebenschancen hat. Conny kam 20 Minuten später mit den Füßen zuerst. Ihm ging es erheblich schlechter. Meine Gefühle nachher: Gott sei Dank hab' ich es überstanden. Es hat mich sehr belastet, dass ich keine Freude empfinden konnte.
Alles war dann anders, als sechs Jahre später Nicolai geboren wurde. Er kam einen Tag vor Termin, allerdings nach Einleitung mit dem Wehentropf, nach zweieinhalb Stunden starken Wehen zur Welt. Er wurde gleich auf meinen Bauch gelegt, und ich war rundherum glücklich. Eine echte Bilderbuchgeburt!

In der 34. Woche hatte ich plötzlich nachts gegen 1.00 Uhr Rückenschmerzen, plagte mich eine ganze Weile damit, bis ich schließlich aufstand und mir eine Fruchtblase platzte. Ich wurde mit dem Krankenwagen in die Klinik gebracht und lag um 5.00 Uhr in der Entbindungsstation. Bis dahin waren die Wehen unglaublich angestiegen. Da war auch keine vielbesprochene Unterscheidung zwischen Druck- und Preßwehen - diese starken Schmerzen zogen alle nach unten ins Becken. Ich musste einer PDA zustimmen (und war nachträglich froh darüber).

Unter den schlimmsten Schmerzen meines Lebens kam um 9.00 Uhr Antonia zur Welt. Der hinzugezogene Oberarzt drängte weiter, die zweite Fruchtblase wurde aufgestochen und um 9.15 Uhr kam Diana mit meiner letzten Kraft und mit Hilfe einer Zange zur Welt.

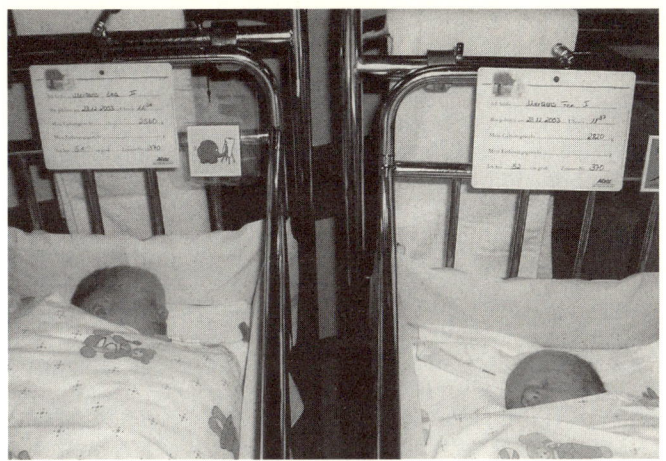

Fee und Lea Merkens ... gerade geboren.

Ich war sehr froh über die Anwesenheit meines Mannes, ich hatte durch ihn Trost, und nicht zuletzt konnte er mir nachher über die Dinge berichten, die ich in meinen Schmerzen nicht wahrgenommen hatte.

Nach der Geburt war ich viel zu erschöpft, um die Kinder überhaupt wahrzunehmen, sie waren mir wirklich in der ersten Stunde egal. Ich war nur dankbar, dass die Geburt vorbei war. Bis ich zur Wochenstation gebracht wurde, lag ich einsam und verlassen im Entbindungszimmer und fühlte mich so elend. Erst als ich mich am frühen Nachmittag zur Frühgeborenenintensivsation hingeschleppt hatte, wurde mir bewusst, dass die unsäglichen Schmerzen mir zwei winzige, süße Kinder gebracht hatten, und ich stand weinend vor den Brutkästen.

Als ich dann mit meinem Mann in die Klinik kam, war mein Blutdruck auf dem Höchststand 150/125. Also, hieß es, Sie bleiben zur Beobachtung auf der Wartburg. Mein Mann holte meinen Klinikkoffer und das Warten begann. Da ich aber nun doch die Nase voll hatte, bin ich viel gelaufen, habe kreisende Bewegungen gemacht und geturnt. Jedenfalls habe ich alles Mögliche angestellt, damit die Babys nun doch endlich kommen. Der Bauch war lästig und alles drückte so nach unten, vor allen wenn ich auf der Toilette war. Da dachte ich immer, die Babys rutschen unten durch. Ich kam

regelmäßig ans CTG, aber ich hatte keine Wehen. Wir waren eine sehr lustige Truppe, da auf der »Wartburg«.
Die 37. Schwangerschaftswoche begann, die Ärzte meinten, sie würden gerne die Geburt einleiten. Erst war die Rede vom Wehentropf, damit war ich nicht einverstanden. Ich wollte eine natürliche Entbindung. Wir einigten uns aufs Scheidenzäpfchen. Das wurde mir im Kreißsaal eingelegt. Hella, meine Hebamme, kam vorbei, um nach mir zu schauen. Sie meinte nur, es ist Zeit, dass eingeleitet wird und sie mache sich große Sorgen um mich.
Mein Mann war bei mir, er war jeden Tag bei mir, bis zu diesem entscheidenen Tag. Man schloss mich an das CTG an und die Herztöne des zweiten Zwillings wurden schlechter. Ich hatte Glück, der Kreißsaal war leer und alle waren so gespannt auf die Zwillinge.
Als nun die Herztöne schlechter wurden, meinte der Chefarzt nur: »Dann werden wir wohl eine Sectio (Kaiserschnitt) machen« - da habe ich aber entschieden gestreikt. Ich sagte nur: »Was wollen Sie machen - einen Kaiserschnitt? Nicht mit mir.« Auf diesen Protest war er nicht vorbereitet, also entschied er sich dann doch für den Wehentropf. Hella wurde vom Kreißsaal aus verständigt und kam dann auch, um sich um die Entbindung zu kümmern.
Man legte mir eine Kanüle ein, schloss mich an den Wehentropf, entfernte wieder das Scheidenzäpfchen. Das war so circa um 13 Uhr, dann wurde die Fruchtblase vom ersten Kind geöffnet. Der Muttermund war erst zwei Zentimeter geöffnet. Hella weitete ihn auf acht Zentimeter. Die Wehen waren sehr schmerzhaft, aber erträglich. Hella und mein Mann machten sehr viel mit Akupressur. Mein Mann rieb mir bei jeder Wehe den Rücken, was ich als sehr angenehm empfand. Meine Hebamme gab mir ein homöopathisches Mittel zur Entspannung.
Mittlerweile war bei uns im Kreißsaal fröhliche Stimmung ausgebrochen, es wurde viel gelacht, auch der Oberarzt, der sonst so ernst war. Dann kam dieser gewaltige Druck nach unten und ich schrie nur: »Ich muss pressen!« Hella hat unseren Sohn Johannes regelrecht aufgefangen, so kam er herausgeschossen. Mein Mann Andreas meinte: »Wie eine Rakete sah das aus.«
Dann wurde der Wehentropf noch etwas höher eingestellt. Und die zweite Fruchtblase wurde geöffnet. Nun noch mal einmal pressen und Katharina erblickte das Licht der Welt, 12 Minuten später.

Es war eine wunderbare Geburt und ich möchte allen Frauen raten, sich eine Begleithebamme zu suchen. Denn ohne Hella wäre diese Entbindung bestimmt nicht so schön gewesen. Danach wurde mein Riss am Damm vom Arzt vernäht. Als die Naht fertig war, wurde ich gewaschen und dann konnten wir zuschauen, wie die Babys gewogen und gemessen wurden. Ich war so glücklich und hätte ganze Bäume ausreißen können, so gut fühlte ich mich!

Drei Wochen vor dem errechneten Entbindungstermin waren die Kinder laut Ultraschall groß genug, um ohne Brutkasten zu überleben. Deshalb entschloss man sich, die Cerclage aufzumachen und die wehenhemmenden Tabletten abzusetzen. Gleich am Tag darauf setzten bei mir die Wehen ein. Ich war darüber erfreut, da ich nicht mehr wusste, wie ich mich drehen und wenden sollte. Leider hatten die Wehen noch keine Auswirkung auf den Muttermund und ich wurde immer wieder vertröstet.

Am Nachmittag ging ich nochmals an den Wehenschreiber und die Hebamme sah mir gleich an, dass ich nervlich fix und fertig war. Deshalb redete sie mit dem diensthabenden Oberarzt, ob wir nicht wehenfördernde Mittel einsetzen sollten, damit ich endlich die ganze Sache hinter mich brächte. Da mein momentaner seelischer Zustand für die Kinder nicht besonders günstig war, entschied man sich um 16.30 Uhr, mir den Wehentropf anzulegen und somit die Geburt zu beschleunigen.

Das wehenfördernde Mittel leistete ganze Arbeit! Zuerst waren die Wehen noch sehr schwach. Doch eine Stunde nachdem der Tropf angelegt worden war, verlangte ich nach der PDA. Es war bei mir von Anfang an klar, dass ich mit PDA entbinden sollte, da das zweite Kind mit den Füßen nach unten lag und eventuelle Komplikationen eintreten könnten. Sollte es während der Geburt noch zu einem Kaiserschnitt kommen, müsste man nur nachspritzen und hätte dadurch kostbare Zeit für die Kinder gewonnen.

Als ich dann »betäubt« war, hat mir die Hebamme den Darm und die Blase entleert und in gewissen Zeitabständen die Muttermundöffnung kontrolliert. Die Hebamme war sehr überrascht, als kurz vor 19.00 Uhr (gerade 2,5 Stunden nachdem ich in den Kreißsaal gekommen war) der Muttermund vollständig geöffnet war. Sie rief meinen behandelnden Arzt an und sagte mir, sobald er hier sei, könnten wir mit dem Pressen anfangen.

Als dann alles ernst wurde, waren zwei Hebammen, ein Stationsarzt und der Oberarzt anwesend. Außerdem unterstütze mich mein Mann am Kopf, wenn ich pressen musste, und redete mir zwischen den Wehen aufmunternd zu. Bevor das erste Kind kam, wurde ein Dammschnitt gemacht, um das Einreißen zu verhindern. Während ich presste, wurde ich von den Hebammen und den Ärzten angefeuert. 20 Minuten nach der ersten Presswehe wurde mein Sohn Andreas geboren. Die Fruchtblase wurde geöffnet und mein zweiter Sohn an den Füßen ans Licht der Welt geholt. Er kam nur zwei Minuten nach seinem Bruder - mir kam es allerdings wie eine Ewigkeit vor.
Plötzlich ging es mir sehr mies. Mir wurde schwindelig und ich hatte das Gefühl, sterben zu müssen. Ich wurde aber von den Hebammen beruhigt. Das wäre nur die Anstrengung, dass ich mich so fühlte. Mein Mann war ja außerdem die ganze Zeit bei mir. Er hat mir viel geholfen.
Ich fühlte mich richtig leer und ausgelaugt. Meine Kinder interessierten mich nicht. Sie waren mir völlig egal. Erst als die beiden zu weinen anfingen, kamen bei mir so richtig die Muttergefühle auf. Ich wusste plötzlich, da gibt es jetzt zwei so kleine Wesen, die mich brauchten und die mir gehören. Da war ich richtig glücklich und zufrieden.

Mit der Hebamme, die bei Fabians (unser erster Sohn) Geburt dabei war, sind wir seitdem befreundet und sie war bereit, extra zu unserer Entbindung zu kommen. Wir hatten also unsere eigene Hebamme, nur für uns, was auch viel Selbstvertrauen gebracht hat.
Morgens um halb sechs Blasensprung (11 Tage vor dem errechneten Termin) mit sofort einsetzenden starken Wehen mit einer Minute Abstand. Während der Fahrt im dicksten Berufsverkehr immer wieder die bange Frage des Sanitäters nach der nächsten Wehe. Er und der Fahrer sind aufgeregter als Manfred und ich. Auf »es werden Zwillinge« reagiert der Fahrer mit: »Was, jetzt schon?« Sie hatten wirklich Angst, dass die Geburt im Krankenwagen stattfinden könnte.
Um 7.00 Uhr sind wir dann im Krankenhaus und unsere Hebamme noch nicht da. Erste Untersuchung: Muttermund einen Zentimeter eröffnet, welch eine Enttäuschung bei so starken Wehen. Und ich immer kurz vorm Brechen, weil mir furchtbar schlecht ist und Husten habe ich auch noch. Dann kommt ein Einlauf, aber das ist mir egal, nur kein Kaiserschnitt. Manfred und ich kommen in einen anderen Kreißsaal. Herum-

laufen ist nicht, da beim Blasensprung das Fruchtwasser im Schwall abging, die Nabelschnur könnte ja vorfallen. Jede Wehe macht mir Angst, ich schreie meine Angst immer heraus.
Manfred ist langsam genervt, da ich nicht weiß, was ich will. Massage möchte ich nicht, ist mir unangenehm. Trotzdem tut es gut, dass er da ist. Er versucht, mit mir zu atmen, aber ich finde keinen Rhythmus. Die Schmerzen sind so stark, wo waren die »Übungswehen?«, die hatte ich ja gar nicht! So konnte ich mich nicht auf langsam stärker werdenden Wehenschmerz einstellen. Ich habe Angst, mich zu verkrampfen, so dass der Muttermund sich nicht öffnet.
Die Hebamme steckt mich nun trotz Blasensprungs in die Badewanne, damit ich ein bißchen entspannen kann. In der Zwischenzeit kommt auch unsere Hebamme Birgit, die inzwischen per Telefon erfahren hat, dass die Ärztin mit »Kaiserschnittabsichten« da ist. »Kaiserschnitt nur über meine Leiche« hat Birgit uns hinterher erzählt.
Im Badewasser kann ich ganz gut entspannen und Birgit gibt mir gute Anleitung zum Atmen: sie legt die Hand auf meinen Bauch: »atme in meine Hand«, das hilft mir sehr. Ich bin viel ruhiger geworden. Nun wieder aus dem Wasser heraus auf's Kreißbett.
Ich werde an das CTG angeschlossen, die Herztöne sind in Ordnung. Die nächste Untersuchung: der Muttermund ist bereits fünf Zentimeter eröffnet, es geht Schlag auf Schlag. Manchmal habe ich das Gefühl, der Schmerz zerreißt mich. Acht Zentimeter eröffnet. In den kurzen Wehenpausen bin ich fast am Schlafen, aber mir bleibt nie viel Zeit dazu.
Ich habe den Wunsch, zu pressen, ich darf aber noch nicht. Hecheln ist angesagt. Ich höre mich schreien: »Ich muss pressen und ich darf nicht!« Um 10.15 Uhr ist es soweit: der Muttermund ist vollständig eröffnet, Birgit gibt mir gute Anleitung, sie feuert mich immer an, wenn ich glaube, nicht mehr pressen zu können, auch Manfred hilft kräftig mit. Irgendwann wird ein Dammschnitt gemacht. Birgit holt schnell einen Spiegel, damit ich den Durchtritt des Köpfchens sehen kann. Ich konzentriere mich ganz stark auf meinen Körper, den Spiegel nehme ich nicht wahr. Eine halbe Stunde Presswehen, dann ist es soweit: Benita ist geboren.
Ich schreie: »Sie ist draußen!« Manfred und ich lachen und weinen gleichzeitig. Benita kommt sofort in ein Wärmebett, ich sehe sie schreien. Das zweite Baby liegt in Steißlage.

Meine Wehen sind ganz schwach, ich versuche, mich voll auf meinen Körper zu konzentrieren.
16 Minuten dauert es, dann wird Amelie geboren: sie kommt regelrecht aus mir herausgeschossen. Ich höre Birgit sagen: »Oh je, die ist mickrig.« Es gibt eine ziemliche Hektik, Amelie wird sofort ins Nebenzimmer gebracht, Manfred ist bei ihr; ich weiß nicht, was los ist. Der Babynotarzt wird gerufen (ein Kinderarzt war nicht anwesend), Amelie muss in ein anderes Krankenhaus verlegt werden.
Manfred kommt wieder und weint. »Was ist mit ihr?« Sie wurde ganz kurz intubiert, sie kann allein atmen, sie ist nur viel zu leicht, es geht ihr aber gut. Ich bestehe darauf, Amelie zu sehen, bevor sie in die Klinik muss. Ich sehe sie dann nur ganz kurz, als sie weg ist, sind Manfred und ich am Verzweifeln.
Mein Blutdruck ist furchtbar hoch, ich kann mich kaum auf den Beinen halten, ich bleibe daher im Krankenhaus, auch Birgit rät mir dazu. Ohne den hohen Blutdruck wäre ich nicht dort geblieben.

Samstag Nacht um 4.00 Uhr dann die erste Wehe. Ich dachte: »Mach dich nicht verrückt, sie werden wohl unregelmäßig kommen«, drehte mich um, um weiterzuschlafen. Um 4.05 Uhr die zweite Wehe, um 4.10 Uhr die dritte Wehe etc. Es ging also richtig los. Um 4.45 Uhr weckte ich Roland, der - aus dem Tiefschlaf gerissen - nicht so recht glauben wollte, dass jetzt der Moment gekommen war, auf den wir warteten und den wir in Gedanken schon so oft durchgespielt hatten.
Um 5.30 Uhr waren wir dann im Krankenhaus. Angst hatte ich keine mehr - ich hatte mich vorher so verrückt gemacht - doch jetzt ging alles so furchtbar schnell. Die Wehen von 4.00 bis 7.00 Uhr waren sehr gut auszuhalten, doch als ich dann um 7.00 Uhr ein Bad zur Entspannung nehmen durfte, wurden die Schmerzen sehr stark. Ich wollte eine »Rückenmarksspritze« (PDA), dachte »wenn das jetzt noch Stunden so weitergeht, das schaffst du nicht«. Die Hebamme riet mir ab, ich dachte bei mir »eine von den Alternativen«. Sie bereitete dann alles für die Spritze vor, versicherte mir dann, dass es noch höchstens sechs Wehen dauern würde (nach dem Bad war der Muttermund schon sechs Zentimeter geöffnet), dann ginge es mit dem Pressen los.
Bei der Aussicht verzichtete ich dann auf die Betäubung und als sehr kurze Zeit später die Pressphase losging, war für mich das Schmerzhafte (eine Stunde) der Geburt überstanden.

Die Presswehen empfand ich als sehr wohltuend, weil ich mitmachen konnte, nicht nur den Schmerz ertragen. Durch die wunderbare Unterstützung meines Partners und der Hebamme ist Hannah um 8.25 Uhr zur Welt gekommen und Lisa um 8.32 Uhr. Im Gegensatz zu Hannah, die spontan geboren wurde, wurde Lisa »geholt«. Der Arzt griff mit der Hand in die Gebärmutter (schmerzfrei), sprengte die Fruchtblase und zog Lisa mit den Füßen heraus - noch ein Paket Glück.

Die Ärzte versprachen mir, dass es heute endlich etwas werden sollte. Falls sich bis mittags noch nichts am Muttermund getan haben sollte, würden wir uns über einen Kaiserschnitt unterhalten, da Tobias vor nicht ganz zwei Jahren auch auf diesem Wege geboren wurde. Es tat sich bis mittags nichts am Muttermund, also kam der Oberarzt zu mir und verkündete, er habe jetzt mal eben Zeit, zwischen zwei Operationen, und würde gern den Kaiserschnitt durchführen. Ich hatte mich vorab für eine Peridural-Anästhesie entschieden, da ich gern meine Kinder gleich nach der Geburt sehen wollte, und ich außerdem die Vollnarkosen nicht sehr gut vertrage, aber das klappte natürlich auch nicht, da der Arzt nur beschränkt Zeit hatte, also bekam ich wieder eine Vollnarkose.
Von den Ärzten wurde ich nur als die Gebärende betrachtet, nicht als ein Mensch, es wurde nicht darauf geachtet, wie meine psychische Verfassung war, sondern nur, wieweit war der Muttermund, welche Farbe hatte das Fruchtwasser? Ich war psychisch reichlich angeknackst, konnte mich nicht mehr bewegen, wollte das nun endlich alles vorbei ist, aber das interessierte die Ärzte nicht; als ich gerade einmal weinenderweise bei einer Ärztin saß, verließ sie den Raum mit den Worten, sie müsse zu einer Besprechung, Einfühlungsvermögen besaßen sie alle nicht. In ihren Meinungen waren alle Ärzte sehr unterschiedlich. So waren sie zum Beispiel uneinig, ob bei mir ein Kaiserschnitt nötig sei oder nicht ... Ich glaube, sie hätten das besser erst einmal unter sich besprechen sollen, welche Meinung sie mir gegenüber vertreten wollen, denn dieses ewige Hin und Her hat mich sehr verunsichert.
Genauso verhielt es sich bei den Hebammen, sie vertraten auch alle eine andere Meinung, auf meine Psyche gingen sie auch nicht ein, ich bekam immer nur zu hören, dass jeder Tag wichtig für meine Kinder sei, obwohl längst bekannt war, dass sie groß und schwer genug waren, von ihnen bekam ich

nur immer zu hören, dass ich den dicksten Bauch hätte, den sie je gesehen hätten.

Nachts gegen 1.30 Uhr platzte die Fruchtblase. Nachdem ich im Krankenhaus angekommen war, hatte ich noch keine Wehen. Gegen 11 Uhr vormittags bekam ich zur Anregung derselben einen Einlauf, sollte baden und Treppensteigen. Ab 12 Uhr hatte ich starke Wehen. Gegen 16 Uhr war der Muttermund sieben Zentimeter offen. Alles wurde für einen Notkaiserschnitt vorbereitet. Es war allerdings mit meinem Arzt abgesprochen, dass ich, solange es keine Komplikationen gibt und es uns dreien gut geht, spontan entbinden sollte. Dem Arzt wäre es lieber gewesen, gleich einen Kaiserschnitt zu machen, da das obere Kind in Steißlage lag.
Nach etwa acht Presswehen wurde um 17.25 unser Sohn Kim-Felix geboren, neun Minuten später, um 17.34 Uhr unsere Tochter Natascha. Super Geburt, ohne Medikamente, ohne Dammnaht, es war ein unglaubliches Erlebnis!
Auch der Arzt meinte, es wäre eine Bilderbuchgeburt gewesen, was auch viel an meiner positiven Einstellung lag! Es war alles viel schöner und leichter als in meiner Vorstellung. Danach fühlte ich ein großes Glücksgefühl, einfach unbeschreiblich!

Kaum hatte ich mich hingelegt, wurde ich an's CTG angeschlossen, der Katheter wurde angelegt und ich kam an den Wehentropf. Zehn Minuten später kam der Arzt und sprengte die Fruchtblase (am Infoabend hieß es schön: wir warten bis die Fruchtblase springt) ohne Kommentar. Der Muttermund hat sich bis auf neun Zentimeter geöffnet. Dann irgendwann hieß es, ich soll mit der Wehe pressen, aber die Wehen spürte ich nicht. Um 12 Uhr ging der eine Arzt weg. Dann wurde von allen Seiten - Hebamme, Stationsärztin - auf mich eingeredet, ich möge jetzt bitte pressen, denn wenn der nächste Arzt kommt, wird es hier ganz anders zugehen. Mein Mann redete auch auf mich ein, ich war so erschöpft, dass ich nicht einmal was sagen konnte.
Der nächste Arzt kam schon mit der Saugglocke hinein. Dann beschloss er eine Betäubung mit dem Pudendusblock. Dieser Arzt hat mir die Zeit im Krankenhaus richtig schwer gemacht; er konnte es auch nicht einstecken, dass mich der andere für die paar Tage nach Hause entlassen hatte. Auf jeden Fall hatte ich den Eindruck, dass er jetzt nach dem Motto handelt: Jetzt zeig' ich es Dir! Nach einer Viertelstun-

de kam er wieder, ich sollte wieder pressen - ich konnte nicht. Dann fing er an meinem Unterleib zu wühlen an, mir tat dies weh und ich sagte das auch. Er behauptete, das stimme nicht, da alles betäubt sei und zerrte an mir noch mehr, um dies zu beweisen. Jetzt wurde mir meine Hilflosigkeit und die meines Mannes bewusst.

Nach der Bemerkung - ich würde mich wie eine 16jährige benehmen und weil ich es nicht anders will, gibt es nun einen Kaiserschnitt - war mir wirklich alles gleichgültig. Ich war fertig!

Im Nachhinein kann ich nur sagen, alles was wir in den Infoabenden und im Geburtsvorbereitungskurs gehört hatten, war nur schönes Gerede. Die Wirklichkeit sah anders aus. Für mich war es kein schönes Erlebnis, die Angst vor der Geburt bleibt weiterhin.

Als ich in der 29. Woche zum Arzt ging, teilte er uns mit, dass er bei der Ultraschalluntersuchung festgestellt habe, dass der eine Zwilling nicht mehr wachsen würde. Er möchte mich zur Überwachung ins Krankenhaus schicken. Im Krankenhaus meinte der Oberarzt, dass sich die Kinder seiner Meinung nach normal entwickeln. Er wolle mich aber ein bis zwei Wochen zur Überwachung hier behalten. Auch würde ich zur Vorsicht die Spritzen zur Entfaltung der Lungen bekommen, man könne dann sofort eingreifen, wenn etwas Unvorgesehenes eintreten sollte.

Nach zwei Wochen wachte ich eines nachts davon auf, dass mein Bett nass war, ich glaubte, ins Bett gemacht zu haben. Es war mir schrecklich peinlich und ich sagte deshalb niemandem etwas.

Am Morgen lief mir, als ich aufstand, das Wasser die Beine herunter, da mir war klar, dass mir die Blase gesprungen war. Nach gründlicher Untersuchung entschloss man sich, weder etwas für, noch etwas gegen die Geburt zu unternehmen. Ich musste im Bett bleiben, nur der Gang zur Toilette wurde mir erlaubt. Dreimal am Tag kam ich an den Wehenschreiber, es zeigte sich aber keine müde Wehe.

Nachts wachte ich dann von der ersten Wehe auf, ich schrieb mir die Uhrzeit auf und schlief weiter. Das wiederholte sich, bis die Abstände immer kürzer wurden, ich weckte meine Bettnachbarin und wir unterhielten uns eine zeitlang. Ich spürte auf eimal so einen Drang zur Toilette zu müssen, da ich aber schon ein paar Tage nicht konnte, traute ich mich nicht zu gehen und rief nach der Schwester. Nach Untersuchung durch die Hebamme, meinte diese: jetzt geht es los. Ich bekam einen Einlauf und rief danach meinen Mann an. Ich wurde dann in den Kreißsaal gebracht. Als mein Mann eintraf, hatte ich die ersten Presswehen, durfte aber nicht pressen, weil der Chefarzt der Kinderklinik und die Sanitäter mit dem Inkubator noch nicht da waren.

Es wurde ein großer Dammschnitt gemacht. Ein Arzt drückte die Scheide auseinander, der andere führte das Baby heraus. Dafür reichten zwei Presswehen, dann war das erste Baby da, es war ein Junge und er konnte selbst atmen.

Der Arzt sagte, ich sollte bei der nächsten Wehe wieder vorsichtig mitpressen. Wie der zweite auf die Welt kam, spürte ich gar nicht, er ist einfach rausgerutscht, es war noch ein Junge. Ich war unbeschreiblich glücklich und geschafft. Der Kinderarzt zeigte mir meine Kinder, dann wurden sie in die nahgelegene Kinderklinik gebracht.

Dienstag, 16.7. um 3.38 Uhr: Arnaud sprengt seine Fruchtblase. Mein erster Gedanke: so etwas Dummes, meine Ärztin ist doch noch im Urlaub! Meine Tasche ist ja auch noch nicht gepackt. Guy ruft in der Klinik an, es heißt, wir sollen schon mal losfahren. Ich habe noch keine starken Wehen, wir legen uns noch ein Weilchen hin. Um 06.00 Uhr holt eine Freundin uns ab und fährt uns in die Klinik. Die Wehen kommen schon regelmäßig, sind aber noch gut auszuhalten.

Um 7.00 Uhr werde ich untersucht, es ist alles in Ordnung. Wir werden alleine gelassen, ab und zu kommt die Hebamme, ich werde rasiert, bekomme einen Einlauf und einen Wehenschreiber um den Bauch. Um 10.00 Uhr kommt meine Kinesistin, ermuntert mich zum Aufstehen, Herumgehen, Position wechseln, usw. Inzwischen sind die Wehen schon ganz schön stark. Um 11.00 Uhr darf ich in die Badewanne. Das ist einige Minuten lang recht angenehm, doch plötzlich habe ich vier starke Wehen hintereinander, die mir keine Zeit zum Atmen lassen, da wird mir übel und ich will nur raus aus der Badewanne. Kaum bin ich aus dem Wasser, geht es mir wieder besser. Auf einmal geht alles sehr schnell, die Hebamme ruft nach dem Arzt. Ich sitze auf dem Geburtshocker (für mich die angenehmste Position), Guy sitzt hinter mir auf dem Bett, die Kine gibt mir Tipps zum Atmen, Singen, usw., der Arzt hockt vor mir. Der Oberarzt will, dass ich mich auf den »Gebärtisch« lege, aber ich bleibe, wo ich bin.

Als ich dann pressen muss, heißt es auf einmal: »Nicht pressen, er hat die Nabelschnur um den Hals.« Ich habe den

Eindruck, dass ich mich nicht zurückhalten kann und habe riesige Angst, meinem Kind zu schaden, aber da hat man dem Kleinen schon die Schnur vom Hals entfernt und um 14.03 Uhr ist Arnaud da, schreit sofort, wird sofort abgenabelt, mir wird gesagt: »Nicht anfassen« (ich hab' ihn aber doch in Sekundenschnelle am Schenkel gestreichelt) und er wird vom Kinderarzt hinausgetragen.

Jetzt lasse ich mich doch dazu überreden, auf den »Gebärtisch« zu gehen. Ich bin ganz erstaunt über die Dicke der Nabelschnur, die mir zwischen den Beinen baumelt. Auf einmal heißt es: »OP vorbereiten für Kaiserschnitt, das Baby hat die Hände auf dem Kopf« Meine Kine beruhigt mich, und wir laden Laurent durch Streicheln ein, schön langsam nach unten zu rutschen, dabei nimmt er auch die Hände vom Kopf. Der Oberarzt wird ungeduldig, weil ich keine Wehen habe und will mit der Saugglocke nachhelfen. Der Arzt und die Kine schlagen mir vor, einfach so, ohne Wehen zu pressen. Und nach dem zweiten Mal kommt auch schon eine Wehe und um 14.20 Uhr ist Laurent da, er schreit schon, obwohl er nicht einmal noch ganz herausgeschlüpft ist. Ich kann ihn ganz kurz am Füßchen streicheln, bevor er wie sein Bruder weggetragen wird.

Jetzt liege ich hier und will eigentlich nur meine Kinder sehen. Auf die Plazenta zu warten, kommt mir recht überflüssig vor, es dauert mir einfach viel zu lang. Als das geschafft ist, habe ich Schüttelfrost, werde gewaschen, bekomme ein Nachthemd angezogen und werde (auf einem Rollstuhl) endlich zu den Kindern gefahren.

Für die Kinder hatte ich es mir danach gemütlicher vorgestellt, das heißt, Baby auf dem Bauch, dann an die Brust, danach vom Vater gebadet werden. Ich fühle mich heute noch frustriert, weil ich sie nicht einmal ein bißchen im Arm halten durfte.

Die meiste Unterstützung bekam ich von der Kinesistin, die den Geburtsvorbereitungskurs und die Haptonomie-Kurse geleitet hat.

Als ich vor den Brutkästen saß, und diese zwei süßen Winzlinge sah, konnte ich es gar nicht so richtig fassen, dass das unsere Kinder waren, aber ich fühlte mich sehr wohl und glücklich. Übrigens, dass ich nun wirklich Mutter war, ist mir erst viel später so richtig bewußt geworden.

Ich wachte am 9. Oktober 1990 um 4 Uhr morgens auf, weil ich mal wieder auf die Toilette musste. Das wiederholte sich

dann noch einmal nach fünf Minuten und als ich danach wieder im Bett lag, »musste« ich schon wieder. Beim Aufstehen merkte ich aber, dass das wohl die Fruchtblase war. Also weckte ich meinen Mann, der völlig entnervt sofort das Auto holen wollte - ich überredete ihn aber noch zum Duschen und Teetrinken -, und dann sind wir ins Krankenhaus gefahren.
Auf der kurzen Fahrt (zehn Minuten) hatte ich leichte Wehen. Die Hebamme im Kreißsaal stellte fest, dass der Muttermund circa zwei Zentimeter geöffnet war. Dann folgte eine Ultraschalluntersuchung und der Kommentar des Arztes: »Na, Sie haben ja gute Laune mitgebracht!« Ich war tatsächlich sehr gut gelaunt, weil ich einfach keine Lust mehr auf dicken Bauch hatte und endlich die Kinder sehen wollte.
Zu diesem Zeitpunkt hatte ich noch das Gefühl, dass ich mittags um 12 die Kinder im Arm halten würde ... Aber es kam natürlich anders. Nach Einlauf und leider keinem entspannenden Bad (die Fruchtblasen waren ja bereits geplatzt) wurde ich »verkabelt«. Auf die obligatorische PDA hatte man mich bereits bei der Anmeldung zur Geburt (August) hingewiesen. Die PDA wurde gesetzt und der Wehentropf angeschlossen. Die erste Zeit war ziemlich »locker« und entspannt. Dann wirkte die PDA nicht mehr und der Wehentropf »raste«. Auch ein Nachspritzen bewirkte keine Besserung, bis festgestellt wurde, dass der Katheter aus dem Rücken gerutscht war. Also wurde eine neue PDA gelegt.
Um 18.00 Uhr kam der Oberarzt und brachte das erste Mal den Kaiserschnitt ins Gespräch. Der erste Zwilling hatte sich vor dem Becken gedreht, und es war ein Geburtsstillstand eingetreten. Der Muttermund war längst zehn Zentimeter geöffnet. Nach einer weiteren halben Stunde stand es dann fest: Kaiserschnitt. Davon wurde ich total überrumpelt.

Am 21.2. sind wir morgens um 5.30 Uhr in die Klinik, wegen eines Blasensprungs, aber ohne Wehen. Nach der Untersuchung und dem Ultraschall bekomme ich gesagt, beide Blasen sind intakt, Muttermund leicht geöffnet, einen Tag zur Beobachtung bleiben. Abends gegen 22.00 Uhr fingen die Wehen an. Ich kam an den Wehenschreiber: ja richtig, es waren Eröffnungswehen.
Ich wurde für die Geburt vorbereitet (rasiert, Einlauf), dann durfte ich baden, so lange ich wollte. Mein Mann war die ganze Zeit bei mir, das hat mich enorm beruhigt. Mit der Wassertemperatur ließen sich die Wehen gut »regulieren«, aber

irgendwann fühlte ich mich total aufgeweicht und wollte raus. Auf dem Weg in den Kreißsaal wurden die Wehen stärker.
Ich wollte nur in den Gebärstuhl, das einzige Möbelstück, das ich einigermaßen bequem fand. Dann wurden auch die Kleinen beide gleichzeitig überwacht. Die Kabel haben mich nicht im geringsten gestört! Die Wehen konnte ich sehr gut veratmen, nur Durst hatte ich und Hunger!
Gegen 4.00 Uhr am 22.2. begannen die Presswehen. (Die konnte ich genausogut veratmen!) Der Stationsarzt und ein praktischer Arzt, der sich gerade auf Kinderheilkunde spezialisierte, wurden gerufen. Ich war sauer! Mit meinem Mann und »meiner« Hebamme war es so schön gemütlich, ich wollte keinen Störenfried und hab' »dicht gemacht«. Die Wehen wurden trotz Wehentropf schwächer. Dann sackten noch Monas Herztöne ab und ich bekam Angst.
Jetzt ging alles schnell. Saugglocke ansetzen, Wehen abwarten, gleichzeitig pressen, ziehen mit der Saugglocke und leicht Nachschieben von der Hebamme. 4.25 Uhr: Mona war da! So kaputt ich eben noch war, ein Satz nach vorne, hab ich mein Baby geschnappt und war selig. Mona sah genauso aus, wie ich mir mein Traumbaby immer vorgestellt hatte.
Neue heftigere Presswehen: 1. Wehe - ein Füßchen, Doktor kitzelt, Sara zappelt, 2. Wehe - 2. Füßchen, 3. Wehe - Sara kommt »herausgeflutscht«, 19 Minuten nach Mona, um 4.44 Uhr. Sie ist zwei Zentmeter kleiner und fast 600 Gramm leichter, ich darf sie nur sehr kurz halten, dann wird sie gründlich untersucht und ich bekomme Mona wieder. Sie kuschelt sich an mich und maunzt. Ich lege sie an und gebe sie die nächste Stunde nicht mehr her. Mein Mann blieb bei Sara. Sie hat gleich die Augen aufgerissen und nur geschaut. (Endlich ist was los!) Als die beiden zu mir kamen und ich Sara zum zweiten Mal sah, dachte ich: Das ist nicht mein Baby, das haben die bestimmt vertauscht! Durch den Gewichtsunterschied sah sie aus wie eine Schildkröte und ich habe sie auch erst angelegt, als die Hebamme sie mir gab. Sara hat gleich gierig zugeschnappt (und so blieb sie auch später).

Am nächsten Morgen kam mein Mann um 8.30 Uhr ins Krankenhaus, um die Geburt unserer Kinder von Anfang an mitzuerleben. Bevor ich an den Wehentropf angeschlossen werden sollte, erhielt ich ein heißes Bad, aber auch das lockte keine Wehen an. Um 9.45 Uhr wurde ich dann an den Wehentropf angeschlossen und an zwei CTGs, um von beiden Kindern den Herzschlag zu kontrollieren. Von nun an musste ich liegen. Gegen 11 Uhr hielt ich das Liegen vor Schmerzen nicht mehr aus und bat die Hebamme, die Anästhesistin zu holen, damit diese mir dann eine PDA legte. Sie sagte: Dazu sind die Wehen noch zu schwach und verschwand. Ich kann nicht sagen, dass mir das Mut gemacht hat. Um 13 Uhr konnte ich es endgültig nicht mehr aushalten und ich bat sie noch einmal. Die Antwort war die gleiche. Da ich allem Anschein nach nichts gegen die Schmerzen bekam, wollte ich ein paar Schritte gehen. Nach langem Hin und Her durfte ich ein paar Schritte gehen. Allerdings kam ich nicht weit, denn so krumm, wie ich mich hätte machen müssen, um keine Schmerzen zu haben, so krumm kann sich keiner machen. Um 14 Uhr kroch ich zu meinem Kreißsaalbett, um mich wieder anschließen zu lassen.

Eine andere Hebamme (Frau Freund) kam zu mir und sagte, dass sie jetzt für mich zuständig sei, da die andere Hebamme Dienstschluss hatte. Ich glaube, man sah mir die Erleichterung an. Nun bekam ich auch meine PDA. Das hätte ich mir allerdigs sparen können. Die Anästhesistin kam schon knurrend an (Samstag!). Sie legte mir die PDA, der Erfolg war gleich Null. Die Hebamme blieb jetzt die ganze Zeit bei mir und machte mit mir Atemübungen, damit die Wehen leichter zu ertragen waren. Ich konnte mich jetzt auch besser im Bett bewegen, da mein Mann den rechten CTG-Knopf hielt, der die Herztöne vom rechten Kind aufzeigte.

Dann endlich um 16.40 Uhr war der Muttermund vollständig eröffnet. Als das erste Kind richtig im Becken lag, sagte die Hebamme dem diensthabenden Arzt und Oberarzt, Kinderärztin und Kinderkrankenschwester Bescheid. Zehn Minuten später waren alle da und es wurde ernst. Die Presswehen setzten ein. Es war ein erleichterndes Gefühl, endlich was tun zu dürfen. Zwischen den Presswehen hielt mein Mann mir eine Sauerstoffmaske ins Gesicht. Ich sollte tief einatmen, damit die Kinder ausreichend Sauerstoff bekamen. Um 17.17 Uhr erschien quäkend unser erstes Kind, es wurde abgenabelt, in eine Decke ge-hüllt und von der Kinderkrankenschwester zur Intensivstation gebracht. Der Arzt sprengte die zweite Fruchtblase und um 17.18 Uhr war unser zweites Kind da. Die Kinderärztin hüllte auch sie in eine Decke und brachte sie rüber. Ich hatte wahnsinnige Angst, dass mit den Kindern etwas nicht stimmt. Doch schon ein paar Minuten später hielten wir unsere kleinen und leichten (2.320 und 2.060 Gramm), aber gesunden Kinder in den Armen.

Am Morgen des 9. Mai, sagte mir der Chefarzt, dass es nun keinen Grund mehr gäbe, noch länger zu warten, und wenn ich einverstanden wäre, würden sie mich gleich an den Wehentropf anschließen. Vor Freude hätte ich an die Decke springen können. In den ersten vier Stunden tat sich auch noch nichts. Dann hat der Arzt mir die Fruchtblase gesprengt und den Wehentropf so hoch wie möglich eingeschaltet.
Nach drei Stunden hatte ich Presswehen - alle möglichen Stellungen wurden ausprobiert. Die Hebamme und mein Mann drehten mich und halfen mir auf den Ball, ich hätte mich nicht mehr rühren können. Seitlich liegend ging es dann am besten.
In der vierten Stunde und nach der xten Presswehe, war es dann soweit. Ich spürte wie mir etwas warmes Weiches entgleitet. Es war unser Andreas. Der Arzt drückte mir auf den Bauch, damit sich das 2. Kind nicht falsch herum drehen konnte. Im Moment verspürte ich gar nichts mehr, eine Minute durfte ich verschnaufen, dann forderte mich die Hebamme wieder zum Pressen auf, obwohl ich keine Wehen mehr hatte. Nach dem drittenmal Pressen war dann unser Martin geboren.
Nun ging alles Hopplahopp, man brachte mir Andreas, 2.950 Gramm schwer und 50 Zentimeter groß. Kurz hielt ich ihn im Arm, dann wurde er zum Baden geholt. Man brachte mir dann auch gleich Martin, 3.050 Gramm schwer und 52 Zentimeter groß. Ihn hielt ich auch nur kurz, weil man mich nun nähte, blieb keine Zeit, um die Kinder an die Brust zu legen. Als ich sie dann fertig gewickelt bekam, waren sie schon so müde und schliefen ein. Nun lag ich im Kreißsaal mit den beiden im Arm und ließ mir noch einmal alles durch den Kopf gehen.

Am Ende der 37. Schwangerschaftswoche war es endlich soweit: der »Tag X« oder besser die »Nacht X« war da. Gegen 23.00 Uhr spürte ich ein leichtes, stetigen Ziehen im Bauch. Den ganzen Abend wanderte ich ständig zur Toilette. Gegen Mitternacht schlief ich mit wirren Träumen noch einmal ein und meldete mich dann 2.30 Uhr bei der Nachtschwester, weil das Ziehen nicht aufhörte. Die Hebamme untersuchte mich - der Muttermund war schon circa sieben Zentimeter geöffnet. Ich musste gleich in den Kreißsaal, hatte keine Angst, weil ich Schwestern, Ärzte, Hebammen und den ganzen Klinikbetrieb ja schon zur Genüge kannte.
Die Wehen kamen nicht richtig in Gang, deshalb wurde ein

Wehentropf gesetzt. Zwilling I wurde nach Blasensprengung mittels einer Kopfschwartenelektrode überwacht, Zwilling II durch CTG. Das CTG hielt die Nachtschwester die ganze Zeit fest, damit es nicht verrutschte. Die »echten« Wehen dauerten circa zwei Stunden. Die Hebamme war sehr nett und hat mir wirklich geholfen. 5.30 Uhr rutschte Zwilling I, Lisanne, nach anstrengenden Presswehen und Dammschnitt heraus. Zwilling II, Alexander, musste vom Arzt erst in die richtige Position gebracht werden, weil sich sein Kopf irgendwie in die Beckenseite verkeilt hatte. Dann wurde er um 5.37 Uhr mehr durch äußeres Pressen geboren, obwohl ich zu dieser Zeit keine Wehen mehr hatte. Ich hätte lieber noch gewartet, aber keine Kraft und Lust mehr zur Widerrede.
Nun waren beide gesund und munter auf der Welt und mir fiel erst einmal ein Stein vom Herzen. Nach dem Nähen des Dammes konnte ich beide ein bißchen angucken und streicheln, dann brachte sie die Kinderärztin ins Kinderkrankenhaus, weil die beiden in der 37. Schwangerschaftswoche geboren worden waren. Die Geburt fand ich alles in allem ganz gut; nur dass die Kinder dann plötzlich weg waren, war eher zum Heulen. Mein Mann konnte bei der Geburt nicht dabeisein, da es mitten in der Nacht war und wir kein Telefon besitzen. So überraschte ich ihn dann am nächsten Tag mit: »Der Bauch ist weg!«

Also ging es am 18.7. los. Ich kam erst nachmittags an den Wehentropf, weil morgens noch keine Zeit für mich war. Nach zwei Stunden am Tropf war aber trotz Wehen nicht viel passiert, so dass man mich auf's Zimmer schickte und mir sagte, am nächsten Tag würde man die Fruchtblase sprengen und dann würde sich bestimmt was tun.
So kam es dann auch, morgens um 6.00 Uhr gings los. Ich kam in den Kreißsaal. Die Fruchtblase des ersten Kindes wurde gesprengt und es kamen gleich Wehen (ohne Tropf). Ich kam an den Wehenschreiber (ein Gerät für beide Kinder). Der Arzt, der zwei Tage vorher die Ultraschall-Untersuchung gemacht hatte, stand neben mir, schaute aufs CTG-Gerät und meinte:»Na, ob das wohl gutgeht?« Dieser Spruch hat mir zu dem Zeitpunkt nicht gerade Mut gemacht.
Mein Mann kam dann um 8.30 Uhr dazu und hat mir, wie schon bei der ersten Entbindung, sehr geholfen. Ich konnte nicht gut auf dem Entbindungsbett liegen und hatte Rückenschmerzen, so bin ich öfter mal aufgestanden, bzw. mein Mann oder die Hebamme haben mir den Rücken massiert.

Als die Geburt dann voranging, stellte die Hebamme zu meiner Beruhigung fest, dass der Kopf von Zwilling 1 richtig in den Geburtskanal eintrat. Eine große Erleichterung, denn das bedeutete kein Kaiserschnitt. Nach sechs Stunden Wehen ließen diese plötzlich nach und man meinte, der Tropf müsse her.

Außerdem legte man mir nahe, die Peridural-Anästhesie einzusetzen, mit Rücksicht auf Zwilling 2. Man wüsste vorher nicht, wie schnell sich die Gebärmutter zusammenzieht und ob sich die Plazenta dabei nicht eventuell vorzeitig ablösen werde. Vielleicht würde man schnell eingreifen müssen.

Also habe ich zugestimmt, denn man will natürlich in so einem Augenblick auch nur das Beste und möglichst wenig Risiko. Also bekam ich kurz darauf »die Spritze«, die ich eigentlich nicht gewollt habe. Der Einstich war scheußlich. Als die Wirkung dann einsetzte, war ich aber ganz froh, plötzlich ohne jedes Schmerz- und Druckgefühl.

Der Muttermund war zu der Zeit fast voll geöffnet. Ich durfte mich auf die Seite legen und es trat erstmal Ruhe ein. Ich konnte mich dann gut entspannen und es wurde noch ganz locker erzählt. Es befand sich zu der Zeit sehr viel Personal im Kreißsaal. Nach circa 15 Minuten sah die Hebamme nochmal kurz nach und meinte plötzlich, das Köpfchen wäre schon zu sehen. Nun entstand Aufregung. Schnell wieder in Rückenlage. Der Kopf war dann plötzlich wieder weg. Mir wurde gesagt, wenn der Wehenschreiber die nächste Wehe anzeigen wirde, solle ich kräftig pressen. Und auf Kommando geschah das dann.

Stefan erblickte mit der nächsten Wehe, es war 13.50 Uhr, das Licht des Kreißsaals. Er wurde mir dann kurz auf den Bauch gelegt aber auch gleich wieder weggenommen, denn es wollte ja noch einer raus. Stefan wurde versorgt und gewogen - 3.830 Gramm!

Inzwischen herrschte auch um mich rege Betriebsamkeit. Es wurde mir erzählt, dass man nun vorhatte, das zweite Kind per Saugglocke zu holen. Als diese angelegt war, musste ich bei der nächsten Wehe wieder auf Kommando pressen und 15 Minuten später war auch Christian geboren. Die Hebamme nahm ihn, zeigte ihn mir und sagte: »Frau Knust, der ist noch schwerer!« Es bestätigte sich, er wog 4.300 Gramm. Da war ich mit meinen Jungs natürlich die Sensation. So schwere Zwillinge hatte der Chefarzt in seiner gesamten Laufbahn noch nicht erlebt.

Am 25.10. (drei Tage vor Termin) begannen die Wehen schon morgens. Ich habe zunächst meine Arbeit weiter gemacht und gewartet. Erst am Nachmittag gegen 16 Uhr habe ich meinen Mann angerufen und meine Mutter kam zu Lisa. Die Wehen waren zu diesem Zeitpunkt regelmäßig stark und lang. Gegen 16.45 Uhr kamen mein Mann und ich in der Klinik an. Es folgten die Untersuchungen, Wehenschreiber, Herztöne, Ultraschall usw.; dann bekam ich meinen Einlauf und danach bin ich am Arm meines Mannes Martin den Klinikflur auf- und abgelaufen.

Gegen 19 Uhr gingen wir in den Kreißsaal. Zunächst war ich verkrampft und daher ging es nicht gut voran. Ich wurde an zwei Geräte zur Überwachung der Herztöne und Wehen angeschlossen. Der Hebamme dauerte es zu lange und so stellte sie den Wehentropf an, was aber sofort negativen Einfluss auf die Herztöne von Kind 1 hatte. Die Ärztin schimpfte mit der Hebamme, da sie vorher nicht gefragt worden war (ich auch nicht) und stellte sofort wieder ab.

Die Hebamme massierte mir den Rücken, was sehr entspannend war und mein Mann sprach ruhig mit mir und half mir richtig zu atmen. Auch dies half mir, weiter zu entspannen und so wurden die Wehen wirksamer.

Um 21 Uhr begannen die Presswehen. Die Ärztin hielt meine Äußerung wohl für einen Scherz und wollte zunächst Kaffee trinken; da die Wehen sehr stark waren, presste ich dennoch und hörte die Hebamme dann rufen: »Frau Doktor, das erste Kind ist fast da!« Um 21.05 Uhr kam Marie zur Welt, 2.420 Gramm, 49 Zentimeter, Kopf 33 Zentimeter und vollkommen gesund. Inzwischen war auch der Oberarzt anwesend, der mich ständig fragte, ob ich wieder Wehen hätte. Ich war ziemlich kaputt und empfand die aufkommende Hektik als sehr störend, zumal die Herztöne des zweiten Kindes völlig ruhig und konstant waren.

Der Oberarzt sagte zur Hebamme: »Bei der nächsten Wehe ist es soweit«, und mit Einsetzen der Wehe drückten beide zusammen das zweite Kind heraus. Zeit: 21.19 Uhr Wibke 3.200 Gramm, 51 Zentimeter, Kopf 35 Zentimeter, ebenfalls völlig gesund. Alle Anwesenden waren sehr erstaunt, dass das zweite Kind soviel schwerer war als das erste.

Beim Vorsorgetermin in der 36. Woche waren meine Werte, die bis dahin einwandfrei gewesen waren, rapide schlechter geworden. Es deutete alles auf eine Gestose hin. Mein Arzt sagte mir, dass er die Geburt gern einleiten möchte, gab

mir aber das Gefühl, dass ich die Entscheidung mittreffen könnte.
Also sollten wir am nächsten Morgen um 7 Uhr in der Klinik sein. Das war eine Nacht! Morgens wurde dann gleich der Wehentropf gesetzt und ich musste mich hinlegen (gleich im Kreißsaal). Fast sofort verspürte ich ein Ziehen im Rücken. Mein Arzt untersuchte nochmal und stellte fest, dass der Muttermund schon drei Zentimeter auf war. Er sprengte die Fruchtblase, wünschte mir zunächst mal alles Gute und verschwand in die Praxis.
Der Wehenschreiber zeigte sofort rege Tätigkeit an. Die Wehen steigerten sich, aber ich kam gut damit klar. Ab 11.30 Uhr wurde es dann schlimmer. Ich musste würgen, was mich total erschreckte, weil ich nicht wusste, dass das vielen Frauen passiert.
Ab 12 Uhr weiß ich nicht mehr viel. Wichtig war jetzt die Anwesenheit meines Mannes, der meine Hand hielt und den Schweiß abwischte. Um 13 Uhr kam der Arzt gerade noch rechtzeitig zu den Presswehen wieder. Die erste Presswehe ging technisch voll daneben, aber nach drei weiteren war unser erster Sohn geboren und pinkelte als erstes den Arzt an. Er wurde sofort abgenabelt, schrie aus Leibeskräften und wurde mir auf den Bauch gelegt. Unterdessen hatte der Arzt festgestellt, dass sich das andere Baby gedreht hatte (es lag erst quer). Also alles bestens. Dann weiß ich nur noch, dass die Hebamme sagte »es kommt eine Wehe, pressen Sie« und ich habe gepresst (mit Baby auf dem Bauch), bis sie sagte, ich könne aufhören, das Baby wäre längst da!

Die letzten drei Wochen vor Termin musste ich jeden 2. Tag in die Klinik zum CTG und sonstige Untersuchungen (Fruchtwasserspiegelung, Ultraschall). Daher kannte ich schon alle Hebammen und Ärzte.
Zwei Tage vor Termin sollte ich dann doch endlich dableiben, da der Muttermund schon drei Zentimeter geöffnet war. Am Termin dann Wehentropf, aber da tat sich nicht viel. Einen Tag danach öffnete der Chefarzt die Fruchtblase, da der erste Zwilling sehr gut lag. Dann ging es auch schon heftig los. Ich hatte gleich sehr heftige Wehen, bald ohne Unterbrechung. Da ging auch keine PDA mehr. Ich wusste nicht mehr, wie ich mich drehen sollte. Schön war, dass mein Mann dabei war. Nummer eins kam dann überraschend schnell nach dreieinhalb Stunden.
Dann wurde es hektisch, da man die Herztöne von Nummer

zwei nicht hören konnte, und mein Mann wurde rausgeschickt. Das zweite Baby wurde dann fünf Minuten später in Fußlage geboren. Ich habe nur gebetet, dass das Baby gesund auf die Welt kommt. Nachdem Stefan abgesaugt war, bekam ich ihn auf den Bauch gelegt. Martin kam dann mit seinem Papa wieder in den Kreißsaal und so konnte ich ihn auch endlich anschauen.

Ende der 38. Woche bin ich ins Krankenhaus eingewiesen worden zur besseren Überwachung und zweimal täglichen CTG-Aufzeichnungen. Von dem Zeitpunkt an bekam ich langsam Ödeme. Außerdem war ich es leid, mit dem Bauch rumzulaufen. Ich wollte endlich meine Kinder haben, denn ich hatte mit der Geburt so in der 36./37. Woche gerechnet. Denn bereits in der 35. Woche war die Cerclage geöffnet worden.
Anfang der 39. sollte die Geburt mit einer Tablette (die vor den Muttermund gelegt wird) eingeleitet werden. In der Nacht davor hatte ich leichte Wehen und der Muttermund war drei Zentimeter offen. Die Tablette wurde eingelegt, doch bis zum Abend tat sich leider nur sehr wenig. Ich bekam leichte Wehen und sollte ein warmes Vollbad nehmen. Die Wehen wurden immer stärker, es war inzwischen 20 Uhr.
Nach dem Einlauf, der dann gemacht wurde, setzten die Wehen voll ein. Es war sehr schmerzhaft. Ich bin mit meinem Mann so gut es ging umhergelaufen. In bestimmten Abständen musste ich ans CTG, doch der Muttermund öffnete sich nur ganz zaghaft. Das Ganze zog sich bis circa zwei Uhr nachts hin, dann konnte ich nicht mehr laufen, nicht mehr sitzen, ich hatte nur noch Schmerzen.
Gegen drei Uhr platzte die erste Fruchtblase. Ich bekam eine PDA gelegt, die kaum geholfen hat. Ich sagte immer wieder, sie sollen mir doch einfach den Bauch aufschneiden und die Kinder rausholen. Zu dem Zeitpunkt war mir alles egal. Es zog sich bis morgens 8 Uhr hin. Der Oberarzt spritzte nochmal nach und plötzlich hatte ich keine Schmerzen mehr. Wie entspannt und gelöst ich mich plötzlich fühlte. Der Muttermund war jetzt auch ganz aufgegangen, aber jetzt blieben die Wehen aus. Also wurde ich an einen Wehentropf gehängt. Danach tat sich nichts mehr.
So gegen 10.45 Uhr entschloss sich der Oberarzt dafür, dass ich jetzt einfach mal pressen sollte. Das klappte so toll und so habe ich dann nur dreimal gepresst und unsere Tochter Laura erblickte um 10.57 Uhr das Licht der Welt. Meinem

Mann und mir liefen Tränen der Freude über die Wange. Zwischenzeitlich hatte der Oberarzt die zweite Fruchtblase gesprengt. Ich musste wieder nur dreimal pressen und unsere zweite Tochter Nadja wurde um 11.01 Uhr geboren. Plötzlich war eine Leere in meinem Bauch, das war schon komisch.

Um 16 Uhr: Blase geplatzt. Kreißsaal. Herunterdrehen des Tropfes, der auf 15 Tropfen war. Die Wehen haben sehr stark eingesetzt, ich wusste nicht, was besser ist: liegen, sitzen, stehen. Ich wurde auf die Toilette geschickt, kein Stuhlgang. Einlauf - noch kein Stuhlgang. Zurück in den Kreißsaal, PDA. Ich lag auf dem Entbindungsbett wie auf einem gynäkologischen Stuhl. Ich habe keine Wehen mehr gespürt und konnte dadurch nicht genug pressen.
Ich hatte eine tolle Hebamme und der Oberarzt holte den ersten Zwilling mit der Zange. Die Fruchtblase des zweiten Zwillings wurde aufgestochen, doch der wollte sich nicht drehen, trotz Nachhilfe des Arztes. Und so hat der Arzt den zweiten nach 19 Minuten an den Beinen herausgezogen. Die Kinder mussten in die Kinderklinik, ich gegen 1 Uhr auf die Intensivstation und bekam Blutkonserven. Es ist alles doch gut gegangen und meine Hebamme sagte mir später, ich wäre die Ausnahme gewesen mit all diesen Schwierigkeiten.

Gegen Abend des 24.12. spürte ich plötzlich stechende Schmerzen, die aber, als ich mich hingesetzt hatte, wieder vergingen. Wir sangen im Familienkreis Weihnachtslieder (unter anderem »Ihr Kinderlein kommet«!!) Dann folgte die Bescherung. Mein Großer packte zum ersten Mal bewusst seine Geschenke aus. Ich freute mich, dass ich allen Unkenrufen zum Trotz Weihnachten noch zu Hause sein durfte, Florian bei der Bescherung nicht »verpasst« hatte.
Während die anderen Vorbereitungen fürs Essen trafen, ging ich noch auf die Toilette und legte mich danach ein wenig auf die Couch. Doch kaum, dass ich lag, merkte ich plötzlich, wie ich »auslief«. Der Blasensprung war gegen 18.10 Uhr. Und um halb neun waren beide Kinder schon da! Die Wehen fingen erst während der Fahrt in die Klinik an. Dort kam ich zuerst ans CTG, da wurden die Wehen schon schlimmer. Aber beim anschließenden Ultraschall (um nochmal die Lage der Kinder zu überprüfen) wäre ich schon beinahe vom Stuhl gehüpft. Auf dem Kreißbett wurde ich noch schnell für einen eventuellen Kaiserschnitt rasiert. Mir war

schon ganz elend, ich dachte immer, jetzt muss ich gleich spucken.
Die Wehen kamen rasend schnell hintereinander. Während der Autofahrt hatte sich der Muttermund schon auf fünf Zentimeter geöffnet, aber auf dem Kreißbett sah es so aus, als könne es noch ein Weilchen dauern.
Ich hatte aber plötzlich fürchterlichen Pressdrang (als müsste ich meinen Darm entleeren). Natürlich ließ man mich nicht mehr aufs Klo, sondern die Hebamme holte schnell den Arzt. Und der erlaubte mir, endlich zu pressen. Trotzdem musste ich erst eine Hemmschwelle überwinden, denn ich dachte immer noch, ich müsste nur auf die Toilette!
Die Presswehen waren entsetzlich! Hätte mein Mann mir nicht Mut gemacht (»der Kopf kommt schon!«), ich weiß nicht, ob ich die Schmerzen ausgehalten hätte. Ich weiß auch, dass ich geschrien habe vor Schmerz (»Das tut so weh!« oder so ähnlich). Nach (glaube ich) circa sechs Presswehen war Jennifers Kopf draußen. Und ich fühlte mich so erleichtert, dass ich mir unmöglich vorstellen konnte, dass da noch ein Kind drin ist! Doch zum Überlegen blieb nicht viel Zeit. Vier Minuten nach Jennifer war Dominik da, er brauchte nur noch eine schmerzhafte Presswehe. Alles andere rutscht beim Pressen ja ohne echte Schmerzen raus. Dominik wurde mit dem Po zuerst geboren, also so wie er drinlag.
Zuerst bekam ich Jennifer in den Arm. Dann nahm mein Mann die Kleine und ich durfte Dominik halten. Der Dammschnitt wurde genäht, und schließlich kamen wir alle in ein kleines Nebenzimmer. So gegen 22 Uhr ging mein Mann nach Hause. Jennifer wurde in einen Inkubator gelegt, weil es dort warm war (nicht, weil sie es nötig gehabt hätte). Ich hielt immer noch Dominik im Arm, obwohl der mir langsam erlahmte. Aber ich hätte nicht gewagt, meine kostbare »Fracht« irgendwo abzulegen.
Ich weiß nicht mehr, wann ich aufs Zimmer kam, aber es kam mir wie eine Ewigkeit vor! Die Zwillinge wurden links und rechts neben mich ins Bett gelegt, als die Schwester mich ins Zimmer fuhr. Da musste ich erstmals richtig lachen, so komisch kam mir diese Situation vor - zwei Babys! Ich glaub', in dem Moment habe ich erst richtig begreifen können!

Kaiserschnitt - oft nicht zu vermeiden

Bei Zwillingsgeburten sind Kaiserschnittentbindungen häufiger als bei Einlingsgeburten anzutreffen. Nicht nur, wenn die Kinder falsch liegen, auch im Fall zu schwacher Wehen (die riesige Gebärmutter kann sich nicht zusammenziehen) oder wenn die Kinder extrem früh geboren werden (vor der 32. Woche) wird oft per Kaiserschnitt entbunden.
Das oft beschworene schlechte Gefühl wegen des fehlenden Geburtserlebnisses sollten Sie jedoch nicht haben! Am wichtigsten ist es doch, Ihnen und Ihren Kindern geht es gut.

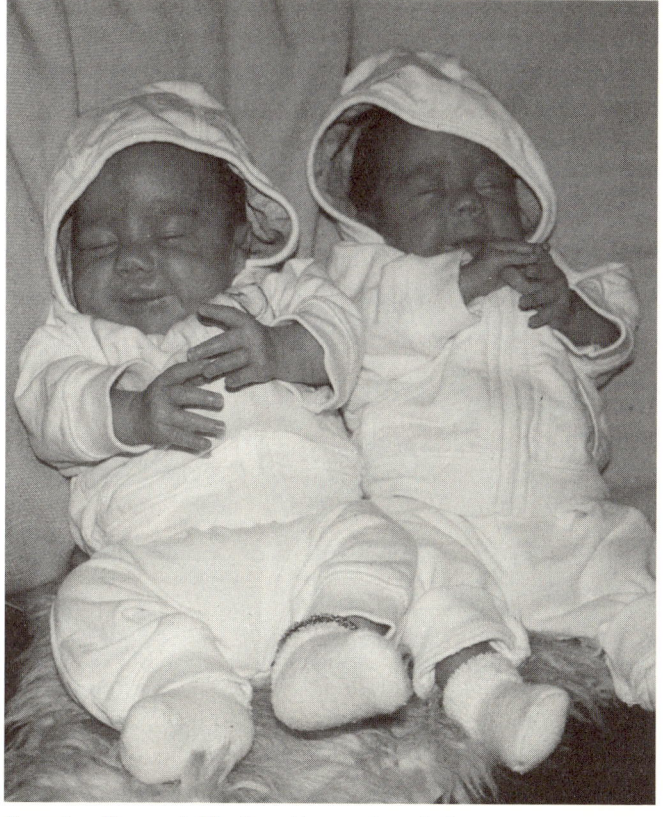

Konstantin und Florian Herrenbredel.

Es war genau vier Wochen vor dem Termin, einen Tag nach Weihnachten, ich musste zur Vorsorge zu meinem Arzt, und wieder waren die Herztöne des einen Zwillings unter den Wehen, die ich hatte, schlecht. Da außerdem beide mit dem Po nach unten lagen, sollte ich nachmittags in die Klinik gehen, damit »morgen früh« ein Kaiserschnitt gemacht würde, um kein Risiko für den einen Zwilling einzugehen, zumal die Wehen sich offensichtlich hoch schaukelten, der Muttermund fing an, aufzugehen. So ging ich heim, rief meine Eltern an, damit sie die übrigen Kinder abholten auf unbestimmte Zeit (meine Eltern wohnen nur zehn Kilometer entfernt) und packte meine Sachen. Aß noch gut Mittagessen (die Sectio gibts ja erst morgen) und wir fuhren los. Um halb zwei waren wir vor dem Kreißsaal, wo zufällig meine Lieblingshebamme von den letzten Geburten Dienst hatte. Die wartete schon an der Tür mit den Worten: »Da kommt sie ja.« Mir schwante nichts Gutes und tatsächlich. Nach einem weiteren CTG, das unauffällig war, bis auf die heftigen Wehen, kam der Anästhesist und konfrontierte mich mit der Frage ob Vollnarkose oder Peridurale. Meinen Einwand »Ich hab aber frisch gegessen« wischte er beiseite - macht nix. Ein Blick zu meiner Hebamme: Vollnarkose. Mein Mann saß dabei und staunte nur: »Du bist ja so ruhig.« Tja was sollte ich auch tun? Der Oberarzt, die Stationsärztin, ein Assistenzarzt, die Sr. Elisabeth (Hebamme), ein Kinderarzt, eine Kinderschwester und mehrere OP-Schwestern empfingen mich. Diese halbe Stunde in dem kalten OP, wo ich mit Desinfektionsmittel behandelt und »verkabelt« wurde, habe ich in unangenehmerer Erinnerung, als die Schmerzen und alles was nach dem Kaiserschnitt kam. Sr. Elisabeth hat Wort gehalten, eine dreiviertel Stunde, nachdem wir meinen Mann verlassen hatten, war sie bei ihm - mit beiden Kindern.

Meine Kinder kamen mit einem geplanten Kaiserschnitt zur Welt. Das heißt, ein schönes Frühstück mit dem Wissen, die nächste Woche gibt's nur noch Infusionen.
Während ich die PDA bekam, verfluchte ich den Entschluss, denn sie ist schon recht schmerzhaft und ich bin kein Held! Noch mehr verfluchte ich sie, als ich den Menschenauflauf im OP sah: Ärzte, Pfleger, Schwestern, Heabammen und etliche junge Leute, die wie mir schien, zuschauen und etwas lernen sollten. Ich fühlte mich unwohl, beobachtet, mir war kalt und ich bekam Angst.
Ich bin unsicher, ob ich Schmerzen hatte oder sie mir wegen

meiner Angst eingebildet habe. Auf jeden Fall bekam ich starke Beruhigungsmittel. Die Hebamme hat mir die Kinder wohl gezeigt, aber ich habe daran keine Erinnerung.

Die Wehen kamen jetzt immer schneller, um 17 Uhr ging ich von der Station wieder in den Kreißsaal, alle fünf Minuten Wehen. Dort wurde ein CTG angelegt. Es ging auf einmal alles sehr schnell, die Hebamme rief das Operationsteam und zwei Kinderärzte. Mir wurde sehr mulmig. Die Ärzte sagten, dass die Herztöne des einen Kindes nicht gut sind und sofort ein Kaiserschnitt gemacht werden muss. Ich war vor Angst wie gelähmt. Innerhalb von fünf Minuten lag ich im OP. Ich sah nur noch grüne Ärzte und dann war ich weg.
Ich habe mich allein und elend gefühlt, wie ich dort allein die Stunden vorher rumgelaufen bin und als ich aus der Narkose erwacht bin, habe ich meinen Mann sehr vermisst. Da der Kaiserschnitt erst für den nächsten Morgen geplant war, wollte er erst am nächsten Morgen kommen. Ich wurde im Wachraum wach, kein Mensch war richtig für mich da. Den Pfleger musste ich erstmal mobil machen, damit ich erfahre, was mit meinen Kindern ist.

In der 36. Schwangerschaftswoche, es war ein Sonntag, bekam ich morgens circa um 3.30 Uhr Wehen. Ich weckte sofort meinen Mann und wir fuhren unverzüglich ins Krankenhaus. Dort war ich schon bekannt wie ein »bunter Hund«. Zuerst wurde ein CTG und dann ein Ultraschall gemacht.
Die Wehentätigkeit ging sehr schnell voran. Beim Ultraschall stellte der Arzt fest, dass der führende Zwilling in Beckenendlage war. Kurze Zeit später merkte ich, dass ich schon Presswehen bekam. Durch diesen Druck streckte der führende Zwilling (Felix) seinen Fuß heraus und die Geburt musste sofort abgebrochen werden, da sich sonst die Köpfe verhakt hätten. Ich bekam Partusisten und ein Kaiserschnitt musste vorbereitet werden.
Dann ging alles sehr schnell und um 6.36 Uhr und um 6.37 Uhr waren die beiden schon da. Weil es eine sogenannte Notsectio war und eine PDA wegen der massiven Ödeme auch im Rückenbereich keine Wirkung zeigte, musste eine Vollnarkose gemacht werden. Es ging alles wahnsinnig schnell, man konnte nicht mehr viel überlegen. Ich muss aber sagen, dass eine normale Geburt, also Spontangeburt, für mich angenehmer war. Die Strapazen nach einem Kaiserschnitt sind doch groß. Durch die Infusionen und den Kathe-

ter ist man in der Bewegung mächtig eingeschränkt. Bis zu vier Tage nach dem Kaiserschnitt habe ich mich von Seiten der Bewegungseinschränkung und der Schmerzen nicht wohl gefühlt. Aber danach war es nicht mehr schlimm. Vor allem habe ich trotz der Notsectio eine relativ kleine Narbe (12 Zentimeter), die man heute kaum mehr sieht, da sie direkt über der Schambehaarung liegt.
Irgendwie war mir alles egal. Ich konnte auch gar nicht glauben, dass alles vorbei war. Ich war nach dem Kaiserschnitt im Aufwachraum. Mein Mann war gleich nach der Operation nach Hause gefahren und circa um 10.00 Uhr kam er mit unserem großen Sohn vorbei und besuchte mich. Die Zwillinge waren im Kinderzimmer und mein Mann hatte schon ein Video von beiden gemacht und mir gezeigt. So habe ich meine Kinder das erste Mal gesehen. Der größere von beiden wurde mir dann, als ich richtig wach war, auch gleich gebracht. Fabian, der kleinere, musste noch bis abends im Wärmebettchen liegen.
Das erste, was ich gleich gefragt hatte war, ob beide gesund seien. Ich finde allerdings, dass man nach einem Kaiserschnitt nicht so die Beziehung zu einem Kind hat wie nach einer normalen Geburt.

Da die Kinder beide quer lagen und sich nicht drehten, wusste ich, dass es ein Kaiserschnitt sein würde. Ich wollte trotzdem alles mitbekommen und ließ mir eine PDA geben. Sonntag, 10. Juni, circa 5.30 Uhr früh platzte bei mir die Fruchtblase. Ich war Ende der 35. Woche. Wir fuhren gleich in die Klinik und wurden freundlich empfangen. Ich kam an den Wehenschreiber und wurde kurz untersucht. Dann kam der Arzt, der mich operieren sollte.
Ich wurde in den Vorsaal zum OP geschoben und die Narkoseärztin kam und setzte die Spritze. Ich musste sitzen und durfte mich nicht rühren, damit sie sie richtig setzen konnte. Ich wurde leicht nervös und hoffte, dass sie gut treffen würde. Jetzt mussten wir eine halbe Stunde warten, bis die Spritze wirkte. Es ist ein komisches Gefühl, wenn die Beine und alles taub werden und man bekommt alles mit.
Dann kam ich in den OP. Ich bekam einen grünen Vorhang vors Gesicht, damit ich nicht sehen konnte, wie der Bauch aufgeschnitten wird. Die sehr nette Narkoseärztin nahm meine Hand und erzählte mir, was die Ärzte gerade machten. Ich war voll da und hatte keine Angst mehr.
Nach sieben Minuten kam meine erste Tochter, Jana, 45 Zen-

timeter 1.980 Gramm, auf die Welt. Sie wurde kurz weggebracht, in warme Tücher gewickelt und ich durfte sie kurz halten. Sie hatte einen kleinen Kopf und sah ganz zufrieden aus. Es war ein glückliches Gefühl. Es war 8.43 Uhr am Morgen. Um 8.44 Uhr kam meine zweite Tochter, Melanie, 48 Zentimeter, 2.430 Gramm. Auch sie wurde mir gebracht. Sie hatte viele schwarze Haare und hatte einen größeren Kopf. Alle im OP freuten sich.

Nachdem die Kinder draußen waren, muss ich eingeschlafen sein. Ich wachte im Krankenzimmer auf und war richtig benebelt. Ich sah meinen Mann neben mir sitzen. Er hatte die Kinder schon sehen dürfen, sie lagen nur im Wärmebettchen. Sie brauchten nicht in die Kinderklinik, es ging ihnen gut.

Ich bekam immer weniger Luft. Die Schwester holte gleich einen Arzt und ich bekam eine Maske auf und wurde in die Intensivstation gebracht. Es bestand der Verdacht auf eine Lungenthrombose. Ich wurde an viele Maschinen angeschlossen, aber das bekam ich gar nicht mehr mit. Mein Mann hat es mir erzählt. Von den nächsten zwei Tagen weiß ich so gut wie nichts mehr. Mein Mann und meine Eltern waren kurz da und ich betete, dass ich nicht sterben müsste. Nach drei Tagen war ich wieder ganz bei mir und nach fünf Tagen konnte ich auf die normale Station verlegt werden und sah meine Kinder zum ersten Mal bewusst.

Während einer Hundeprüfung mit unserem Hund bemerkte ich vermehrten »Wasserabgang«. Die Fruchtblase hatte einen kleinen Riss, wie sich dann herausstellte und die Geburt war schon im Gange, der Muttermund fünf Zentimeter offen. Ich hatte ein ungutes Gefühl, da der Geburtstermin eigentlich erst in zwei Monaten war, wir sind zwecks Kontrolle aber trotzdem in die Klinik.

Man gab mir nochmals eine Spritze für die Lungenreifung, dann kam ich in das Wehenzimmer (hatte aber gar keine Wehen, wahrscheinlich durch die Wehenhemmer?). Nach einer halben Stunde und einigem Hin und Her entschieden sich die Ärtze, die Geburt mit Kaiserschnitt zu beenden.

So hatte ich mir natürlich die Geburt meiner beiden ersten Kinder nicht vorgestellt. Auch hatte ich nicht an einen Kaiserschnitt gedacht, da beide Kinder richtig lagen. Unterstützung konnte mir weder Ärzte noch Hebamme geben, eigentlich war ich eher beunruhigt, da mir keiner genau etwas sagte und alle sehr nervös waren.

Meine Frau wurde im Krankenwagen in die Klinik gebracht, die wir zwei Wochen vorher besichtigt hatten. Wir hatten daher trotz des frühen Zeitpunkts keine Angst und die Versorgung war hervorragend und von intensivem menschlichen Engagement der Hebammen, Schwestern und Ärzte geprägt. Man erklärte uns, dass eine Lungenreifung der Kinder durch eine Cortisonbehandlung vorgenommen würde und meine Frau bekam einen Tropf mit Wehenhemmer. Alles verlief zunächst prima und man bereitete uns auf einen längeren Krankenhausaufenthalt vor, denn der Blasensprung hatte sich geschlossen und man hoffte, die Schwangerschaft mit dem Wehenhemmer so weit wie möglich verlängern zu können.
Doch dann geschah etwas Unerwartetes. Die Infusionspumpe, an die meine Frau angeschlossen war, hatte einen Defekt und pumpte ihr die fünffache Dosis Wehenhemmer in den Körper. Glücklicherweise war ich gerade bei meiner Frau und bemerkte nach einiger Zeit die Fehlfunktion jedoch mehr aufgrund der Reaktionen meiner Frau als aufgrund des veränderten Pumpgeräusches. Ausgerechnet zu diesem Zeitpunkt war Stationsübergabe und niemand vom Pflegepersonal verfügbar. Wir haben die Pumpe dann einfach abgeschaltet. Die bereits erfolgte Überdosierung hatte erhebliche Folgen. Meine Frau bekam zunächst Kreislaufprobleme und die Lunge begann zu ödemisieren.
Am nächsten Vormittag wurde die Schwangerschaft durch Kaiserschnitt beendet und unsere eineiigen Mädchen Leevke Marie und Gesa Lena wurden im Abstand von nur einer Minute geboren. Alles ging sehr schnell und mein Wunsch, beim Kaiserschnitt dabeisein zu dürfen, wurde wegen der akuten Situation abgelehnt.
Die Kinder wurden nach der Geburt sofort optimal versorgt. Auch ein kurzer Herzstillstand der Erstgeborenen wurde sofort behandelt und beide Kinder kamen auf die Intensivstation der Kinderklinik im gleichen Haus.
Meiner Frau ging es jedoch nicht sehr gut und sie wurde noch in Anästhesie auf die Intensivstation des Nachbarkrankenhauses verlegt. Mit meiner Freude über die Geburt der gesunden Kinder stand ich nun zunächst ganz allein da und die ersten Stunden nach der Geburt waren schrecklich.
Die Kinder wogen 1.670 und 2.050 Gramm und waren 44 und 45 Zentimeter lang. Beide wurden nicht beatmet und konnten nach einer Nacht im Inkubator von der Intensivstation auf die Frühgeborenenstation in Wärmebettchen verlegt

werden. Der Zustand meiner Frau war kritisch, stabilisierte sich jedoch nach zwei Tagen wieder und sie wurde auf die gynäkologische Station verlegt. Hier war die Versorgung nicht so gut wie auf der Entbindungsstation oder bei den Kindern.

Im Laufe des Tages wurden die Wehen aber immer stärker, so dass die Ärzte beschlossen, den Faden der Cerclage zu lösen, damit die Wehen wieder zurückgingen. Nachdem dies gemacht wurde, gingen die Wehen erst richtig los. Es wurde wieder mit dem Wehenschreiber gemessen und dann sagten mir die Ärzte, die Herztöne des einen Kindes fallen ab und es muss sofort ein Kaiserschnitt gemacht werden. Es ging dann alles sehr schnell, ich bat noch, dass mein Mann verständigt wurde, und dann lag ich im OP. Irgendwie war ich erleichtert, dass jetzt bald alles vorbei sein sollte. Einerseits wollte ich keinen Kaiserschnitt, weil ich die Geburt meiner Kinder gern erlebt hätte, aber andererseits habe ich von Bekannten auch schon viel Negatives über »normale« Geburten gehört, so dass ich froh war, nicht soviel aushalten zu müssen, vor allem wenn man die ganze »Arbeit« zweimal tun muss. Am nächsten Morgen sah ich zum ersten Mal meine Kinder, ich konnte sie jedoch noch nicht in den Arm nehmen durch die Schläuche, aber die Schwester fütterte sie an meinem Bett. Mittags sagte dann die Ärztin, dass die Kinder jetzt doch in die Kinderklinik gebracht würden, weil sie die Temperatur noch nicht halten können, aber sonst wäre alles in Ordnung. Da war ich natürlich dann sehr enttäuscht, weil ich noch drei Tage warten musste, bis ich sie selber in der Kinderklinik aufsuchen konnte.

Am 28.3. wurden meine beiden in der 37. Schwangerschaftswoche per Kaiserschnitt auf die Welt geholt. Wir wussten es schon eine Woche früher. Beide lagen in Beckenendlage. Die Anästhesistin versuchte mich zwei Tage vorher noch davon zu überzeugen, dass eine PDA für mich das beste sei. Ich entschied mich aber gemeinsam mit meinem Mann und dem Chirurgen für eine Vollnarkose. Dass mein Mann dabei sein sollte, war eine riesengroße Hilfe bei der Entscheidung. So fühlte ich mich bewacht während der Narkose.
Mein Mann kam morgens um 7 Uhr ins Krankenhaus und um 9 Uhr ging es dann endlich los. Ich habe dann darauf bestanden, selbst bis runter zum großen OP zu gehen, denn ich hatte vorher gelesen das vier von 100.000 Kaiserschnittpatienten

während der Narkose sterben. Meinen Mann hat diese Auskunft nicht sehr beruhigt. Aber er hat von mir zwei Valium 10 bekommen, die ich zum Schlafen nehmen sollte.

Dann wurde alles ziemlich hektisch: unten musste ich dann direkt aufs Bett und eine Schwester versuchte, mir eine Braunüle in die Vene zu jagen. Die nächste Schwester wurde geholt und bei der klappte es dann. Dann kamen noch Blutdruckmesser und irgendwelche Gummiknöpfe auf die Brust. Durch eine Glasscheibe konnte ich die Ärzte und meinen Mann in der Schleuse beim Sterilisieren sehen. Dann ging die Riesen-Schiebetür auf und 15 Augenpaare lächelten mich an.

Es erinnerte mich an eine Folge der Schwarzwaldklinik, die ich am Abend zuvor gesehen hatte. Aber da ich alle Anwesenden in meinen vier Wochen, die ich schon hier war, kennengelernt hatte, war es doch sehr vertraut. Dann kamen noch die üblichen Maßnahmen wie Desinfektion, Katheder usw. und plötzlich wurde es ziemlich ruhig, es sollte losgehen. Mein Operateur, Dr. Höing, fragte mich, ob ich bereit sei. Ich fragte meinen Mann: »Theo, alles klar?« »Alles klar, Regine.« Dann kam die Spritze ...

Als ich wach wurde, hatte ich furchtbare Schmerzen, ein Spot blendete mich (man hatte vergessen, den Dimmer runter zu drehen), ich wusste überhaupt nicht was los war. Es schien mir eine endlose Zeit zu dauern, bis Theo endlich kam. Er erzählte mir nur ständig irgendwas von einer Tochter, die ich bekommen hätte. Aber da es ja laut Ultraschall zwei Jungs sein sollten, konnte ich das gar nicht glauben.

Er war auch nur kurz eine Zigarette rauchen und die Eltern anrufen. Die Ärzte hatten ihm versichert, dass ich noch mindestens 45 Minuten schlafen würde. Er hatte sich die Pause auch redlich verdient, war er doch seit 6 Uhr früh auf den Beinen, hatte zugesehen, wie man seiner Frau den Bauch aufgeschnitten hat und seine Kinder herausgeholt hat. Außerdem musste er noch alles fotografieren, denn ich wollte unbedingt sehen, wie die Kinder unmittelbar nach der Geburt aussehen.

Punkt 23 Uhr die erste Wehe, kreißsaaltauglich wie ich ja aus Erfahrung wusste, knapp 7 Minuten später die zweite heftige Wehe, ich muss ins Krankenhaus. Also erstmal meinen Mann angerufen, der noch in der Firma »vorarbeitete«, meine Mutter geweckt, die aus allen Wolken fiel, da es so plötzlich losging. Dann musste ich dringend auf die Toilette, aha, dachte ich, Einlauf ist nicht mehr nötig, die Natur besorgt das schon. Um 23.30 war ich dann in der Klinik, die nicht weit von unserer Wohnung entfernt ist. Die Hebamme untersuchte mich und meinte: »Sechs Zentimeter eröffnet, in gut zwei Stunden haben Sie Ihre Kinder.« Na, das hört sich ja toll an, aber irgendwie zu gut.

Dann ging's in den Kreißsaal, der Oberarzt kam und untersuchte mich, die Herztöne waren gut, nur von einem Zwilling gingen sie schon mal weg und mussten gesucht werden, und ich musste nun leider liegen bleiben. Aber es ging nun alles sehr schnell. Um 1 Uhr war ich vollständig eröffnet und der Oberarzt sprengte zugunsten des zweiten Zwillings die Fruchtblase. Nun kamen die schlimmsten Presswehen, viel schlimmer als beim ersten Mal, und ich wollte nun vom Kreißbett steigen, weil ich das nicht mehr mitmachen wollte. Ich hatte schon öfter solche Geschichten gehört und immer gelächelt, nun war ich selber soweit. Zum Glück - mit der Unterstützung meines Mannes und der Hebamme - fand ich schnell wieder zurück in den Press- und Atemrhythmus und nach drei Presswehen hörte ich ein Schreien. Aber die Hebamme sagte: »Noch nicht schreien, du bist doch noch gar nicht ganz da!«

Aber dann war er da, Marvin, ein süßer kleiner Junge, der sich sofort in meinen Armen entspannte und lächelte, Mutterliebe auf den ersten Blick - wie im Bilderbuch. Ich untersuchte den kleinen Wonneproppen, riesige Füße und Hände fielen mir direkt auf. Aber - es gab da ja noch jemanden - mein Bauch war so flach geworden, da sollte noch einer drin sein? Dann rief der Oberarzt plötzlich: »Was ist das denn - wo ist der Kopf, ich hab hier eine Hand - schnell den Ultraschall.« Was war denn da los? Der zweite Zwilling hatte sich in den Geburtskanal mit der Schulter eingeklemmt. Der OP wurde schon angepiept - Kaiserschnitt! Die Herztöne waren gut, also versuchten Hebamme und Arzt mit vereinten Kräften, den kleinen Wurm zu drehen, nichts zu machen.

Ich musste in den OP zum Kaiserschnitt. Meine erste, immer gefürchtete Narkose. Die Hebamme kam mit in den OP, mein Mann musste draußen bleiben. Die Hebamme hielt mir die Hand, ich hörte noch wie die Ärzte sagten: »Die Epi-Naht müssen wir auch noch machen.« Was - ich war geschnitten worden? - hab' ich mal wieder nicht gemerkt.

Ich erwachte und bekam keine Luft, wer stöhnt da so, ich? »Muss ich sterben?« war meine erste Frage, Grinsen vom Personal. »Was ist es denn?« »Eine Tochter hier sehen Sie mal!«

»Hallo, Viviane«, rief ich hocherfreut. Mein Frauenarzt hatte nämlich in meinen Mutterpass unter dem Motto: Zwillinge sind meistens eineiig, zwei Jungen eingetragen. Nach einer Ultraschall-Untersuchung, als auch ich deutlich das männliche Geschlecht erkannt hatte, war beim anderen aber nur der »Hodensack« zu sehen.

Samstag nachmittag, beim Pizzaessen, vier Wochen vor dem errechneten Termin, platzte die Fruchtblase. Ich dachte, das darf doch nicht wahr sein! Mit einer Frühgeburt hatte ich wirklich nicht gerechnet. Bald in die Klinik gefahren; Hebamme und Arzt waren sehr lieb. Da sich keinerlei Wehen einstellten, der Muttermund ganz geschlossen blieb und die Kinder noch sehr klein waren, wurde schließlich für einen Kaiserschnitt entschieden. Ich habe mich zwar geärgert (schließlich lagen beide Kinder optimal in Kopflage), aber ich hatte diesmal - im Gegensatz zu meiner ersten Entbindung, die mit Angst und Schrecken verlief - vollkommenes Vertrauen und war angstfrei. Mein Mann durfte zuschauen, wie die Kinder geholt wurden und durfte einen der beiden in den Arm nehmen. Für mich war sehr wichtig, dass er dabei war und mir im Nachhinein alles haargenau erzählen konnte. Natürlich habe ich den Kaiserschnitt bedauert. Wer tut das nicht! Schließlich verpasst man bzw. frau etwas ganz Entscheidendes.

Meine Kinder kamen durch einen geplanten Kaiserschnitt, der recht gut verlief, mein Mann konnte bei der ersten Untersuchung der Kids dabei sein und sich dann mit ihnen in einen ruhigen Raum zurückziehen, wobei natürlich immer jemand nach ihm schaute.
An dieser Stelle möchte ich gerne gegen diese ewige Frage »Haben Sie den Kaiserschnitt bedauert?« angehen. Nein, ich habe ihn nicht bedauert, da ich meine Kids nicht irgendeinem Risiko aussetzen wollte. Warum muss denn eine Frau darunter leiden, nicht spontan entbunden zu haben (hier werden ja auch Begriffe wie natürliche oder normale Entbindung benutzt). Da geht es nicht nur um biologische Gegebenheiten, sondern um gesellschaftliche Vorgaben bezüglich der Gefühlswelt um eine Geburt. Das ist für mich vergleichbar mit der Situation, dass Frauen die eine Abtreibung hatten, danach scheinbar unbedingt unglücklich sein müssen, zumindest später darunter leiden müssen. Nach einer Geburt ist ja wohl jede Frau in einer mehr oder weniger

deutlichen besonderen Gefühlssituation, wieso dann noch diesen Mythos betonen und damit ein Bedauern und Gefühlstief bei so mancher Frau erst auslösen?

Die Vorbereitung zur OP war furchtbar. Mir wurden Zettel zum Unterschreiben vor die Nase gehalten und die PDA-Dosis, die für einen Kaiserschnitt benötigt wird, ist wirklich unangenehm. Man ist ab Brusthöhe völlig gefühllos, kann nicht mal mehr ein Bein bewegen.
Im OP bekam ich dann auch ziemliche Angst, als ich mir vorstellte, dass gerade mein Bauch aufgeschnitten wird. Trotz allem würde ich immer die PDA einer Vollnarkose vorziehen, denn es war schon toll, als ich das Gurgeln des ersten und das Schreien des zweiten Zwillings hörte.
Die Zwillinge kamen termingerecht - einen Tag zu spät. Mein Mann war die ganze Zeit bei mir - auch während des Kaiserschnitts, und es hat mir sehr geholfen. Vor allem die ganzen Stunden im Kreißsaal fand ich es toll, dass er dabei war. Er wurde von den Schwestern auch bestens mit Essen versorgt, während ich ja den ganzen Tag nichts essen durfte. Beim Kaiserschnitt saß er hinter mir und der zweite Zwilling wurde ihm in den Arm gelegt. Über Kopf konnte ich so das erste Mal meine »jüngere« Tochter sehen.
Bedauert habe ich den Kaiserschnitt nicht. Ich wurde so davon überrumpelt, dass ich eigentlich gar nichts empfunden habe. Außerdem wuchs die Gefahr einer Infektion für die Kinder, weil ich langsam Fieber bekam und meine Fruchtblasen zu dem Zeitpunkt bereits seit 14 Stunden geöffnet waren. Unmittelbar nach der Geburt habe ich nur Schmerzen und Leere empfunden.

Für die Geburt habe ich mir eine Klinik mit Intensivstation (Frühchenabteilung) und Kinderklinik ausgesucht. In der 33. Woche hatte ich um 8.15 Uhr (sonntags) einen Blasensprung. Um 8.45 Uhr fuhr ich mit dem Notarztwagen (um zu liegen) in die Klinik. Um 9 Uhr begannen die Wehen und eine Hebamme machte einen Ultraschall. Um 9.45 Uhr kam endlich ein Arzt. Ich hatte schon starke Wehen.
Jetzt wurde beraten, was zu tun sei. Das erste Kind lag in Beckenendlage, das zweite quer. Außerdem war es sieben Wochen zu früh. Gemeinsam entschieden der Arzt, mein Mann und ich uns für einen Kaiserschnitt.
Um 10.30 Uhr erklärte mir der Narkosearzt die verschiedenen Narkosemöglichkeiten. Ich hatte sehr starke Wehen in fünf-

minütigem Abstand. Der Kaiserschnitt wurde für 11 Uhr angesetzt. Um 11 Uhr kam ich also in den OP. Um 11.10 wurde die Narkose gemacht. Um 11.24 Uhr wurde das 1.Kind geboren, um 11.25 das zweite.
Mein Mann war vor und nach der Sectio dabei. Doch durch die starken Wehen interessierte mich das »Außenherum« nicht mehr. Daher fiel es mir nicht groß auf, ob er da war oder nicht. Geholfen hat er mir daher nicht direkt. Aber ich finde die Geste sehr schön und wichtig, in dieser schweren Stunde nicht alleingelassen zu werden.

Am Sonntag, dem 23. Februar, morgens gegen vier Uhr platzte mir eine Fruchtblase. Ich verlor fast das ganze Fruchtwasser sehr schnell, außerdem hatte sich ein Kind zwei Wochen vorher noch gedreht und lag nun in Steißlage, so dass man in der Klinik meinte, ein Kaiserschnitt wäre nötig. Ich war sehr enttäuscht, wollte doch die Kinder »richtig« bekommen, aber die Ärzte meinten, dass das zu gefährlich sei. Da ich am frühen Morgen noch etwas gegessen hatte, konnte keine Vollnarkose gemacht werden, sondern eine Peridural-Anästhesie.
Da es meinen Kindern gut ging, zog man aber noch einen Notfall vor, diese Zeitverzögerung machte mich dann doch immer unruhiger. Schließlich ging aber doch alles gut, die PDA klappte trotz meiner Bedenken (ich hatte vorher soviel Negatives darüber gelesen) gut. Ich spürte keine Schmerzen, aber das Ziehen und Zerren, das ich irgendwie spürte, war unangenehm - und die Zeit erschien mir endlos lang, bis man mir die Kinder schließlich zeigte. Ich war dann zu kaputt und schwach, um mich richtig zu freuen, aber stark genug, um das Weinen zu unterdrücken, als ich die kleinen, schreienden blutverschmierten Wesen gezeigt bekam. Das OP-Personal war die ganze Zeit über sehr mitfühlend und warmherzig und sagte: »Weinen Sie ruhig, wenn Ihnen danach ist.« Erst da traute ich mich!
Ich bin heute froh, dass ich niemals mit einem Kaiserschnitt gerechnet hatte und mich deshalb auch nie mit diesem Thema befasst hatte. Ich empfand den Zustand nach der OP zu unangenehm (Wundkatheter, Blasenkatheter, künstliche Ernährung, die starken Schmerzen tagelang), dass ich mit diesem Wissen wohl sehr viel mehr Angst gehabt hätte.

Ich habe diesen Kaiserschnitt sehr bedauert, da ich zum einen weiß, dass ich wohl keine Geburt mehr erleben werde, da wir mit drei Kindern genug haben, die erste Geburt ja leider auch ein Kaiserschnitt war, und ich zum zweiten das Gefühl habe, dass mir ein Stück zu meinen Kindern fehlt, zu allen dreien, mein Mann hat mir da ein Stück voraus, sie gleich nach der Geburt, noch mit Käseschmiere, gesehen zu haben. Bei den Zwillingen empfand ich es als so krass, weil sogar die Putzfrauen im Kreißsaal meine Kinder früher gesehen haben als ich. Ich konnte nicht den ersten Schrei hören, sie nicht gleich nach der Geburt auf den Arm nehmen, ich bedaure das schon sehr.

Der Muttermund war schon acht Zentimeter geöffnet. So lag ich also da, die Herztöne wurden laufend abgehört. Mein Mann war Gott sei Dank bei mir. Die Wehen wurden immer stärker, aber der eine Zwilling wollte absolut nicht mit dem Kopf ins Becken, so dass überhaupt nichts vorwärts ging. Die Ärzte gaben mir Wehenhemmer, weil sie erst mal beraten mussten, was zu tun sei.
So lag ich also vom frühen Morgen bis mittlerweile mittags um 15.30 Uhr. Die Wehen waren kaum mehr auszuhalten und es rührte sich nichts. Als die Presswehen kamen, durfte ich nicht pressen, sondern musste sie verschnaufen.
Ich wurde nochmal untersucht, und jetzt stellten die Ärzte fest, dass irgendein Fuß zum Vorschein kam. Jetzt wurde es den Ärzten doch zu risikoreich und sie entschlossen sich zu einem Kaiserschnitt. Ich war froh, dass jetzt was vorwärts ging, denn die Liegerei hat mich doch ganz schön fertig gemacht.
Also wurde ich an den Tropf gehängt. Ein stark wehenhemmendes Mittel. Die Dosis musste fast täglich erhöht werden, da die Wehen stärker wurden. Was ich allerdings kaum bemerkte. Man erkannte das nur am CTG. Circa drei Tage vor Geburt bekam ich dann die ersten Wehenschmerzen und erhielt auch noch Tabletten dagegen. Das wollte ich eigentlich nicht, da ich Angst hatte, dass das den Kindern schaden könne.
Ich bekam noch zwei Spritzen zur Lungenreifung der Babys, da davon ausgegangen wurde, dass es Frühgeburten werden. Einen Tag vor der Geburt wurde mir immer übel und ich musste mich ständig erbrechen. Die Ärzte zögerten, da sie die Geburt hinauszögern wollten.
Am 1. Mai bekam ich hohes Fieber und eine Infektion am Muttermund. Somit war klar, dass ich sofort entbinden musste, was durch einen Kaiserschnitt geschah. Als ich in den OP

gefahren wurde, mussten wir am Kreißsaal vorbei und ich hörte eine Frau fürchterlich schreien. Ich war in diesem Moment heilfroh, durch einen Kaiserschnitt entbinden zu dürfen. Ich hatte das Gefühl, dass die Kinder lebensfähig sind und ich nicht noch länger in der Klinik bleiben musste. Das hört sich vielleicht egoistisch an, aber jede Mutter, die vor Geburt in einer Klinik war, weiß wie das ist, wenn neben einem eine junge Mutter überglücklich ihr Neugeborenes im Arm hält. Jeder ihrer Besucher fragt, was man den hätte Junge oder Mädchen? Man muss immer des Gleiche erzählen und erhält nur mitleidige Blicke.

Auf einmal entstand also eine furchtbare Hektik und Aufregung. Den Professor hatten sie auch herbeigerufen. Es kam mir vor, als wenn auf einmal eine Unmenge von Ärzten und Schwestern um mich herumrasten und alle redeten und flüsterten durcheinander. Ich wurde rasend schnell mit dem Bett in den OP gefahren und auf den OP-Tisch gehoben, was bei meinem Lebendgewicht von 92 Kilogramm nicht einfach war. Die Ärzte und Schwestern versuchten, mich mit aufmunternden Worten von meinen Schmerzen abzulenken, zumal es jetzt noch Schwierigkeiten mit der automatischen Bedienung des OP-Tisches gab, der erst am Tag zuvor installiert worden war.

Der Professor schrie nun ungehalten herum und meinte, ob denn das die Möglichkeit sei?! Er gab die Anweisungen, wie man mich legen sollte. Ungefähr so: »Mehr nach rechts, mehr zur Seite, mehr nach vorne...« Irgendwann muss es dann wohl geklappt haben, aber davon habe ich nichts mehr mitbekommen. Es wurde eine Total-Anästhesie gemacht.

Das erste, was ich so wieder mitbekam, war, als ich auf der Geburtsstation lag. Ich verspürte starke Schmerzen im Unterleib und hing am Tropf.

Das Glücksgefühl, das so oft beschrieben wird, hatte ich nicht. Mir war auch irgendwie zum Heulen zumute. Ich kam mir auf einmal so leer vor. Ich betrachtete und betastete meinen Bauch, der zu meinem großen Schrecken immer noch fast so dick wie vorher war und konnte immer noch nicht glauben, dass die Schwangerschaft vorbei war. All die Zeit des Bangens, der Vorfreude, der Hoffnung, dass die Kinder gesund sind - mit einem Mal war das alles Vergangenheit. Was mir besonders weh tat war, dass Julian nicht auch bei mir sein konnte. Ich hatte ihn ja nicht einmal richtig gesehen.

Klinikaufenthalt

Ein extra Kapitel für einen so kurzen Zeitabschnitt? Doch gerade bei der Unterbringung in der Klinik erfahren Zwillings- und andere Mütter auch so viel Negatives, dass ich durchaus denke, wir sollten dieses Thema hier aufgreifen.
Meine eigenen Erfahrungen waren ziemlich zwiespältig. Die Krankenschwestern in Großhadern waren umsichtig und sehr freundlich. Sie legten Frühchenmütter in ein Zimmer zusammen. Die Kinderschwestern waren ignorant, unfreundlich - ein Segen, dass sie an Max und Conny nicht herankamen. Auf der Neugeborenen-Intensivstation gab es solche und solche. Dort hat mich vor allem der ständig präsente Stress gestört.

Am Morgen nach der Geburt bekam ich die Kinder ins Zimmer, in dem außer mir noch eine Zwillingsmutter lag, deren Kinder allerdings im Brutkasten lagen. Die ersten drei Tage musste ich klingeln, damit mir eine Schwester die Kinder zum Anlegen gibt, bzw. wickelt. Montags versuchte ich mein Glück allein (ich wickelte die Kinder im Sitzen auf meinem Bett, weil ich noch nicht so lange stehen konnte) und von dem Tag an behielt ich sie auch nachts bei mir. Zwei Schwestern vermittelten mir den Eindruck als dachten sie: »Die schon wieder ...«

Man hat mich im Krankenhaus in ein Zimmer zu einer älteren

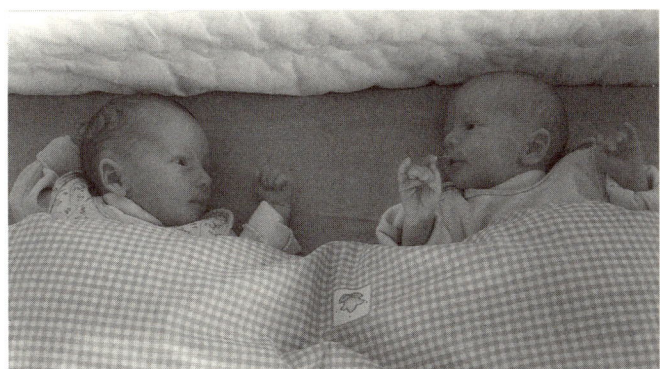

Finn und Felicitas Koop - zum 18. Geburtstag bekommen sie dieses Buch geschenkt ...

Dame gelegt, um mir »glückliche Muttis« zu ersparen. Die Kinderkrankenschwester brachte abends eine Milchpumpe und lud mich ein, jederzeit das Kinderzimmer zu besuchen. Trotzdem ließ ich mich nach zwei Tagen entlassen, um zu meinen Kindern fahren zu können. Wenn nur die Dammnaht nicht gewesen wäre! Seitdem kenne ich jeden Gullydeckel auf dem Weg zur Klinik.

Ab dem ersten Tag habe ich Rooming-In gemacht. Die Kinder waren den ganzen Tag bei mir bis circa 22 Uhr. Manchmal habe ich auch noch länger im Stillzimmer gesessen oder wurde schon wieder um drei Uhr geweckt, weil einer Hunger hatte. Zum Schlafen kam ich im Krankenhaus kaum. Deshalb war ich schon dort ziemlich fertig, habe viel geheult. Zwilling 1 musste drei Nächte unter die »Sonne« wegen starker Gelbsucht. Meine Entlassung hat sich noch einmal hinausgezögert, da sich meine Gebärmutter nicht zurückgebildet hatte und wegen Fiebers. Ich rate jedem, nicht voreilig heim zu gehen.

Mit der Betreuung der Krankenschwestern war ich in diesem großen Krankenhaus nicht zufrieden. Alle Mütter waren entrüstet über deren Grobheit. Eine Kinderschwester behauptete, ich müsse mich beim Stillen beeilen, da ich zur gleichen Zeit wie die anderen, zwei Kinder stillen müsste. Die andere setzte mich unter Druck, ich solle beim Stillen mitarbeiten, die Brust massieren und nicht nur so daliegen, sonst würden die Kinder nicht satt.

Um 8.30 Uhr kam ich aus dem Kreißsaal und um 9.30 Uhr kamen die Kinder in zwei Stubenwagen aufs Zimmer. Wegen des Platzes lag ich allein und hatte also ein Bettchen rechts und ein Bettchen links stehen. Auch zwei Flaschenwärmer hatte ich im Zimmer und wenn ich neue Flaschen brauchte, musste ich nur klingeln. Tagsüber hatte ich die Kinder immer im Zimmer und konnte mich gut an den Alltag mit zwei Kindern gewöhnen. Abends gegen 10 Uhr sagte ich der Nachtschwester, sie könne die Kinder mitnehmen, zum Füttern wurden sie aber immer gebracht, allerdings abwechselnd. Mit der Betreuung war ich sehr zufrieden, da bei Fragen immer jemand da war, ich aber sonst in Ruhe gelassen wurde und ich mich so an alles gewöhnen konnte, wie Wickeln, Füttern, Baden.

Die Krankenschwestern waren eigentlich alle nett. Als ich erfuhr, dass ich nochmal genäht werden musste und in einer Tränenflut versank, haben sie mich lieb getröstet. Die Kinderschwestern haben ebenfalls einen guten Eindruck auf mich gemacht. Mich hat nur genervt, dass meine beiden immer ihre Flasche austrinken sollten und wenn nicht, wurden wir schief von der Seite angeguckt. Wiebke hat ihre 80 Gramm immer so getrunken, dass sie die ersten 40 Gramm schnell trank, die nächsten 20 Gramm widerwillig und bei den letzten 20 Gramm häufig gestreikt hat.
Von den Kinderschwestern hatte ich den Eindruck, dass sie einem das Stillen gar nicht richtig zeigen konnten. Eine Hebamme wäre mir da lieber gewesen. Immerhin hat mir eine zu einem Stillhütchen geraten, da meine Brustwarzen ziemlich klein sind. Damit hat es dann auch geklappt.

Die ersten zwei Tage nach meinem Aufenthalt auf der Intensivstation bekam ich die Kinder nur zu den Fütterungszeiten. Am dritten Tag kamen sie dann ganz in mein Zimmer. Meine Nachbarin, eine Italienerin, hatte auch Zwillinge bekommen. Die Kinder bekamen acht bis zehn Mahlzeiten pro Tag. Wir hatten zwei Fläschchenwärmer im Zimmer, die Flaschen kamen immer eine Viertelstunde, bevor die Kinder gefüttert wurden zum Warmmachen. Sie tranken nur 20 Gramm und das Wärmen dauerte lange. Wenn die Schwester kurz Zeit hatte, half sie. Nachmittags und abends hat mein Mann geholfen. Über Nacht kamen die Babys ins Säuglingszimmer. Unser großer Sohn durfte mich ohne Probleme besuchen. Er war nur sehr traurig, dass ich bleiben und er gehen musste. Seine Schwestern hat er vom ersten Tag an geliebt.

Ich habe Rooming-In gemacht, aber nur tagsüber. Nachts kamen die Kinder ins Kinderzimmer und ich bekam Jochen und Elke gebracht. Die letzten drei Nächte (ich hatte abgestillt) haben die Kinderschwestern mich schlafen lassen, mit der Begründung: Sie müssen nachts noch oft genug aufstehen, schlafen Sie sich ruhig noch mal richtig aus! Das fand ich toll und ich habe auch die durchgeschlafenen Nächte noch einmal genossen.
Wenn mehr als drei Besucher kamen und meine Bettnachbarin hatte auch gerade Besuch, dann habe ich die Kinder ins Kinderzimmer gefahren. Unser Zweibettzimmer war nicht übermäßig groß und die Luft wurde durch die

vielen Besucher auch nicht besser. Ich fand immer einen Ansprechpartner für meine kleinen und großen Probleme und ich hatte das Gefühl gut aufgehoben zu sein. Besonders am dritten Tag, als ich meinen seelischen Tiefpunkt hatte und fast den ganzen Tag nur heulte, kam öfters eine Schwester vorbei und tröstete mich, redete mit mir und versuchte mich aufzuheitern.

Durch die PDA war Nervenflüssigkeit ausgelaufen. Ich konnte meinen Kopf nicht vom Kopfkissen hochheben; der Rücken und der Kopf taten mir entsetzlich weh. Aus diesem Grund konnte ich kaum aus dem Bett und also auch kein Rooming-In praktizieren.
Die Kinderschwestern waren äußerst unfreundlich. Hätte ich Rooming-In machen können, hätte ich mich wohl kaum ins Kinderzimmer getraut. Als ich meine Zwillinge das erste Mal allein wickeln wollte, wurde ich gleich angemeckert, warum ich zwei Tücher zum Putzen so eines kleinen Popos verschwenden würde?! Außerdem wurde mir dauernd eingeredet, meine Kinder seien ja noch so schwach und müssten schon gleich am ersten Tag Milch bekommen.
Das Stillen wurde so gut wie gar nicht unterstützt. Es wurde mir von der Hebamme im Kreißsaal gezeigt - das war alles. Eine Kinderschwester sagte mir gleich, dass ich es sowieso nicht schaffen würde, beide Kinder zu stillen und es wurde einfach fleißig die Flasche gefüttert, obwohl ich stillen wollte. Ich habe meistens ein Kind pro Tag und das abwechselnd zum Stillen gebracht bekommen.

Stillanleitung bekam ich nie. Als ich mal danach fragte, sagten sie: »Ihre beiden sind zu klein, die brauchen die Flasche! Das Trinken an der Brust ist zu anstrengend für sie«. Also habe ich abgepumpt, manchmal nachts um 3 Uhr, weil ich nicht schlafen konnte vor lauter Milch. Ich dachte mir, das wird schon, wenn ich Daheim bin. Danach habe ich abwechselnd immer ein Kind bekommen, was mir auch nicht recht war, ich wollte ja mit beiden lernen, zurechtzukommen. Also bin ich dann hoch ins Säuglingszimmer und habe sie dort gefüttert, beide, nacheinander mit abgepumpter Muttermilch und in Ruhe, da ja alle anderen Säuglinge nun bei ihren Müttern waren.

Vom dritten Tag an habe ich Rooming-In gemacht. Mit meinem Infusionsständer habe ich morgens die Babys selbst geholt. Die Ärzte waren sehr erstaunt darüber, wie fit ich schon war. Am Nachmittag bekam ich dann auch alle Schläuche gezogen (Katheter, Tropf und die Drainage). Nachts bekam ich die Babys gebracht. Aber ohne Marjo, meine Zimmergenossin, die noch schwanger war und noch acht Wochen liegen musste, hätte ich das mit dem Rooming-In nicht so gut geschafft. Sie hat mir immer ein Baby abgenommen. Für sie war das übrigens auch sehr gut, es gab ihr Kraft und Mut zum Durchhalten für ihr Baby. Sie lag auch schon vier Wochen und ihr war manchmal schon zum Aufgeben zumute. Marjo ist dann auch die Patentante von Katharina geworden und wir sind sehr gut befreundet.

Mit der Betreuung war ich im großen und ganzen sehr zufrieden. Wir hatten schon einen ganz besonderen Status im Krankenhaus. Da wir über mehrere Wochen lagen, durften wir uns in der Küche ein Essen unserer Wahl bestellen. Außerdem hatten wir einen Hinweis an unserer Tür, dass wir nicht geweckt werden wollten. Es wurde sich auch immer daran gehalten. Unsere Betten haben wir selbst gemacht und wir bekamen auch viel öfter neue Bettwäsche und extra Kissen für unsere Bäuche.

Wir haben überhaupt dem Personal einige Arbeit abgenommen. Wir hatten den ganzen Tag über ein CTG-Gerät in unserem Zimmer stehen. Dreimal täglich haben wir dann unsere eigenen Aufzeichnungen gemacht, sie selber beschriftet und bei der Visite abgegeben. Die Schwesternküche durften wir auch immer benutzen, sei es, um Sachen im Kühlschrank deponieren oder die Mikrowelle zu benutzen. Denn unsere Männer brachten uns oft etwas Selbstgekochtes mit, das wir dann aufgewärmt haben.

Ich hatte nur Ärger mit einer Säuglingsschwester, die mich mit Gewalt dazu bringen wollte, innerhalb von vier Tagen Milch für beide Babys zu haben. Ich sollte die Kinder alle zwei Stunden anlegen, dann abpumpen und dann alles in sterilisierte Fläschchen abfüllen und zufüttern. Dann natürlich noch wiegen. Wenn es immer noch nicht genug war, sollte ich noch zufüttern. Es war so ein Stress für mich, dass ich die Motivation zum Stillen schon recht bald verlor. Immer wenn sie ins Zimmer kam, wurde ich furchtbar nervös. Ein Kommentar von ihr: »So wird das ja nie was, Frau Schmitz, mit dem Stillen.« Ich sollte Katharina immer wecken zum Essen, da dieses aber immer sehr erfolglos war, ließ ich es dann auch. Schwester Heidi bekam fast einen Anfall und erzählte mir was von Verhungern. Ich sprach dann mit meinem Oberarzt, dieser bestätigte mir dann, dass Babys so schnell nicht verhungern würden. Er hätte seine Kinder auch nie zum Essen geweckt und auch nicht gewogen. Also beschloss ich, mit dem Stillen im Krankenhaus aufzuhören und nach acht Tagen nach Hause zu gehen. Zu Hause habe ich dann ein Kind gestillt und das andere mit dem Fläschen gefüttert. Bei der nächsten Mahlzeit habe ich dann gewechselt.

Im Nachhinein hätte ich nie geglaubt, in einer Woche wieder auf den Beinen zu sein. Die ersten Tage ging es mir wegen der EPH-Gestose ziemlich schlecht. Die ersten zwei Tage lag ich zur Beobachtung in einem Nebenraum im Kreißsaal. Durch die hohe Dosis an Magnesium in meiner Infusion, war ich richtig benebelt.
Mein größtes Glück hieß Sandra. Nicole fehlte mir zwar sehr, aber Sandra war ein großer Trost. Da sie alle drei Stunden gefüttert wurde, war sie ständig bei mir. Nach einer Woche hatte ich es geschafft, ich war fast wieder ein normaler Mensch. Endlich konnte ich laufen, fast alles essen, (auf die Toilette gehen, ohne vorher mit meinen Infusionen zu kämpfen) und ich durfte endlich Nicole besuchen. Mein Blutdruck war zwar immer noch sehr hoch und es hat ungefähr noch vier Wochen gedauert. Als ich Nicole das erste Mal sah, habe ich geheult.

Die Tage nach der Entbindung in der Klinik waren eine einzige Katastrophe. Einen Tag nach der Geburt bekam ich nachmittags Josefin ins Zimmer. Fabian musste noch auf der Neugeborenen-Station bleiben, weil er nach dem Trinken immer sehr stark spuckte und die ersten zwei Tage durch eine Sonde ernährt werden musste. Tags danach bekam ich dann beide Kinder mit ins Zimmer und der Stress begann. Alle drei Stunden musste ich die Kinder füttern, weil sie nach Meinung der Schwestern zu schwach waren. Die beiden waren kaum eingeschlafen, da musste ich sie schon wieder wecken. Unmöglich!

Ich hatte beide Kinder tagsüber bei mir. Von der Frühgeborenenstation bekam ich eine Wärmedecke, die ich ihnen ins Bettchen tat. Die Kinderärztin sagte auch, dass körperliche Wärme wesentlich besser sei und so legte ich mir beide Kinder die meiste Zeit auf den Bauch. Da unsere Kinder sehr leicht waren, mussten sie alle drei Stunden die Flasche bekommen. Sie tranken sehr schlecht und von der Brust überhaupt nicht. Jenny bekam nach vier Tagen eine Magensonde. Sie hatte die Neugeborenengelbsucht und war deshalb zu schwach zum Trinken. Auch Lucy hatte die Gelbsucht und musste unter die Lampe. Als die Gelbsucht weg war, tranken beide besser und nahmen zu. Wegen Platzmangels wurde Jenny nach anderthalb Wochen auch ins Kinderzimmer gelegt. Nach 14 Tagen wurden wir alle drei entlassen. Ich fand es sehr nett, dass ich auch solange im Krankenhaus bleiben konnte, bis ich beide Kinder mitnehmen durfte.

Im Gegensatz zum letzten Mal habe ich mich bei den Zwillingen nicht für Rooming-In entschlossen. Hier war es damals noch so, dass man keinen Besuch im Zimmer haben durfte, solange die Kinder da waren. Ich hätte die Kinder bei jedem Besuch ins Kinderzimmer bringen bzw. mit dem Besuch rausgehen müssen. Auch wäre nachts kein Rooming-In möglich gewesen. Die Babys wurden fünfmal täglich gebracht. Es gab Hilfe durch die Säuglingsschwestern beim Stillen. Ich hatte vor, die beiden voll zu stillen, es wurde mir jedoch kein Mut gemacht, da das Stillen von Zwillingen angeblich zu anstrengend wäre, man solle doch jeweils nur einen stillen und dem anderen die Flasche geben. So schnell habe ich mich aber nicht von meinem Entschluss abbringen lassen, da ich schon bei meiner Tochter mit zuviel Milch kämpfen musste. Der Erfolg gab mir dann auch Recht. Am 5. und 6. Tag brauchte nicht mehr zugefüttert werden und ich habe meine Jungs viereinhalb Monate voll stillen können. Im Krankenhaus wurde vor- und nachher natürlich gewogen, was ich zu Hause aber nicht mehr gemacht habe.

Ich verbrachte erst mal drei Tage auf der »operativen« Station, was ziemlich unangenehm war, da die Schwestern (Diakonissen) einen ziemlich gefühllosen Eindruck machten. Zum Beispiel schlug man mir brutal auf den frischoperierten Bauch oder man verabreichte mir trotz meiner Warnungen so viel Abführmittel, dass ich tagelang mit Durchfall zu kämpfen hatte und in peinlichste Situationen geriet ...

Anfangs war es sehr schwer, sich an zwei so kleine Kinder zu gewöhnen, das sollten sie nun sein?! Auch war der Anblick etwas schockierend, beide bekamen noch Glukose-Infusionen, eine hatte noch eine Magensonde und die Atmung wurde überwacht.
Unsere Zwillinge waren zehn Tage in der Klinik, das war eine

sehr stressige Zeit. Als ich selbst noch im Krankenhaus lag, waren es nur drei Minuten mit dem Auto in die Kinderklinik. Aber als ich dann nach fünf Tagen entlassen wurde, hatte ich zweimal täglich 25 Minuten Anfahrtszeit zur Kinderklinik.

Rooming-In war sozusagen vorgeschrieben. Am ersten Tag nach der Geburt haben mir die Kinderschwestern die Kleinen auf den Bauch gelegt. Am dritten Tag habe ich sie tagsüber gehabt und sie allein gewickelt und gefüttert. Nach dem 6. Tag hatte ich sie auch nachts bei mir.
Mit den Krankenschwestern war ich sehr zufrieden. Da ich nach der Entbindung drei Tage Antibiotika bekam, konnte ich die Kleinen nicht gleich stillen, somit war ich auf die Fläschchen angewiesen. Als die Kleinen dann nachts trinken wollten, hatte es ewig gedauert, bis die Kinderschwester sich meldete und die Milch brachte. Sie zeigten es, dass sie in ihrer »Nachtruhe« nicht gern gestört werden wollten.
Die Kinderschwestern waren überfordert und deshalb hatten sie nur wenig Zeit für die Stillversuche. Ich habe es in Alleinarbeit versucht, vor allem nachts, und geschafft.

Die Kinderschwestern haben mich immer machen lassen. Ich muss dazu sagen, dass ich im Babyzimmer wohl den Ruf »berühmt-berüchtigt« habe. Damals bei Fabian gab es schon schwere Auseinandersetzungen, da er einige Tage im Brutkasten lag, (er war mit 2.440 Gramm Geburtsgewicht zur Welt gekommen und die Kinderschwestern waren sehr vorsichtig; ich durfte ihn dann nicht sofort stillen). So ließ man Benita und mich eigentlich in Ruhe, Stillerfahrung hatte ich schon, das Stillen klappte auch gut.
Die Kinderärztin in diesem Krankenhaus ist allerdings unmöglich, sie hat ihren Beruf wirklich verfehlt. Wir hatten mal wieder eine Auseinandersetzung, da Benita ein wenig gelb war und ich nach Hause wollte. Sie drohte mir, unseren Kinderarzt anzurufen, um ihm zu sagen, »dass er mein Kind in die Kinderklinik überweisen müsse«. Weiter sagte sie: »Sie wollen doch wohl nicht, dass ihr Kind einen Hirnschaden bekommt?« Mich konnte sie damit nicht beeindrucken, da ich wusste, dass der Bilirubinwert (Anm. d. Red.: dieser Wert zeigt an, wieviel »Gelbsucht« das Kind hat) viel höher sein müsste als Benitas mit knapp 11.

Die Nacht nach der Entbindung war allerdings für mich ein Albtraum. Ich war hundemüde und trotzdem so aufgedreht, dass ich nicht schlafen konnte. Ich heulte immerzu und kam mir so leer vor wie schon lange nicht mehr. Es ist kaum zu glauben, aber in diesem Moment fehlte wir mein dicker Bauch. Als er noch da war, hatte ich meine Kinder wenigstens bei mir. Jetzt lagen sie im Kinderzimmer so weit weg von mir. Meine Bettnachbarin kümmerte sich in dieser Nacht rührend um mich, wenn ich losweinte. Das hat sehr geholfen. Als es mir dann wieder besser ging, versorgte ich meine Kinder fast ganz alleine. Ich wickelte, fütterte und badete sie. Zuerst versuchte ich es mit dem Stillen. Eine Kinderschwester zeigte mir, wie ich es machen musste und war bei den ersten Versuchen dabei. Anfangs ging es recht gut und die Kinder tranken prima. Doch nach zwei Tagen wollten beide an der rechten Brust nicht mehr trinken und ich entschloss mich - trotz heftiger Gegenwehr der Kinderschwestern - zum Abpumpen.

Mit den Kinderschwestern musste ich anfangs sowieso einige Kämpfe ausfechten. Als ich nämlich zum ersten Mal ins Kinderzimmer kam und mich um meine Kinder kümmern wollte, taten alle so, als ob ich zu fremden Kindern wollte. Sie sagten mir, dass es mit der Betreuung durch die Mutter noch Zeit hätte. Ich ließ mich jedoch nicht abwimmeln und machte deutlich, dass dies meine Kinder sind und ich mich so schnell wie möglich daran gewöhnen wollte, alleine mit beiden fertig zu werden.

Ich ließ meinen Arzt davon wissen und plötzlich ging es.

Ich hatte kaum eine Beziehung zu meinen Kindern, da ich in den ersten Tagen, als ich (von ein paar Schritten abgesehen) nicht aufstehen konnte. Es war alles so mühsam, dabei hatte ich noch Glück, dass mir Hebammenschülerinnen Anleitung zum Abpumpen gaben, damit meine Milch zu den Kindern, die auf der Intensivstation lagen, gebracht werden konnte. Nach einigen Tagen brachte man mir auf meinen Wunsch die Brutkästen ins Zimmer, damit ich meine Kinder wenigstens mal sehen konnte (allerdings hat sich mein Mann während dieser Zeit rührend um die Kinder gekümmert).

Irgendwann konnte ich dann aufstehen und hatte Angst, die Kinder selbst zu versorgen, aber es ging alles reibungslos. Von da an war ich alle zwei Stunden auf der Intensiv-Station, wo meine Kinder im Brutkasten lagen, stillte und wickelte sie. Dazu muss ich noch sagen, dass ich ja noch sehr geschwächt durch die Operation war und es mir sehr schwer fiel, rund um die Uhr die Kinder zu versorgen. Da aber alle das taten (die allerdings nur ein Kind hatten), traute ich mich nicht, das zu äußern. Eine Schwester auf der Wöchnerinnenstation sah dann schließlich, dass ich immer gestresster aussah und fragte mich, ob ich nicht wenigstens nachts die Kinder von den Schwestern versorgen lassen wolle. Dieses Gespräch tat mir sehr gut und ermutigte mich dann, auf der Intensiv-Station zu sagen, dass ich abends gegen 10 Uhr das letzte Mal und morgens gegen 5 Uhr zum ersten Mal wieder zu den Kindern kommen wollte.

Man reagierte etwas befremdet, denn »eine Mutter hat schließlich immer für ihr Kind dazusein« - und es war auch für mich sehr schwer, das durchzusetzen, denn ich fühlte mich auch ein bisschen als »Rabenmutter«, aber ich schaffte es schließlich, weil ich mir sagte, ich brauche die »Ruhe« im Krankenhaus jetzt noch, denn der Alltag zu Hause wird dann hart genug werden.

Lisa kam gleich auf die Neugeborenintensivstation, weil sie viel zu klein war. Hannah durfte ich - nach einer Diskussion mit dem Chefarzt - er wollte sie auch auf die Intensivstation verlegen, weil ihr zur medizischen Gewichtsgrenze von 2.500 Gramm 60 Gramm fehlten - mit auf's Rooming-In-Zimmer nehmen. Ohne Hannah hätte ich es mit dem Stillen nicht so gut geschafft. Fünf Tage hatte ich sie bei mir, dann musste sie wegen einer Neugeborengelbsucht auch in die Kinder-klinik zu ihrer Schwester.

Hannah und Lisa sind zu Beginn der 37. Schwangerschafts-woche zur Welt gekommen. Unmittelbar nach der Geburt war ich sehr aufgewühlt, musste immer wieder die Würm-chen beäugen und war sehr glücklich und dankbar, dass alles so gut und komplikationslos verlaufen war. Nur merkte ich auch, dass jetzt erstmal die Beziehung Tochter-Mutter aufgebaut werden musste. Den »natürlichen Mutterinstinkt« hatte ich nicht von Geburt an.

Hannah war bei mir auf dem Zimmer. Schön war es, dass ich sie nach Bedarf anlegen konnte und wir schnell eine inten-sive, liebevolle Beziehung zueinander aufbauen konnten. Die Betreuung durch das Pflegepersonal war optimal, sie kamen selbst nachts, wenn sie mehr Zeit hatten, und halfen mir beim Stillen. Durch gutes Zureden machten sie mir immer wieder Mut, wenn es nicht so auf Anhieb klappte.

Am Tag der Entbindung bin ich dann auch schon wieder rumgelaufen. Rooming-In machte ich teilweise. Morgens wurden die Babys gebracht und bis 22.00 Uhr konnte man sie wieder ins Kinderzimmer bringen. Nachts habe ich mich wecken lassen. Die Kinderschwestern zeigten mir das Stillen, da die beiden zu kleine Münder hatten, konnten sie meine großen Brustwarzen nicht fassen. Vor allen Johannes trank lieber die Flasche oder mit dem Brusthütchen. Wenn Besuch kam, lagen beide Babys in einem Bettchen. Es war schon komisch - alle hatten ein Baby und ich zwei! Zum Anfang waren die Zuckerwerte nicht sehr gut und als die sich stabilisiert hatten, stiegen die Gelbsuchtwerte. Gott sei Dank hatte mir Hella ein homöopathisches Mittel gegeben. Dadurch blieben die Gelbwerte konstant, sie stiegen nicht weiter und keines der Babys musste unter die Lampe.

Ich habe Rooming-In gemacht, schon ab dem ersten Tag. Die Schwestern von der Säuglingsstation waren sehr nett, haben mir morgens die Kinder gebracht, solange ich durch den Kaiserschnitt noch an das Bett gefesselt war. Sie haben die Kinder bei mir im Zimmer gewickelt, sie mir dann zum Füttern gegeben. Anschließend habe ich dann dort angerufen, sie kamen wieder, haben das zweite Kind fertig gemacht, nachmittags war mein Mann sowieso da, da hat er das alles erledigt. Vor allem die Schwester von Nachtwache nach meinem Kaiserschnitt war so fürsorglich und lieb, dass wir uns bei meinem Abschied in die Arme fielen. Mir ging es in der ersten Nacht schlecht, bedingt durch Fieber, hohen Blutdruck und reichlich Schmerzen, aber sie hat sich so lieb gekümmert, dass es mir bald besser gehen musste.

Die Betreuung sowie die Aufklärung von den Ärzten, vor und nach der Geburt, war in dieser Klinik mangelhaft. Gezielte Fragen nach den Laborwerten wurden abgetan mit der Bemerkung »Damit können Sie nichts anfangen!« (Konnte ich dennoch, da ich vorher im Labor tätig war). Zeitweise kam ich mir als Versuchskaninchen vor, denn ich sollte an den Wehentropf; nicht um die Geburt einzuleiten (war sowieso zu früh), sondern um zu erfahren, wie sich die Kinder unter Wehen verhalten. Durch eine Injektion, um den Blutdruck zu senken, erhöhte er sich dermaßen, dass ich krampfte und kurzzeitig bewusstlos wurde. Erst wurde eine Notoperation angesetzt, dann aber wieder abgesagt, da die Ärzte den Blutdruck stabilisieren konnten. Am nächsten Tag sollte ich wieder die gleiche Spritze bekommen. Ich lehnte dies jedoch ab.

Die ersten Tage und Wochen

Schlaflos, schlaflos, schlaflos waren meine Tage und Nächte. Ich habe seitenweise solches Gejammer in meinem Tagebuch von damals notiert. Tatsächlich scheuchten uns Max und Conny zwischen ein- und fünfmal nachts aus dem Bett. Anfangs war es Hunger, später wohl auch mal irgendeine andere Nerverei.
Die größte Sorge bestand anfangs für uns darin, ob Max und Conny wohl wirklich gesund waren (sieben Wochen zu früh geboren) und ob wir wohl alles richtig machten?!
Der wenige Schlaf ist es auch, der den anderen Zwillingseltern zu schaffen macht. Bei den meisten spielt sich aber ein geregelter Tagesablauf ein und auch die Nächte bleiben nicht so chaotisch.

Größte Probleme waren anfangs für mich, a) dass ständig mindestens ein Kind schreit, weil es Hunger hat, nasse Windeln oder müde ist, b) dass ich keinen Schlaf hatte, denn immer musste ich los, um die Kinder nachts zu betreuen, da mein Mann 12 Stunden am Tag hart arbeiten musste, und dann natürlich bis spät abends half, aber nachts seinen Schlaf brauchte, c) die Eifersucht der »großen« Tochter Lisa, die nun nicht mehr zum Spielen ging, keine Freunde mehr besuchte und mir immer am Rockzipfel hing und natürlich auch das Recht auf Zuwendung hatte und hat.

Die ersten Wochen bestanden nur aus Arbeit. Sobald die Kinder gleichzeitig schliefen, ließ ich alles liegen und stehen und legte mich auch hin. Das Telefon ignorierte ich dann, auch beim Füttern.

Die ersten Tage waren chaotisch. Ich war nur mit Stillen und Wickeln beschäftigt. Das Stillen habe ich nach zehn Tagen abgebrochen. Das Abstillen war sehr unangenehm, die Brust war entzündet und ich hatte Fieber.

Die ersten drei Wochen hatte ich Depressionen. Es war furchtbar.

Wir drei konnten am neunten Tag nach der Geburt nach Hause. Das war ein Freitag. Mein Mann hatte das Wochenende frei, wir konnten die Babys zusammen versorgen. Ab Montag musste ich das allein. Davor hatte ich doch etwas

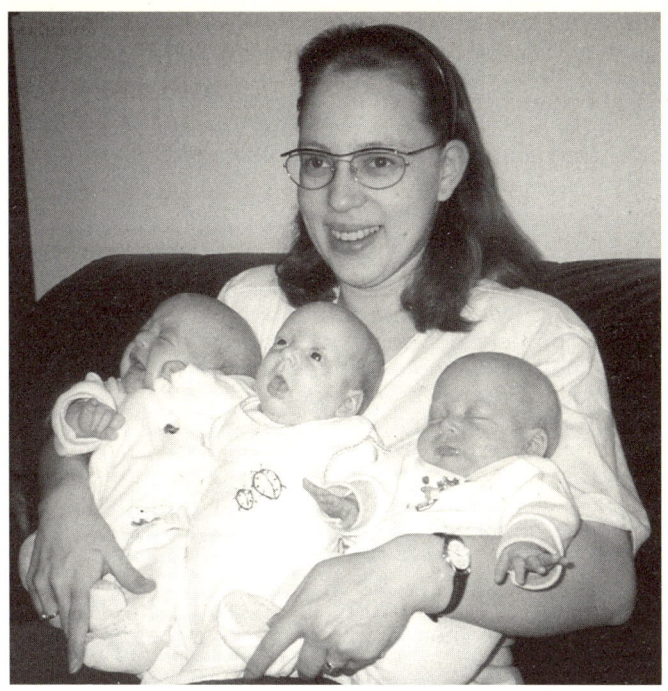

Ein Arm voll Kinder - die Drillinge Lorenz

Angst. Die ersten Wochen habe ich Flaschen gemacht, gefüttert, gewickelt, Spaziergänge, Einkaufen, Haushalt - rund um die Uhr. Mehr weiß ich von den ersten sechs Wochen nicht mehr.

Die ersten drei Jahre waren katastrophal - leider. Die größten Probleme anfangs waren das viele Schreien und das Füttern, da es nicht klappte, sie gleichzeitig zu füttern und sie den gleichen Rhythmus hatten.

Ich war überglücklich, als ich Anne und Christin zu Hause hatte. Probleme hatte ich keine. Mein Beruf - Kinderkrankenschwester - war mein großer Vorteil. Ich habe mich nicht selbst fertig gemacht. Wenn meine Kinder geweint haben, bin ich ruhig geblieben. Meine Ruhe hat sich auf die Kinder übertragen.

Die größten Probleme: in den ersten Tage eigentlich keine. Dann aber kam das große Geschrei: Das erste halbe Jahr zu Hause haben sie sich fast jeden Abend beide von 17.00 bis 23.00 eingeschrien. Ich hatte keine Minute mehr für mich: entweder waren beide wach, aber meistens mindestens eine. Gemeinsam haben sie nur selten geschlafen.

Als ich nach Hause kam und das erste Mal probiert habe, wie meine Sachen an mir aussehen, musste ich mir das Heulen verkneifen. Wochenlang bin ich noch mit meiner Umstandskleidung rumgelaufen, weil mir keine Hose oder Rock passte. Vier Monate später hatte ich immer noch 8 Kilogramm mehr auf der Waage als vor der Schwangerschaft. Jetzt 11 Monate danach sind es noch 6 Kilo. Die ersten alten Hosen passen wieder.
Anderen Zwillingsmüttern in der gleichen Situation kann ich nur raten, zu lernen, sich so anzunehmen wie man nun einmal ist: an Brust und Bauch etwas schwabbeliger und runder. Dafür sollte man stolz darauf sein, was der eigene Körper geschafft hat. Das soll einem mal jemand nachmachen!

Das größte Problem war für mich am Anfang das Stillen und was damit zusammenhängt: genug gesund essen, genug trinken, genug Zeit für einen neuen Lebenssinn.

Mein größtes Glück war, dass ich beide, obwohl sie so klein und zart waren, zu Hause hatte und dass sie gesund waren. Mein größtes Problem war das viele Füttern. Sie mussten die erste Zeit alle zwei Stunden Tag und Nacht gefüttert werden. Sonst hätten wir sie nicht nach Hause nehmen können. Unser Sohn war ja auch noch da und der Haushalt lief in dieser Zeit sowieso nur auf Sparflamme.

Eine zweiwöchige Schreiphase (6. bis 8. Lebenswoche) hat mich ein paar Nerven gekostet. Jeden Abend zwischen 17.00 Uhr und 19.00 Uhr konnte man die Kinder weder mit Tee, noch mit Herumtragen (haben wir wegen der Gewöhnungsgefahr nur zweimal ausprobiert, denn wenn ich alleine war, hätte ich beide ja doch nicht tragen können) noch durch Schmusen oder einen Schnuller beruhigen. Nach drei Tagen ging ich mit beiden zum Kinderarzt (Termin um 17.00 Uhr). Dieser hörte sich beide an, untersuchte sie und kam zu dem Ergebnis, dass beide gesund seien und er glaube, dass eine Breimahlzeit am Abend das Problem lösen könne. Als beide acht Wochen alt waren, haben wir den ersten Brei gegeben und von diesem Tag an war die Schreiphase zu Ende.

Die Entlassung der Mädchen haben wir lange herbeigesehnt und als es endlich soweit war, wurden wir von den neuen Anforderungen, die da auf uns zukamen, zunächst überfordert.
Die erste Zeit zu Hause war sehr anstrengend. Da waren auf einmal zwei Menschlein dazu gekommen, die noch nicht mit uns kommunizieren konnten. Sie wirkten so zerbrechlich. Wir waren uns in der Schwangerschaft gar nicht der großen Verantwortung bewusst, die das Aufziehen von Kindern bedeutet.
Die wichtigste Erkenntnis, die für mich Überzeugung geworden ist, war die Auffassung zur Betreuung der Kinder im Allgemeinen: Was man zu einem frühen Zeitpunkt an Aufmerksamkeit investiert, wird man zu einem späteren ernten. Dies ist auch so eingetreten. Wir haben den Kindern immer sehr viel Aufmerksamkeit geschenkt, besonders in den ersten Lebensmonaten, und haben heute ruhige und ausgeglichene Kinder. Die Kinder waren für uns das Wichtigste und nach kurzer Zeit war unsere häusliche Umorientierung vollzogen.

Das größte Problem in der Anfangszeit mit den Kindern zu Hause war der wenige Schlaf. Dann hatten beide Jungs starke Blähungen. Der eine brauchte dauernd Körperwärme, er schlief nur, wenn er zum Beispiel bei meinem Mann auf dem Schoß liegen konnte. Der andere wollte herumgetragen werden, das war dann mein Job.
So haben wir uns die Nächte um die Ohren geschlagen und waren nach einer gewissen Zeit völlig fertig und wir wünschten uns beide nichts als Schlaf. Manchmal haben wir die Kinder auch schreien lassen, weil wir so k.o. waren.

Mein größtes Problem war, ihre Sprache zu verstehen, das dauernde Hin und Her zwischen den beiden, ich habe länger gebraucht, ihr Schreien zu interpretieren, als damals bei meiner ersten Tochter, das hat mir zu schaffen gemacht. Eine Zerrissenheit, die erst nach einem Jahr verschwand, so lange habe ich gebraucht, mich darauf einzustellen.

Ich durfte schon sechs Tage nach der Geburt wieder nach

Hause. Da die Buben für ein paar Tage in den Ferien waren, konnten mein Mann und ich uns zuerst »allein« mit den Zwillingen einleben. Das war sehr schön.

Mein größtes Problem war der Schlafmangel. Zu Anfang brauchte ich nachts zwei Stunden bis beide satt und frisch gewickelt wieder schliefen. Tagsüber waren da ja noch drei andere Kinder, die ein Anrecht auf mich hatten, so dass auch dann an Schlaf nicht zu denken war. Mein Mann konnte mich nur wenig unterstützen. Die wenigen Nächte, die sein Beruf ihn ungestört schlafen ließ, benötigte er dringend. Wir entschlossen uns schließlich, getrennt zu schlafen und behielten dies während des ersten halben Jahres bei.

Drei Tage nach der Geburt wurden wir entlassen, da es uns allen prima ging. Meine Eltern hatten unseren Empfang vorbereitet und standen uns am ersten Tag bei. Die erste Woche ging gut über die Bühne, bis wir plötzlich auf Martins Bauch Eiterbläschen feststellten. Der Kinderarzt diagnostizierte eine Streptokokkeninfektion und wies ihn vorsichtshalber in die Kinderklinik ein. Am Tag darauf bekam Lisa Durchfall und verweigerte die Nahrung. Wir hatten Angst, dass auch sie eine Infektion hat und so kam sie zu Martin ins Krankenhaus. Sie hatte keine Infektion, nach ein paar Stunden wollte sie essen und hatte normalen Stuhl. Ich glaube, sie wollte einfach nicht von ihrem Bruder getrennt sein. Säuglinge habe ja schon ein Gefühl dafür, dass etwas nicht stimmt. Nach einer Woche Klinik wurden beide entlassen. Wir hatten nun den Vorteil, dass die beiden zeitgleich eingestellt waren, die Fütterungen klappten gut.

Am 10. Lebenstag kam Steffen mit Neugeborenenkrämpfen in die Kinderklinik. Dort blieb er über vier Wochen, wurde dann ohne Befund als gesund entlassen. Dieser Aufenthalt, die vielen sehr schmerzhaften Untersuchungen, die Ungewissheit und die oft mangelhafte Unterrichtung durch die Ärzte und auch die täglichen Fahrten in die Kinderklinik waren eine enorme Belastung für mich, vor allem auch weil die Ärzte auch auf Sonjas Einweisung drängten, um einen »direkten Vergleich« zu haben.

Die größten Probleme ergaben sich eigentlich nur, wenn ich allein war und beide plötzlich Hunger bekamen. Meistens habe ich mich mit ihnen ins große Bett gelegt, da konnte ich das ganz gut managen. Dort habe ich überhaupt am Anfang viel Zeit verbracht. Schrecklich war natürlich auch die Zeit nachts - wir sind bis zu 20mal aufgestanden. Aber fast immer nur für Max. Er wurde stundenlang getragen und gewippt.

Das größte Problem für uns in den ersten Monaten war der akute Schlafmangel. Die Kinder hatten versetzte Schlaf- und Essrhythmen. Ich legte für jedes Kind eine Art Plan an, in den jeder von uns jeweils eintrug, wann er wen gefüttert hatte und wieviel jedes Kind getrunken hatte.

Ich war heilfroh, dass mein Mann Urlaub hatte, als beide zu Hause waren. Im Prinzip waren wir in allem unsicher, weil es ja auch eine völlig neue Situation mit Kindern ist. Zuerst wussten wir nicht, welches Schreien was bedeutet, ob das, was wir mit den beiden Mädchen machten, auch so richtig war. Außerdem hatten wir Angst, dass sie nicht schnell und gut genug zunehmen würden. Am Anfang haben wir täglich gewogen wie im Krankenhaus. Da macht man sich förmlich verrückt. Heute wiegen wir kontrollehalber einmal die Woche, weil wir die Waage halt haben.

Bei uns herrschte in den ersten Tage und Wochen zu Hause ein einziges Chaos! Wir waren beide völlig am Ende: rund um die Uhr Kinder! Es hat einige Zeit gedauert, bis bei uns der Alltag wieder eingezogen ist.

Die ersten Tage daheim waren erträglich, aber als die Bauchkoliken losgingen, wurde es schlimm. Das Theater fand meist nachts statt; tagsüber ging's einigermaßen. Durch den fehlenden Schlaf war ich zeitweise nicht mehr zurechnungsfähig und wandelte ständig wie in Trance. Gegenseitiges Wecken, regelmäßiges Spucken und missglückte Stillversuche waren die größten Probleme für mich.

Schlafen, Essen, zur Toilette können. Was habe ich falsch gemacht, dass schon wieder beide vollgespuckt sind, wie kann ich in anderthalb Minuten mein Baby umziehen und Windel wechseln, ehe es Zeter und Mordio brüllt?

Nach 14 Tagen übernahm ich von montags bis freitags die Tag- und Nachtschicht. In der Zeit hatte ich oft das Gefühl, dass ich im falschen Film bin. Dieser Film handelte vom

Füttern, Tragen und Windeln wechseln. Zum Essen kam ich die erste Zeit so gut wie gar nicht, wenn die Kinder geschlafen haben, schlief ich auch. Anfangs kam einmal die Woche vormittags meine Schwiegermutter und übernahm die Kinder und bügelte unsere Wäsche, derweilen ich schlief. Meine Mutter half uns auch so gut sie konnte, obwohl sie berufstätig war bzw. ist.

In den ersten drei Monaten habe ich Haushalt Haushalt sein lassen. Ich schaffte es gerade mal, Wäsche in die Waschmaschine zu stecken. Mein Mann kam abends so gegen 17.15 Uhr nach Hause. Um 18 Uhr ging das Theater erst richtig los: unsere Kinder hatten von 18 Uhr his circa 22.30 Uhr ihre Schreiphasen, bedingt durch Blähungen. Wir konnten machen, was wir wollten, es half so gut wie gar nichts. Wir haben alles probiert, um die Schreiphase zu stoppen, das Einzige, was half, war Tragen in Bauchlage oder Schnuller (oder Brust).

Nach einer Woche konnte ich dann meine drei Frauen nach Hause holen. Von jetzt an war alles ganz anders und vor allem so, wie ich es mir nicht vorgestellt hatte. Stress! Wenig Schlaf! Aber ich hatte ja noch Urlaub. Und vor allem hatte ich ja mein Baby, Sara. Durch die erste Stunde war anscheinend so etwas wie eine Fixierung entstanden, jedenfalls war ich für sie die Mama, allerdings nur die Kuschelmama, die Trinkenmama hatte da ja die original-verpackte Milch. Zwar hatte ich im Baby-Versorgen einen gewissen Vorsprung, jedoch konnte ich den nicht halten, meine Frau entwickelte sich zu einem ausgewachsenen Muttertier! So war es doch recht frustrierend, dass ich nicht mehr zu ihr durchkam. Hatten wir uns vorher noch meist abgestimmt, war jetzt nicht mehr gegen sie anzukommen. Wenn wir nur ein Baby gehabt hätten, wäre ich wohl total abgemeldet gewesen.

Die ersten sechs Wochen zu Hause war ich topfit. Alles lief wie am Schnürchen. Beide Kinder konnte ich voll stillen, sie kamen meist nacheinander, wenn nicht, hab ich mit einer Hand den anderen auf der Wippe geschaukelt. Im Notfall habe ich meinen Mann geweckt.

Ich hatte Angst vor dem »Plötzlichen Kindstod«, bin laufend (auch nachts) an das Bettchen und habe geguckt, ob sie noch schnaufen. Ich fand, plötzlich die Verantwortung für diese kleinen Wesen zu haben, fast erdrückend, Angst, ihre

Äußerungen nicht zu verstehen, etwas falsch zu machen.

Mein größtes Problem am Anfang war, dass ich keine Hilfe weiter hatte. Mein Mann musste arbeiten - drei Schichten. Und dass unsere Zwillinge Speikinder waren. Jede Mahlzeit kam zur Hälfte wieder heraus - ich wurde fast verrückt. Sie schrien viel und dazu diese Berge von Wäsche. Nach jedem Fläschchen mussten wir uns und die Babys umziehen. Trotz der Hektik und dem Stress - wenn sie dann in ihren Bettchen lagen und schliefen, konnte ich gar nicht mehr verstehen, warum ich mich so aufgeregt hatte und vorhin so fertig war. Und ich war glücklich, dass ich die beiden hatte.

Die größten Probleme hatten wir mit der Zeit. Sie wollte vorne und hinten nicht reichen. Zwei Babys stillen, wickeln, dann kochen, um selbst essen zu können oder schlafen - und der Haushalt?

Wir hatten in der ersten Zeit keine großen Probleme mit den Kindern. Sie hatten den gleichen Rhythmus in den Essens- und Schlafenzeiten. In der Klinikzeit habe ich die Kinder voll gestillt, sie konnten jedoch nicht an der Brust trinken. Als die Kinder mit 4 1/2 Wochen aus der Klinik kamen, war ich mit der Fütterei überfordert und habe entnervt mittels Medikament, Eisbeuteln und Einschnürung unter wirklich großen Schmerzen abrupt abgestillt.

Natürlich kam auch das Gefühl, den Kindern nicht gerecht werden zu können. Manchmal war ich einfach überfordert, zum Beispiel, wenn zwei oder drei Kinder gleichzeitig schrien, wusste ich nicht, wo ich zuerst anfangen sollte. Dann kam auch Wut auf die Kinder, da habe ich manchmal Spielzeug geworfen, um den Frust wegzuwerfen. Das hat dann meistens funktioniert. Aber natürlich war es trotz Stress eine schöne Zeit, die ich nicht missen möchte. Es gab aber nicht nur viel Schreien, sondern auch viel Lachen, das sind Momente, die einen wieder aufrichten.

Als ich die erste Zeit mit den Kindern zu Hause war, glaubte ich alles falsch zu machen. Es sind meine ersten Kinder und ich hatte keinerlei Erfahrungen, was Kinder anbelangt. Ich machte mir ständig Sorgen, dass sie nicht richtig satt geworden sind, dass ihnen etwas weh tun könnte (wenn sie sich gar nicht beruhigen ließen), dass ich sie zu warm bzw. zu kalt angezogen hatte usw.! Wenn ich mir im Nachhinein darüber Gedanken mache, kommen mir die Probleme wie Lapalien vor.

Wenn man ambulant entbindet, steht einem ja eine Haushaltshilfe zu, natürlich auch, wenn man im Krankenhaus bleibt und schon ältere Geschwister da sind. Um eine Haushaltshilfe sollte man sich rechtzeitig bemühen und Anträge bei der Krankenkasse vor der Geburt besorgen. Wenigstens die erste Zeit nach der Geburt kann man sich so verwöhnen lassen. Es sind sicher nicht alle Eltern in der glücklichen Lage, dass auch der Mann längere Zeit nach der Geburt zu Hause bleiben kann (will), wie dies bei uns immer der Fall war. So konnten wir uns die Aufgaben, wo es ging, teilen.

An die ersten Tage und Wochen mit Johannes und Katharina denke ich noch oft zurück. Mein Mann hatte sich fünf Wochen Urlaub genommen, um mir zu helfen. Hella, meine Hebamme, zeigte mir wie man beide Babys gleichzeitig stillte. Mir persönlich lag diese Art des Stillens überhaupt nicht, lieber stillte ich nacheinander. Dadurch war ich eigentlich nur mit den Kindern beschäftigt. Kaum war Johannes satt, kam wieder Katharina dran. Da Johannes sehr schlecht von der Brust trank, pumpte ich lieber ab und wechselte dann ab. Mal Brust und mal Flasche.
Die erste Zeit waren wir rund um die Uhr im Einsatz. Dann kamen die Blähungen hinzu. Manchmal habe ich mich gefragt, wie man als Mensch mit so wenig Schlaf auskommt. Aber man ist ja zäh. Es gab Nächte, da sind mein Mann und ich mit beiden Babys auf dem Arm durch die Wohnung gegeistert.

Die ersten Tage, Wochen und Monate waren bei uns nicht schlimm. Das lag hauptsächlich daran, weil sie sehr unproblematisch waren. Sie bekamen alle vier Stunden ihr Fläschchen und auch sonst konnte man sich auf ihren Rhythmus verlassen und sich auch darauf einstellen. Die Fläschchen konnte ich ihnen gleichzeitig geben. Dazu habe ich mich auf das Sofa gesetzt und ein Bein hochgelegt. An dieses Bein habe ich dann die Zwillinge gelegt. Man kann auch Kissen mitverwenden und sich auch die Arme abstützen. Wichtig war, dass die Haltung auch für mich bequem war, denn meine Kinder brauchten am Anfang sehr lange bis das Fläschchen leer war.

Das größte Problem war für mich das »Auf-sich-alleine-gestellt-sein«, da bei der Frühgeburt allerhand zu beachten war. Das Fahren in die Klinik zu dem anderen Zwilling und die Fahrten zu diversen Untersuchungsterminen, da sich der Kinderarzt in der nächstgelegenen Stadt befindet.
Außerdem hatte ich die neue und große Verantwortung ganz alleine zu tragen, da mein Mann tagsüber arbeitete.

Mein größtes Problem zu Hause waren die Omas. Meine Schwiegermutter wohnt im Haus, meine Mutter nur drei Kilometer entfernt. Zudem alle meine Verwandten. Ständig war jemand da. Ich musste Ausreden erfinden, wenn ich meine zwei mal genießen wollte. Nach einiger Zeit hat mein Mann »Stop« gesagt. Wir waren alle vier total fertig.
Also wurden wir ehrlicher. Wir erklärten den Leuten einfach, dass wir faulenzen oder nachmittags mal schlafen wollten. Wir hatten zwar den Eindruck, dass wir damit als unhöflich erschienen, das war uns aber egal. Als die ständigen unangemeldeten Besuche nicht aufhörten, baten wir alle, vorher anzurufen.

An diese ersten Wochen erinnern wir uns beide mit Grauen! Ich dachte oft, das kann doch nicht wahr sein, kehrt denn niemals Ruhe ein?! Hinzu kam ja noch der normale Stress. Die Kinder hatten einen versetzten Essrhythmus und mussten aufgrund des geringen Gewichts alle zwei bis drei Stunden gefüttert werden. Schlief einer, wurde der andere allerspätestens anderthalb Stunden später wach und dies rund um die Uhr. Ich habe die Kinder nie geweckt, um einen anderen Rhythmus herbeizuführen.
Im Nachhinein weiß ich nicht mehr, wie wir diese starke Belastung ausgehalten haben. Es ist vorgekommen, dass wir 49 Stunden nicht zum Essen kamen, wir hatten es einfach vergessen! Manchmal kamen wir uns vor wie zwei Schlafwandler. Vor lauter Müdigkeit liefen bestimmte Tätigkeiten nur noch automatisch ab. Schliefen die Kinder einmal beide gleichzeitig hieß es, nichts wie ins Bett, egal ob Tag oder Nacht. Ich konnte tagsüber nicht schlafen und wenn ich mich nicht ein bißchen hinlegte, erledigte ich eben die notwendigsten Hausarbeiten. Mein Mann putzte am Wochenende die gesamte Wohnung. Ich war für die Wäsche, das Bügeln und Einkaufen zuständig. Die Kinder versorgten wir immer gemeinsam, wenn wir beide zu Hause waren. Ohne seine Hilfe wäre ich wahrscheinlich durchgedreht.

Frühchen

Max und Conny kamen sieben Wochen zu früh. Constantin ging es schlecht, er musste fünf Tage beatmet werden und in seiner Lunge platzte etwas durch die Beatmung. Er bekam einen Schlauch zum Absaugen der überschüssigen Luft aus dem Brustraum.

Die schrecklichste halbe Stunde meines Lebens: Wir klingelten am zweiten Tag an der Pforte zur Frühchenstation, um unsere Kinder erstmals meiner Mutter, der Oma, vorzuführen. Alle Eltern durften rein, wir nicht. Wir wurden von fünf auf fünf Minuten vertröstet. Wir ahnten, dass etwas mit unseren Kindern nicht stimmte. Wir hatten große Angst um sie.

Beide haben sich in der Zeit in der Klinik (fünf Wochen) und auch die Jahre danach gut und ohne bleibende Schäden entwickelt. Sie mussten allerdings ein Jahr von der Einschulung zurückgestellt werden.

Für mich ist die zu frühe Geburt und alles, was damit zusammenhängt immer noch nicht verarbeitet. Eines der düstersten Kapitel meines Lebens. Mit schuld daran ist sicher die fehlende psychologische Betreuung durch das (überlastete?) Klinikpersonal.

Als ich sie zum ersten Mal sah (erst nach zwei Tagen konnte ich so weit gehen), erschrak ich, da ich bisher nur Yvonne als rosiges Kind erlebt hatte. Sabine war sehr klein, blass, schlief unruhig und zuckte dauernd. Alle drei Stunden musste sie geweckt werden. Sie lag im Wärmebettchen mit Schläuchen und Kabeln versehen.

Ohne Yvonne hätte ich sie öfter besucht. Ich bekam Anleitung, wie ich sie versorgen kann: Windeln abnehmen, diese wiegen, aufschreiben. Für 30 Gramm Milch benötigte sie eine Stunde! Die Schwestern waren während der Fütterungsstunde sehr im Stress. Während ich ein Kind versorgte, musste jede Schwester in der gleichen Zeit drei Kinder füttern und wickeln. Der Gedanke, dass Sabine auch so »abgefertigt« wird, wenn ich nicht da war, stimmte mich traurig.

Es fiel mir sehr schwer, eine Beziehung zu den Kindern aufzubauen. Da ich auf der Station schon gearbeitet hatte, war es mehr Routine für mich. Es war, als wenn ich wieder arbeiten würde. Die anderen Mütter staunten nur immer, wenn ich mit meinen beiden schon wieder längst fertig war und sie ihr eines Kind noch nicht versorgt hatten.

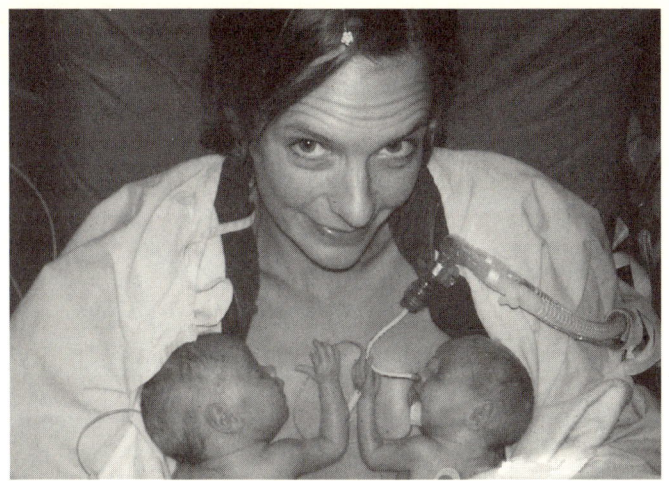

Viel zu früh ... die Zwillinge Kühl.

Auf der Intensiv-Station fühlten wir uns sehr gut informiert und betreut. Es herrschte eine ausgesprochen angenehme Atmosphäre. Es waren immer mindestens eine Krankenschwester in der Box und eine Ärztin/Arzt in der Nähe, bei Fragen kam er/sie sofort. Ich habe meine Kinder einen Tag nach unserer Hochzeit besucht und die Brutkästen waren mit Konfetti, Luftschlangen und je einer großen silbernen Schleife geschmückt. Ein Riesen-Glückwunschplakat hing zwischen den Inkubatoren. Alle kamen und gratulierten uns und ich ging mit großen Gefolge das erste mal zu meinen Kindern.

(Fast) alles änderte sich, als die beiden von der Intensiv- zur Frühgeborenen-Station verlegt wurden. Muffelige Krankenschwestern, unbeholfener Arzt, muffelige Atmosphäre und keinerlei Betreuung oder Information.

Ich habe am Ende »unserer Krankenhauszeit« dem Oberarzt eine Liste mit Verbesserungsvorschlägen gegeben, der darüber erfreut war und es an die Stationen weiterleiten wollte. Unsere Vorschläge waren: Bücherliste aushängen mit Literatur über Frühchen (mit Hinweis, dass man sich keine Panik anlesen sollte!), Elterngruppe mit Eltern, deren Kinder inzwischen größer sind und Eltern, deren Kinder noch auf der Station liegen. Dabei wäre es toll, wenn immer mal auch eine Krankenschwester oder ein Arzt dazukommen würden.

Die Krankenschwestern fühlten sich von den anwesenden Eltern gestört und schimpften gleichzeitig über die Eltern, die so gut wie nie kamen. Auf die anwesenden Eltern, die ihnen schließlich auch viel Arbeit abnahmen (Wickeln, Füttern) wurde überhaupt keine Rücksicht genommen: beim Füttern und Schmusen in (vor allen für die Frühchen mit ihren noch empfindlichen Augen) Dämmerlicht, wurde sofort das grelle Licht angeschaltet, sobald eine Krankenschwester hereinkam. Ich fühlte mich sehr unwohl auf der Station.
Ich fühlte mich schuldig (da können die Mitmenschen sagen, was sie wollen), dass ich meinen Kindern *das* zumuten musste und, dass ich es nicht geschafft habe, sie voll auszutragen.
Ich habe meine Mädchen zwar in der Klinik versorgt, aber dass das meine Kinder sind, wollte nicht in meinen Kopf. Erst zu Hause wurden es »meine« Kinder. Zwei Monate, davon 10 Tage auf der Intensiv-Station, mussten sie noch nach der Geburt in der Klinik bleiben.
Da die Mädchen in Braunschweig, wo unsere Eltern wohnen, zur Welt kommen wollten, anstatt in Göttingen, wohnten wir die zwei Monate bei meiner Mutter. Zu den Anspannungen und der Sorge um die Kinder, den Spannungen zwischen den Krankenschwestern und uns kamen noch die Spannungen zwischen meiner Mutter und uns.
Ganz verkraftet habe ich es noch nicht. Beim Anblick von einem Hubschrauber, der einen Inkubator hier zur Kinderklinik in Göttingen brachte, kamen mir die Tränen und ein dicker Kloß im Hals und ebenso als ich mich beim Schreiben an die Geburt und das Drumherum erinnerte.

Unsere Zwillinge sind dreieinhalb Wochen zu früh gekommen, was eigentlich gar nicht mehr so schlimm war. Wiebke mit einem Geburtsgewicht von 1.990 Gramm musste eine Woche in den Brutkasten und wanderte dann in ein Wärmebettchen. Dörte hätte eigentlich bei mir bleiben können. Sie wog 2.500 Gramm und kam eine Woche in ein Wärmebett, bevor sie in ein normales Bett umzog. Die Schwestern haben uns über alles auf dem laufenden gehalten und die Stationsärztin hat uns alles erklärt, zum Beispiel, warum Wiebke einen Tropf brauchte und Dörte nicht. Wir konnten zu jeder Tages- und Nachtzeit dort ankommen und uns um unsere Kinder kümmern, was sehr schön war.
Dörte, als die größere und schwerere konnte nach 16 Tagen nach Hause. Diese Situation, dass ein Kind zu Haus und eins

in der Klinik war, fand ich ziemlich nervenaufreibend, wenn man auch mit einer sozusagen erst einmal den Aufstand proben konnte. Ich konnte Dörte zwar in die Klinik mitnehmen, aber sie musste draußen im Gang bleiben.
Wiebke haben wir nach 24 Tagen bekommen. Jetzt, wo beide zu Hause waren, war ich so aufgeregt, dass ich erst einmal Durchfall bekam. Das innige Verhältnis, das zwischen Eltern und Kindern beschrieben wird, stellte sich durch den verlängerten Aufenthalt der Kinder im Krankenhaus erst etwas später ein.

Es war nicht leicht für mich, mit dem verheilenden Dammschnitt zwischen den Krankenhäusern, in denen ich, Dylan und Floyd untergebracht waren, immer hin- und herzufahren. Mein Frauenarzt gab mir eine Empfehlung an einen Oberarzt der einen Klinik, so dass ich erreichen konnte, dass beide zusammengelegt wurden - in die Kinderstation mit ihren Wärmebettchen, weil die Frühgeborenen-Abteilung überfüllt war.
Ich habe mich aber wirklich durchkämpfen müssen: der Transport von Floyd in die andere Klinik wurde zwar vom betreuenden Arzt für völlig unbedenklich gehalten - aber dieser Arzt war gerade nicht verfügbar, als ich endlich ein Bett in der anderen Klinik für Floyd hatte. Mit diesen Verhandlungen beschäftigt, hatte ich weniger Zeit für Dylan - und als ich ihn besuchte, hing er an einem Tropf und bekam Antibiotika. Keiner konnte/durfte mir Auskunft geben, wieso er zitternd in seinem Bettchen lag. Ich konnte oftmals die Tränen nicht zurückhalten.
Glücklicherweise habe ich in meinem Freundeskreis eine Frau, deren Baby in der 29. Woche gekommen ist und die damals in der Klinik Traunstein sehr gut betreut worden ist, und sie hat mir immer wieder Mut gemacht.
Nachdem beide Kinder zusammen auf der Kleinkind-Station waren, fühlte ich mich besser betreut. Die Stationsschwester war besonders beruhigend und zuversichtlich. Ich durfte zum Beispiel Cassetten mit klassischer Musik abspielen, die ich während der Schwangerschaft gehört habe.
Ich habe die Kinder gewickelt, gestillt und zugefüttert und sondiert, wenn sie zu wenig getrunken haben. Jede Mahlzeit hat pro Kind circa eine Stunde gedauert, aber manche Schwestern waren mürrisch, weil es ihrer Ansicht nach zu lange dauerte. »Die Kinder sind zu schwach, sie müssen ins Wärmebett - wir sind viel zu großzügig mit Ihnen, normaler-

weise legt man ein Kind nur fünf Minuten an ...« bekam ich zu hören. Leider wusste ich zu wenig über Frühgeborene, sonst hätte ich mich besser wehren können. Ich habe mir oft gedacht: wenn ich zu Hause bin, mache ich es so, wie ich will.

Als ich meine Kinder nach fünf Tagen (ich lag in einer anderen Klinik) das erste Mal besuchen konnte, habe ich nur trä-nenüberströmt vor den Inkubatoren gestanden. Meinem Sohn Marius ging es nicht so gut, wir wussten nicht, ob er es schaffen würde. Zehn Tage wurde er insgesamt beatmet, hatte Magen-Darm-Probleme und Gelbsucht. Nach einer Woche war er stabil und hatte gute Zukunftsaussichten. Tochter Jana wurde nur zwei bis drei Tage beatmet, hatte aber am 7. Tag eine Lungenentzündung. Meine Gefühle: Man hätte mir jedes fremde Kind vorlegen können und sagen können, es wäre meines, weil ich meine Kinder nach der Geburt ja nie gesehen hatte. Aber ich hatte diese beiden hilflosen Würmchen gleich lieb, eine richtige Mutter-Kind-Beziehung hat sich aber erst etwas später entwickelt, als ich viel bei der Betreuung mithelfen konnte. Die Entwicklung unserer Kinder in dieser Zeit lief gut. Es gab keine weiteren Probleme mehr und sie nahmen stetig aber langsam zu. Die Kinder waren leider schon an die Flasche gewöhnt, dennoch habe ich sie fünf Monate mit abgepumter Muttermilch ernährt.

Nach zwei Wochen wurde meine Frau entlassen. Die Kinder haben insgesamt fünfeinhalb Wochen in der Klinik verbracht. Die leichtere Gesa wurde anfangs über eine Magensonde ernährt, die sie sich jedoch immer wieder herausriss. Wir haben so oft wir nur irgend konnten, die Kinder in der Klinik versorgt (Füttern, Wickeln, Baden), was in unserer Klinik jederzeit möglich war, und sie haben selbst eine siebenstündige Bluttransfusion überstanden.
Als Resumée bleibt zu ziehen, dass die Wahl der Klinik in unserem Falle richtig war und wir uns nach diesen Erfahrungen wieder für eine hochtechnisierte Klinik entscheiden würden, sei sie auch auf den ersten Eindruck noch so unpersönlich und kalt.

Die Frühgeborenestation war in einem anderen Trakt. Der Weg war relativ weit, so dass ich mich die ersten zwei Tage mit dem Rollstuhl fahren ließ. Das einzige, das mich wirklich belastete, waren die Schläuche am ganzen Körper der Kinder und der Brutkasten. Sie wogen jeder knapp 2.000 Gramm. Ich ging zu drei bis vier Mahlzeiten (alle vier Stunden) hin.

Nach sechs Tagen wurde ich entlassen. Nun fuhr ich jeden Tag in die Klinik für zwei bis drei Mahlzeiten. Nach zweieinhalb Wochen fingen die Kinder immer zu schreien an, wenn wir abends nach Hause gingen. Ich bekam ein furchtbar schlechtes Gewissen und wollte die Kinder am liebsten mit nach Hause nehmen. Aber die Ärzte wollten sie erst mit 2.300 bzw. 2.500 Gramm entlassen.

Ein paar Tage später erfuhr ich von anderen Eltern, dass unsere Kinder manchmal zwei Stunden am Stück furchtbar schreien würden und anscheinend guckte auch keine Schwester nach ihnen. Die Schwestern kamen ganz pünktlich alle vier Stunden zum Füttern und wenn ein Kind zwischendurch Hunger bekam, gab es nichts außer vielleicht einem Schnuller. In dieser Zeit bekam unser zweiter Sohn auch einen Nabelbruch.

Als ich merkte, wie herzlos dort mit unseren Kindern umgegangen wurde und mir eine Schwester auch noch sagte, sie könne unsere Kinder nicht leiden, die wären jetzt schon so furchtbar eigensinnig, nahmen mein Mann und ich die Kinder mit nach Hause.

Nach sechs Tagen wurde ich aus dem Krankenhaus entlassen und besuchte am gleichen Tag die Kleinen. Ich versuchte es mit dem Stillen, und es klappte auf Anhieb. Den Babys ging es mittlerweile gut. In den ersten Lebenstagen mussten sie per Sonde ernährt werden, weil sie sehr schlecht tranken und permanent abnahmen. Lisanne fing sich nach zwei Tagen und trank normal, bei Alexander dauerte es zwei Tage länger. Als ich ihn am dritten Tag in der Kinderklinik sah, tat er mir furchtbar leid mit der Nasensonde und dem Körper voll roter Flecken (eine harmlose Hauterscheinung), wie er da so in seinem Glaskasten lag. Er wurde am fünften Tag leicht gelb, bekam aber zum Glück keine richtige Gelbsucht.

Die Zeit, in der die Babys noch in der Klinik lagen, nutzten mein Mann und ich nochmals für uns - zum abendlichen Spaziergang oder für's Kino. Als Jenny, unsere Große, von der Oma wieder nach Hause kam, konnten wir uns mit ihr allein nochmals ausgiebig geschäftigen. Diese Zeit empfand ich als die »Ruhe vor dem Sturm«. Vor dem Zwillingsalltag graute mir ein wenig.

Die Kinder waren drei Wochen lang in der Klinik. Wir haben sie täglich besucht. Nach zwei Wochen habe ich keine Milch mehr abgepumpt. Ich hatte eine hochfieberhafte Erkältung (mein Mann hat in dieser Zeit die Zwillinge besucht) und dann noch eine Entzündung der Nasennebenhöhlen. Ich habe mich dann schweren Herzens entschlossen, diese beiden Kinder nicht zu stillen.
Die Zwillinge entwickelten sich sehr gut. Wäre ich nicht akut erkrankt, wären sie schon nach 14 Tagen entlassen worden. Das belastete mich zusätzlich.
Mit Benedikt musste ich gleich zur Gymnastik nach Vojta. Diese Termine konnte ich nur wahrnehmen nach einer lükkenlosen Terminabsprache mit Therapeutin, meiner Groß- und Schwiegermutter. Nach einem Vierteljahr war es Gott sei Dank vorbei. Leider musste ich zu meiner Krankengymnastin eine halbe Stunde hin- und wieder zurückfahren, da sämtliche Krankengymnasten in der Nähe ausgebucht waren. Es war sehr, sehr stressig und nervenaufreibend. Zu Hause hatte ich kaum Zeit für die Übungen.

Je besser es mir ging, desto mehr wünschte ich, ich könnte endlich mit den Kindern nach Hause gehen. Mich nervten vor allem die vielen übertriebenen Hygienemaßnahmen. Zum Beispiel musste man beim »Zwillingswechsel« erst den Kittel wechseln und nach fast schon chirurgischer Manier die Hände waschen, was den Umgang mit den beiden sehr erschwerte.
Ärgerlich war für mich auch, dass nur frisch, das heißt, im Hause gezapfte Muttermilch den Babys gegeben werden durfte. Ich musste also alle Milch, die ich in meinem Krankenhaus abpumpte, in den Ausguss schütten! Das war sehr schlimm, denn ich kam mit dem Abpumpen gut zurecht und hätte gerne alles meinen Babys zugute kommen lassen. Mein Mann hätte sich als Kurier zur Verfügung gestellt, aber »aus hygienischen Gründen« wurde dies von der Kinderklinik abgelehnt. Ich finde diese Haltung vollkommen überzogen, denn gerade Frühgeborene sollten besonders viel Muttermilch erhalten.

Nicole galt aufgrund ihres Gewichtes als fünf Wochen zu früh. Die ersten drei Wochen lag sie im Inkubator. Auf den ersten Blick wirkte sie so hilflos. Dabei war sie ein richtiger Wirbelwind. Sie trug wie fast alle Babys pinkfarbene Fäustlinge, sonst hätte sie sich ganz bestimmt ihre Zugänge und die

Magensonde gezogen. Über die Magensonde wurde sie die ersten zwei Wochen ernährt, da ihr noch der richtige Saugreflex fehlte. Dann aber war es soweit und sie konnte aus der Flasche trinken.
Jetzt durften wir sie auch in den Arm nehmen. Vorher durften wir sie nur durch eine Luke berühren. Jetzt aber konnten wir sie, als nun im Wärmebett lag, jederzeit rausnehmen und wenn es an der Zeit war, füttern, wiegen und sogar baden.

Die Kinder kamen in der 31. Schwangerschaftswoche zur Welt. Sehen konnte ich die Kinder jederzeit; auf der Intensivstation ebenso wie in der Kinderklinik. Beide Kinder waren im Brutkasten und an Infusionen angeschlossen. Auch überwachte ein Monitor ihre Atem- bzw. Herztätigkeit, da beides bei der Tochter ziemlich oft aussetzte. Ernährt wurden sie über die Sonde. Unsere Tochter hatte eine unbekannte Infektion und der Zustand verschlechterte sich rapide. Eine Nottaufe wurde uns von einem Arzt angeraten, ein anderer meinte, dass dies noch nicht nötig sei. Beide Kinder sahen bemitleidenswert aus, da sie sehr klein waren und durch die Kanülen und Sonden Rückstände vom Klebematerial am Körper und Gesicht hatten. Durch diese Kleberückstände traten dann Entzündungen und Ausschläge auf. Dies sah jedoch schlimmer aus, als es war.
Die Gefühle zu beschreiben, fällt mir relativ schwer, da wir Angst um das Leben der Kinder, besonders um das unserer Tochter, hatten. Wir hielten die Kinder viel auf dem Arm (trotz Kabeln, Schläuchen, Kanülen etc.), streichelten sie und sprachen auch sehr viel mit ihnen. Alles, was Hoffnung versprach, daran wurde sich geklammert. Auch machte ich mir während dieser Zeit Gedanken, ob ich vielleicht an dem Zustand der Kinder (durch die Gestose) schuld sein könnte.
Der Junge war fünf Wochen in der Klinik, das Mädchen zehn Wochen. Ich war jeden Tag von morgens bis abends in der Klinik, da es dort keine Übernachtungsmöglichkeit gab. Als der Junge zu Hause war, hatte ich jedesmal ein schlechtes Gewissen gegenüber unserer Tochter, wenn ich nach Hause fuhr. Nachts kam die Beunruhigung, ob mit unserer Tochter alles in Ordnung ist. Die Entwicklung unseres Sohnes verlief sehr gut. Allerdings traten drei Fieberkrämpfe auf. Er konnte als Frühgeburt sehr früh krabbeln, stehen und laufen. Von der Motorik her entwickelte sich unsere Tochter sehr spät; sie ist auch jetzt behäbiger. Dafür ist sie in der geistigen Entwicklung und Reife unserem Sohn viel voraus.

Vom Kinderarzt aus sollten wir öfters zur Kontrolle kommen. Auch waren wir des öfteren regelmäßig bei der Risikosprechstunde zur Kontrolle bestellt. Bei beiden Kindern war Krankengymnastik nötig. Diese Kontrollen waren ziemlich anstrengend, denn die Termine musste ich so legen, dass ich ein Auto zur Verfügung hatte und keine Fütterungszeiten anlagen. Ich musste mich jedesmal bei den Untersuchungen auf die Ratschläge und Befunde der Ärzte konzentrieren, denn das An- und Ausziehen der Kinder in der Praxis ging nur unter Protestgebrüll. Die Krankengymnastik war dagegen »erholsam«, da die Krankengymnastin zu uns nach Hause kam.

Am Nachmittag kam der Kinderarzt zu mir. Er brachte mir ein Bild von den Kindern und ein Buch über Frühchen. Er erzählte mir, wie es den Kindern ging und was alles mit ihnen gemacht worden war. Wie ich mich nach der Geburt gefühlt habe? Wie ein ausgenommener Hering!
Zwei Tage später habe ich dann Depressionen bekommen und musste immer zu weinen, ich durfte dann meine Kinder besuchen. Der Anblick der im Inkubator liegenden Babys schockte mich schon sehr. Sie sahen aus wie aus dem Nest gefallene Vögelchen.
Unsere Zwillinge wurden beide - als sie 2.000 Gramm wogen - am Leistenbruch operiert. An dem Tag, an dem Marcel operiert wurde, stellte man den Bruch bei Manuel fest. Wir wurden über alles, was die Operation und die Narkose betraf genau informiert. Eine Schwester rief nach der Operation bei uns an und teilte uns den Verlauf und den Zustand des Babys mit.

Das zweit Kind atmete etwas schwer und musste vier Tage unter die Sauerstoffglocke. Beide erkrankten während ihres Klinikaufenthaltes an einer schweren Atemwegsinfektion (Schnupfen und Husten). Besonders das zweite Kind wurde sehr geschwächt und musste wieder sondiert werden. Ich war sehr traurig, die beiden so daliegen zu sehen.
Das erste Kind musste noch fünf, das zweite noch sechs Wochen in der Klinik bleiben. Einerseits war ich froh, weil ich mich besser vom Kaiserschnitt erholen und Kräfte sammeln konnte für das, was kommt. Auch konnte ich so unsere erste Tochter (1 3/4) besser darauf vorbereiten. Andererseits war ich traurig, die beiden in dem anonymen Krankenzimmer bei doch relativ wenig liebevoller Zuwendung allein zu lassen.

Besuch war auf der Frühgeborenenstation immer möglich, Benita konnte dort in ein Nebenzimmer, Fabian durfte nicht mit hinein, so musste immer einer von uns draußen bleiben. Wenn wir Fragen hatten, war immer jemand da, der sie beantwortete. Wir konnten Amelie die Flasche geben, sie streicheln, aber herausnehmen durften wir sie nie. Ich denke, Frühgeborene brauchen mehr als nur die Wärme eines Brutkastens, die Wärme der Eltern, die vertrauten Stimmen sind für ihre Entwicklung sehr wichtig. In einigen Kliniken im Ausland hat man diese Erkenntnis bereits. Für meine Beziehung zu Amelie war es sehr wichtig, dass ich sie endlich auf den Arm nehmen und richtig mit ihr schmusen konnte. Ein Griff in den Brutkasten reicht da nicht.

Als ich Amelie im Brutkasten sah, bin ich fast zusammengebrochen. Es tat mir furchtbar weh, sie so daliegen zu sehen. Ich konnte mir aber eingestehen, dass ich sie nicht so hübsch fand wie Benita. Ich merkte, dass ich zu Amelie noch eine Beziehung aufbauen musste, eine Beziehung, wie ich sie von Anfang an zu Benita hatte. Insgesamt war Amelie knapp vier Wochen in der Klinik. Wir haben es allerdings nur einmal am Tag geschafft, sie zu besuchen. Ich habe in dieser Zeit viel verdrängt, während des Tages habe ich nicht oft an Amelie gedacht, um nicht so oft traurig zu sein, wahrscheinlich als Schutzmechanismus.

Amelie nahm recht schnell zu. Nach einer knappen Woche Frühgeborenenstation wurde Amelie auf die Säuglingsstation ins Wärmebett verlegt. Nur leider wurde versäumt, uns dies mitzuteilen. Als wir Amelie besuchen wollten, war sie nicht mehr da! Erst wusste auch niemand, wo sie war, natürlich bekommt man das große Flattern, wenn das Kind plötzlich weg ist. Nun war sie auf der Säuglingsstation, was allerdings auch weniger Personal bedeutete. Im Schnitt zwei Schwestern bei meist 18 Kindern, wobei die Station für 12 Kinder eingerichtet ist. Was diese Tatsache für die Kinder bedeutet, kann man sich denken. Wenn es ging, bekam Amelie die Flasche, das Trinken konnte sie schon richtig gut.

Wir wurden gut betreut. Mein Mann und ich durften unsere Zwillinge jederzeit besuchen. Unser Sohn zog sich leider noch eine Staphylokokken-Infektion zu. So hieß die Parole: Durchhalten und Geduld. Manche Tage überkam uns etwas Verzweifelung, als uns wieder einmal gesagt wurde: wir warten noch ein paar Tage, machen noch einen Test und entscheiden dann, ob der Junge nach Hause darf.

Fiona musste fünf Wochen, Fabian sieben Wochen in der Klinik bleiben. Mein Mann konnte Erziehungsurlaub beantragen, obwohl ich Mutterschutzfrist hatte. Ab dem Tag, an dem wir Fiona abholten, setzte sein Erziehungsurlaub ein. damit er sich um sie kümmern konnte während ich, bis zu dreimal täglich zur Kinderklinik fuhr, um Fabian zu stillen, zu wickeln und zu beschmusen. Glücklicherweise ist das Krankenhaus in sieben Minuten zu erreichen.

So sah mein Tageslauf aus: Fiona stillen, schmusen, wickeln, ins Krankenhaus fahren, im Krankenhaus Fabian stillen, wickeln, schmusen, nach Hause fahren, Milch abpumpen (für die Mahlzeiten im Krankenhaus, bei denen ich nicht anwesend sein konnte), essen oder zu schlafen versuchen, alles von vorne wiederholen ... Alles andere erledigte mein Mann. Ohne seine Rundumhilfe wäre ich in diesen zwei Wochen (ein Kind zu Hause, eins im Krankenhaus) zusammengebrochen.

Hannah und Lisa kamen in der 37. Schwangerschaftswoche zur Welt. Lisa kam sofort auf die Neugeborenenintensivstation, Hannah blieb bei mir. Ich konnte Lisa zwar jederzeit besuchen, musste dann jedoch Hannah zurücklassen, mit der ich auch alle Hände voll zu tun hatte, zumal ich sie nach Bedarf anlegte und dies in der ersten Woche sehr sehr häufig war. Lisa gegenüber kam ich mir sehr stiefmütterlich vor, weil ich doch viel mehr Zeit mit Hannah verbrachte. Es fiel mir zudem auch viel leichter, eine Beziehung zu Hannah aufzubauen und erst als Lisa aus dem Inkubator war, und Hannah wegen ihrer Neugeborengelbsucht auch bei Lisa auf dem Zimmer lag, und ich dann aus dem Krankenhaus entlassen war, hatten diese Gefühlsverwirrungen ein Ende.

Sascha hatte in seiner 6. Lebenswoche starke Hirnblutungen. Eines Nachts schrie er ganz fürchterlich, war plötzlich still, bewusstlos, atmete kaum noch, ging schließlich in eine Schnapp-Atmung über. Der Notarzt traf circa 15 Minuten später ein, bis dahin hatte er schon wieder eine etwas rosigere Farbe bekommen, doch er war immer noch wie leblos, seine kleinen Arme und Beine, sein Kopf hingen schlaff herunter.

Im Krankenhaus angekommen, trafen wir auf einen sehr kompetenten, jungen Arzt, der zunächst auf eine Meningitis tippte, gleich eine Lumbal-Punktion durchführte, und blutiges Liquor bekam, somit war klar, dass es irgendwo geblutet haben mußte. Es wurde sofort ein Computer-Tomogramm gemacht, darin waren eindeutig frische und auch alte Blutungen zu erkennen. Sascha wurde auf die Intensiv-Station gelegt, an ein Beatmungsgerät, das schon für den Fall bereit stand, falls er wieder einen Atemstillstand haben sollte.

Der Neurochirurg bewies sehr wenig Einfühlungsvermögen, erzählte uns, unserem Kind ginge es sehr schlecht, Sascha hätte eine massive Hirn-Atrophie, er müsse sofort operiert werden. Der Professor, der sofort von zu Hause geholt wurde, beruhigte uns erst einmal, wir wollten erst einmal noch zwei Tage abwarten, wieder ein CT machen, sehen, ob neue Blutungen dazukamen.

Im Krankenhaus sind wir auf den liebsten und sehr kompetenten Arzt, einen Oberarzt, gestoßen. Wie dieser Mann mit den Kindern umgeht, mit uns gesprochen hat, immer ein offenes Ohr hat, es ist phantastisch. Sascha wird immer noch von ihm betreut, und mich beruhigt das sehr.

Sascha ging es zunächst immer schlechter, er war berührungsempfindlich, hatte keinen Schluck-Reflex und keinen Lid-Reflex mehr, was bedeutete, dass ihm der ganze Speichel so aus dem Mund lief, er die Augen nicht mehr schließen konnte, und fast 24 Stunden am Stück »wach« war. Er hatte zwischendurch immer wieder mal Atemstillstände und Bradykardien, aber er hat sich immer wieder berappelt. Das neue CT ergab keine Neuerungen, also keine frischen Blutungen. In der Nacht davor hatte er Krampfanfälle gehabt, aber gleich auf Valium (Diazepam) angesprochen. Er war wieder in der Lage zu schlafen, da er von diesem Medikament ganz gedämpft war.

Wir durften ihn endlich wieder auf den Arm nehmen. Zu dem Ganzen muss ich vielleicht noch bemerken, dass mein Mann und ich beide in der Krankenpflege beschäftigt sind und uns über die möglichen Folgen einer solchen Blutung völlig im Klaren waren. Die Ärzte sagten uns, dass wir auch auf das Schlimmste gefasst sein müssten, dass er bei neuen Blutungen ins Stammhirn sterben könnte. Er war so unwahrscheinlich stark, hat gekämpft wie ein Bär, was wir dazu tun konnten, haben wir getan, wir haben uns bei ihm abgewechselt, so dass immer jemand bei ihm war, wir durften ihn auch selbst versorgen. Irgendwann sollte er eine Magensonde bekommen, ich habe ein intensives Gespräch mit ihm geführt und er besann sich eines besseren, ich versuchte nochmals ihm Tee zu füttern, und nach circa 10 Minuten trank er, die für ihn zuständige Schwester und ich fielen uns in die Arme und heulten los. Überhaupt waren die Schwestern alle sehr lieb mit den Kindern und verständnisvoll.

Nach einigen Wochen voller Höhen und Tiefen durften wir unseren kleinen Schatz, mit sehr großem Kopf, Bewegungsstörungen, einem sehr überstreckten Oberkörper, sehr verkrampften Extremitäten, wieder mit nach Hause nehmen. Er bekam sofort dreimal wöchentlich Krankengymnastik.

Nach circa fünf Wochen, in denen Sascha immer wieder von unserem Arzt untersucht wurde, stellte sich heraus, dass Sascha einen massiven Hydrocephalus entwickelt hatte, und daraus eine Hirnatrophie mit zunehmender Tendenz entstanden war. Er musste wieder ins Krankenhaus, wurde in einer mir endlos erscheinenden Operation des überschüssigen Liquors entledigt, bekam ein Shunt gelegt, innerhalb von zwei Tagen konnte man im Ultraschall erkennen, dass das Gehirn sich wieder erholen konnte und heute hat es sich wieder fast bis zur Schädelkalotte ausgedehnt.

Ich vergaß zu bemerken, dass Sascha auch Einblutungen in die Netzhaut hatte und er höchstwahrscheinlich blind bleiben sollte, aber auch das hat sich alles wieder aufgelöst, auch sein EEG, zunächst sehr schlecht, verbesserte sich allmählich wieder.

Meine Zwillinge wurden in der 37. Woche geboren. Natascha wurde am 6. Lebenstag in die Kinderklinik eingewiesen. Eine Folge der schlechten Versorgung durch die Kinderschwestern. Glucose-Kalzium-Magnesium-Mangel. Bei Kim war soweit alles in Ordnung. Sie musste vier Wochen in der Kinderklinik bleiben. Ich hatte große Angst um das Kind und fühlte mich durch die Diagnosen der Klinikärzte total verunsichert. Mein Mann blieb ruhig und ausgeglichen. Natascha nahm schlecht zu, schlief nur, Kim war von Anfang an wacher und fiter.

Mit Natascha muss ich regelmäßig zum Arzt. Gymnastik muss ich mit beiden machen, da es aber mit Hausbesuchen geht, ist es nicht so schlimm. Ansonsten sind die Arztrennerei und der Stress bald vergessen, wenn mit den Kinder alles in Ordnung ist.

Durch die Kinderschwestern auf der Intensivstation erfuhr ich mehr über den Zustand meiner Kinder als von den Ärzten, da meistens nur ein Arzt anwesend war, der entweder keine Zeit hatte oder der mit meinen Kindern nicht vertraut war.

Trotz mehreren Terminen mit dem zuständigen Arzt kam nur ein einziger zustande, da durch Personalmangel der Arzt ständig bei den Neugeborenen war.
Auch sollte unsere Tochter sofort eine Bluttransfusion bekommen. Spender sollte der Vater sein. Nach drei Tagen waren alle Laborwerte meines Mannes da, außer dem AIDS-Test. Wir warten auf dieses Ergebnis runde 3 Wochen. Obwohl wir die Transfusion ohne AIDS-Test durchführen lassen wollten (wir waren bereit, die Ärzte diesbezüglich ihrer Verantwortung zu entbinden), war dies nicht machbar. (Später habe ich erfahren, dass es in anderen Kliniken machbar gewesen wäre). Blut von der Spenderbank hätte unsere Tochter sofort bekommen können, trotz AIDS-Restrisiko (»wenn dann was passiert, sind wir ja rechtlich abgesichert!«)
Abschließend muss ich sagen, dass sehr viel während meines Aufenthaltes in der Klinik schief ging. Allerdings muss ich auch bemerken, dass ich mich heute nicht mehr so abspeisen lassen würde. Es geht immerhin um das Leben meiner Kinder. Diese Behandlung lasse ich mir heute nicht mehr gefallen. In der Zwischenzeit habe ich zwei Mütter kennengelernt, die ähnliche Erfahrungen mit der gleichen Klinik hatten.

Benjamin wog bei Geburt 2.370 Gramm und war 48 Zentimeter groß. Florian wog 2.430 Gramm und war 43 Zentimeter. Wir durften unsere Kinder jederzeit besuchen und halfen fleißig zu füttern und wickeln. Insgesamt waren sie gute zwei Wochen in der Klinik. Die Belastung der ständigen Besuche und die ständige Frage, wenn man nicht bei ihnen sein konnte »wie es ihnen wohl geht, ob sie weinen oder schlafen?« wurde uns durch das Gefühl erleichtert, dass die Ärzte und Schwestern in der Haunerschen Klinik ihr Möglichstes taten, um den Babys Geborgenheit zu geben.
Bei Florian hatten wir weitaus mehr Bedenken in der Lachner Klinik. Meist waren die Kinder vollgespuckt, die Strampler wurden durch Tesa-Film zusammengehalten, weil die Knöpfe ausgerissen waren. Wollte man einen Arzt sprechen, musste man gleich morgens zur Visite anwesend sein. Die Schwestern waren gleichgültig und lieblos. Fairerweise muss ich sagen, dass ein absoluter Personalmangel vorhanden war. Die Entwicklung der Kinder verlief am besten, wenn wir selbst zum Füttern anwesend waren. Sie tranken viel mehr. Im Haunerschen Klinikum kam wöchentlich ein Augenarzt, sowie eine Orthopädin. Die Gehirnströme wurden gemessen und es war Gott sei Dank alles in Ordnung. Auch bei Florian traten

keine Komplikationen auf. Heute, sieben Monate später, sind sie genauso entwickelt, wie andere Babys in dem Alter.

Der Anblick von Julian nahm mich sehr mit. Er war im Vergleich zu seinem Bruder unheimlich zart und kam mir viel kleiner vor. Dann hing er auch noch an einem Überwachungsgerät für die Herztöne. Er sah seinem Bruder sehr ähnlich. Es ist sehr schwer in Worte zu fassen, was ich damals empfand. Ich hatte ihm gegenüber Schuldgefühle, weil er nicht von Anfang an bei mir war und ich ihm nicht die Aufmerksamkeit und Liebe zukommen lassen konnte wie Sebastian. Hinein spielte auch die Enttäuschung über die eigene Unfähigkeit, mich alleine zur Frühgeborenen-Station begeben zu können. Mir hatten doch andere Kaiserschnittmütter erzählt, dass sie schon an zweiten Tag wieder auf den Beinen waren. War ich zu wehleidig?
Mit Sebastian verließ ich die Klinik nach 10 Tagen am 24.12., Julian musste dableiben. Wir besuchten ihn jeden Tag, wenn es ging, zweimal. Am 1. Januar nahm uns der Kinderarzt beiseite und erklärte uns, dass die Ursache für das häufige Schreien von einem angeborenen Leistenbruch herrührte. Wir waren ziemlich geschockt. Und was nun? Wir ärgerten uns auch furchtbar über die Ärzte, weil keiner das früher festgestellt hatte und man Julian darüber hinaus, um ihn ruhig zu stellen, Beruhigungstropfen verabreicht hatte. Hinterher stellte sich nach einem Gespräch mit einer Kinderkrankenschwester heraus, dass der Leistenbruch bereits um den 27.12. herum festgestellt worden war. Uns hatte aber niemand davon unterrichtet. Es ging damals in der Frühgeborenen-Station ziemlich drunter und drüber, weil der Stationsarzt die Klinik zum Jahresende verließ und seine Station gerade an seinen Nachfolger übergab. Heute denke ich, wir hätten uns mehr wehren und die Ärzte zur Rede stellen sollen.
Es war sicher, dass der Leistenbruch früher oder später operiert musste. Aufgrund des geringen Geburtsgewichtes von Julian wollte man damit jedoch wenn möglich mindestens noch drei Monate warten. Als wir Julian am 10. Januar endlich mit nach Hause nehmen durften, erklärte der neue Stationsarzt meinem Mann zwischen Tür und Angel, wie er den Bruch, falls er ab und zu nach außen treten würde, mit der Hand wieder hineinmassieren könne. Solange der Bruch sich nicht festklemme, könne eigentlich nichts passieren.
Bereits in der Nacht vom 12. auf den 13.1. mussten wir die

Notaufnahme fahren, weil der Bruch nicht mehr hineinzumassieren war. Auf der Fahrt dorthin schlief Julian dann erschöpft im Auto ein und als wir ankamen, war der Bruch von alleine zurückgegangen. Wir wollten das Krankenhaus gerade verlassen, als uns eine Kinderärztin zurückhielt und meinte, Julian hätte sich soeben mit Windpocken infiziert, weil ein erkranktes Kind die Tür zu unserem Zimmer geöffnet hatte. Ich dachte, ich würde verrückt, denn nun musste Julian auch noch eine Infusion, die am Kopf gelegt wurde, über sich ergehen lassen.

Bereits in der darauffolgenden Nacht waren wir wieder in der Notaufnahme, denn nun hatte der Bruch sich richtig eingeklemmt. Julian schrie ohne Unterlass vor Schmerzen. Nun war eine Notoperation erforderlich. Ich blieb sofort mit ihm auf Station. Mein Mann hatte mich begleitet. Sebastian mussten wir mitten in der Nacht bei unseren lieben und hilfsbereiten Nachbarn abgeben. Im Krankenhaus wurde Julian also gleich ein Beruhigungsmittel rektal verabreicht, damit er sich entspannte. Ich lag mit ihm auf dem Bauch in einem abgedunkelten Raum und streichelte ihn so lange, bis er eingeschlafen war. Für meinen Mann und mich war dieses Erlebnis sehr furchtbar und wir hatten beide Tränen in den Augen. Hinzu kam sicher auch die große Sorge, wie die Operation verlaufen würde und eine allgemeine Erschöpfung, denn an Schlaf war in den letzten Wochen nicht zu denken.

Am frühen Morgen wurde dann die Notoperation vorgenommen, bei der sich herausstellte, dass es sich sogar um zwei Leistenbrüche gehandelt hatte, rechts und links. Bis zu Julians Entlassung am 16.1. blieb ich bei ihm im Krankenhaus. Frohen Mutes, dass das nun endlich hinter uns lag und keine weiteren Komplikationen aufgetreten waren, kehrten wir nach Hause zurück.

Doch unser Glück war nicht von langer Dauer! In der Nacht vom 19. auf den 20. Januar - wie immer an einem Wochenende - mussten wir mit Sebastian um 1.00 Uhr in die Notaufnahme. Nachdem Sebastian den ganzen Abend schrie und wir mit unserem Latein am Ende waren, kam sein Papa endlich auf die Idee, an der Leiste nachzusehen. Und was uns da entgegenkam, traf uns wie ein Schock. Die gleichen Anzeichen wie bei Julians Leistenbruch. Der Kinderarzt in der Notaufnahme diagnostizierte das gleiche. Er kannte uns noch und meinte scherzend »Wie viele von der Sorte haben Sie denn noch zu Hause?«

Die Kinder hatten keine ständige medizinische Betreuung nötig. Man riet mir jedoch, den »Schlaf-Test« machen zu lassen, da anscheinend Frühgeborene und Zwillinge besonders durch den plötzlichen Kindstod gefährdet sind. Als die Kinder zwei Monate alt waren, gingen wir zum ersten Test. Es ist eine ziemlich unangenehme Prozedur für die Kinder. Ich blieb die ganze Zeit bei ihnen (von 15.00 Uhr bis am nächsten Tag 11.00 Uhr). Ich hatte bei der Anmeldung gesagt, dass ich beide voll stille, es war aber kein Bett für mich vorgesehen, auch kein Essen. Die Kinder waren sehr tapfer, ich war am nächsten Tag wie gerädert.

Da die Ergebnisse nicht ganz klar waren, mussten wir sechs Wochen später nochmals zum Test. Diesmal blieb der Vater (Guy) auch im Krankenhaus und ich brachte Camping-Bett, Brötchen und Wasser mit. Die Kinder waren wieder sehr brav. Leider stellte sich nun heraus, dass Arnaud vorläufig für drei Monate ein Monitoring brauchte. Dieser Monitor hatte relativ oft Fehlalarm. Das war eine riesige Nervenbelastung. Wir hatten in drei Monaten drei verschiedene Geräte, weil es immer wieder technische Probleme gab. Nach drei Monaten musste Arnaud zur Kontrolle. Da ich ja immer noch stillte, gingen wir wieder alle vier ins Krankenhaus. Guy fuhr abends mit Laurent nach Hause, ich hatte Muttermilch für ihn eingefroren.

Das war nun das erste Mal, dass ich mit einem Kind allein war. Ich genoss es richtig, mich ganz intensiv um Arnaud kümmern zu können. Und ich meine, ihm hat diese Exklusivität ebenfalls gut getan. Guy und Laurent haben die Zweisamkeit auch ausgekostet.

Nach diesem Test stand fest, dass die Gefahr für Arnaud vorbei war. Ich weinte vor Erleichterung. Doch muss ich zugeben, dass ich mir noch wochenlang Sorgen machte, dass eben gerade jetzt etwas passieren könnte, wo er nicht mehr überwacht wird.

Anschaffungen

Rückblickend können wir sagen, wir haben viel zu viel neu gekauft. Was unsere besten Ausrüstungsgegenstände waren? Ein Bett auf Rollen, um einen Schreihals schnell aus dem Zimmer zu entfernen. Zwei Wippen, in denen ein hungriges Kind mit dem Fuß gewippt werden konnte, damit es nicht schrie. Die Tragesäcke, die wir vor allem im Winter viel benutzt haben. Jogger, wie es sie heute als Kinderwagen gibt, wären ein Traum gewesen. Gab's aber nicht.

Meiner Erfahrung nach muss die Erstausstattung nur anderthalbfach da sein, denn selbst ohne Trockner waren die Babysachen nach dem Waschen über Nacht im Bad wieder trocken.

Man bekommt viele Kleidungsstücke geschenkt, die erst später passen. Mein Tipp: Ich habe sie gleich gebündelt nach Größe, mit Zettel versehen, eventuell nach Sommer und Winter sortiert. Zusätzlich eine Liste mit den Sachen geschrieben. Dann holt man etwas nicht erst dann, wenn es zu klein ist. Man kann auch auch noch vermerken, von wem

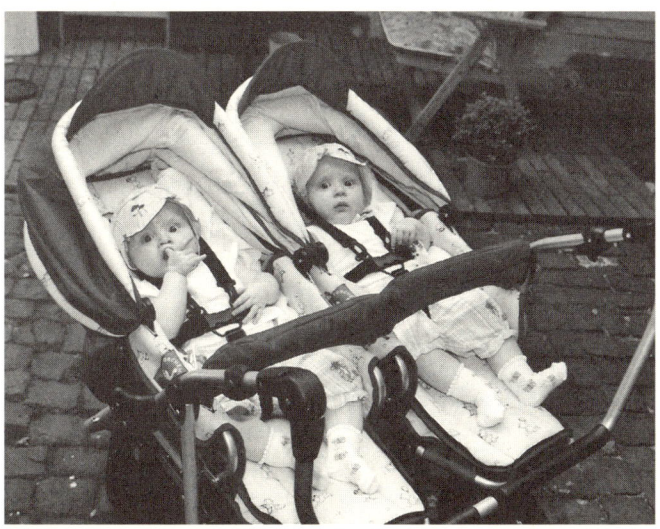

Die teuerste Anschaffung: der Zwillingswagen - hier die Zwillinge Dickopf.

man's hat. Die Leute freuen sich, wenn bei einem Besuch »ihre« Sachen getragen werden. Anfangs haben wir auch Spielzeug doppelt angeschafft oder bekommen. Allmählich haben wir bewusst auch einige Dinge nur einzeln gehabt, damit sich die Kinder arrangieren müssen, Streit inbegriffen.

Den Kindern habe ich eine Krabbeldecke (1 mal 2 Meter) selbst gemacht, eine Isomatte untergelegt und sie ab Geburt auf diese Decke gelegt. Das gefiel ihnen gut, so haben sie viel gesehen. Einen Laufstall haben wir auch gekauft, diesen im ersten Sommer oft auf die Terrasse gestellt und die Kinder hineingelegt. Da hatten sie mehr Platz als im Kinderwagen. Mit neun Monaten wollte Erik plötzlich nicht mehr in seinem Bett einschlafen, weil er in der Lage war, herauszuklettern. In meiner Verzweiflung legte ich ihn in den Laufstall, wo er problemlos einschlief. Seitdem dient der Laufstall als Reisebett.

Ich hatte einen Kinderwagen, der aus zwei Wagen bestand, die verbunden werden konnten. Eine tolle Sache, nur viel zu breit. Mir blieben viele Türen verschlossen, manche Wege waren zu schmal, Fortbewegung bei Schnee fast unmöglich. Toll sind Hochstühle mit Töpfchen. Mein Sohn hatte regelmäßig Stuhlgang beim Essen. Ich hatte eine leichtere Arbeit mit dem Sauberwerden und der Übergang dazu war problemloser und selbstverständlicher als beim ersten Kind.

Als erste Autositze haben wir uns zwei gebrauchte Maxi Cosi gekauft und können diese nur weiterempfehlen. Denn durch den stabilen Tragegurt gibt es ein sicheres Gefühl beim Tragen. Durch die zusätzliche Wippe ist er auch zu Hause praktisch. Die »Vorratsklappe« vom Maxi Cosi kann eine Tasche ersetzen.

Ich würde nicht nochmal Zudecken kaufen, lieber gleich Schlafsäcke. Im Schlafsack liegen sie rundrum warm, können sich auch nichts übers Gesicht ziehen. Und ich brauchte nicht so teuer Bettwäsche zu kaufen. Ich hatte für jedes Kind fünf Flaschen, ich würde keine mehr aus Glas kaufen, die sind schwer, außen heiß und gehen leicht kaputt. Ich war begeistert von den Saugern aus Silikon, die halten ewig und wenn die Kinder selber trinken, geht das mit diesen auch viel besser. Wir haben zwei Baby-Walk-Schiebe-Autos mit Stange zum Festhalten für die Kinder gekauft. Die Dinger waren eine unserer besten Anschaffungen, die beiden konnten laufen üben und ich brauchte sie nicht immer an den Händen festzuhalten.

Wir hätten überm Wickeltisch eine Rotlichtlampe anbringen sollen, da die Kinder beim Wickeln zu kalt liegen und es den Säuglingen gut gekommen, mal ohne Windel zu strampeln.
Die Bauchtragen für Kinder sind toll. Bloß braucht man den Mann oder eine Freundin, die mitgeht. Zu Hause hatte ich sie oft in Gebrauch. Wenn Manuel so viel geschrien hat, habe ich mit ihm am Bauch Geschirr gespült, Fläschchen ausgekocht etc. Da war er immer ruhig.

Der Wickeltisch sollte nicht zu niedrig sein, das geht unheimlich ins Kreuz. Auch die Betten sollten höhenverstellbar sein, damit man sich anfangs nicht so sehr bücken muss und die Kinder später nicht herausfallen können.

Lullababy: Leider haben wir nur eines gekauft, wir würden bei den nächsten Zwillingen ein zweites dazu kaufen. Wir hatten es fast ständig besetzt. Vor allem, wenn man allein ist und eine schrie sich ein, war die Hängewiege ein wahrer Segen: ein Kind auf den Arm, das andere im Lullababy angeschubst und wir drei beruhigten uns wieder.

Mit einem Seil binde ich immer ein Spielzeug und ein Bilderbuch fest an die Autsitze fest, damit keine Langeweile aufkommt. Anfangs kam auch noch ein Schnuller dran, damit die Kinder nicht alles verlieren.

Die Rollen unter den Betten sind auch von Vorteil. Ich musste schon ein paarmal die beiden trennen, wenn sie schlafen sollten. Den Wickeltisch hat mein Mann selbst gebaut aus einer alten weiß gestrichenen Kommode und alten Regalbrettern, die als Wickelauflage dienen. So ist die Wickelhöhe zwar höher als bei normalen Wickelkommoden, dafür aber für meinen Mann wie gemacht, da er mit knapp 1,90 Meter alles gern ein bisschen höher hat.
Eine Wippe von Geuther, die den Namen »Wippe« wenigstens verdient, haben wir uns gekauft und eine alte dazubekommen. Die neue Wippe war eine Schaukelliege und ein sehr wichtiges Teil in den ersten neun Monaten. Während ich ein Kind gefüttert habe, lag das andere Kind zu meinen

Füßen in der Wippe und wurde vom freien Fuß geschaukelt. So hatte ich Ruhe und das geschaukelte Kind war zufrieden. Man kann sie auch auf den Unterteil eines Hochstuhl klemmen und hat für den Übergang eine wunderbare »Hochwippen«.
Den Doppelbuggy haben wir geschenkt bekommen. Er ist nicht verstellbar (MacLaren) und bestimmt 17 Jahre alt, aber tiptop in Ordnung. Wir benutzen ihn, wenn wir als Familie im Supermarkt einkaufen oder irgendwo hinmüssen, wo die Türen oder Gänge für unseren Zwillingswagen zu eng sind. Dafür ist er einfach ideal. Außerdem kann man den wirklich schnell zusätzlich ins Auto schmeißen.

Für die Zwillinge haben wir den Fahrradanhänger von Leggero beim Zweiradhaus Hutt (durch Ihre Zeitschrift) gekauft. Diesen kann ich wärmstens empfehlen. Einen Zwillingslaufstall haben wir ebenfalls gebraucht gekauft. Dieser Laufstall und die Wippen waren für mich die größte Erleichterung. Die Türhopser sind für kurze Zeit auch eine Erleichterung und es macht den Kindern viel Spaß, darin zu hüpfen.

Ich hatte auch gebrauchte Tragetücher, Tragehilfen, die mir - je nach Alter der Kinder gute Dienste geleistet haben. Zur Zeit trage ich (die Kinder sind jetzt bald ein Jahr alt), wenn ich zum Beispiel zu Ausstellungen gehe oder in unserem großen Haus irgendwelche Wege erledigen muss, ein Kind auf einer Rückentrage mit Alu-Gestell und das andere in einer Tragehilfe auf dem Bauch, Gesicht nach vorne (oder zu mir gewandt, wenn ich Dinge tragen muss, die die Kinder am liebsten mir abnehmen würden).
Ich habe mir ein »Lullababy« über »Kurz und fündig« (Münchner Zeitungs-Second-Hand-Markt) gekauft, aber nach einiger Zeit waren wir unsicher, ob das Kind, das in der Babytragetasche von der Federwiege bewegt wurde, nicht zu schwindlig wird. Die Kinder haben sich nur beruhigt, wenn wir die Federwiege ganz stark bewegt haben.

Ich habe mir auch einen Tragesack genäht (siehe Anleitung im Zwillingsbuch), das ging ganz gut für kurze Strecken, nicht länger als eine halbe Stunde. Denn es geht doch ziemlich ins Kreuz, wenn die Kinder schwerer werden.
(Anm. d. red.:) Jetzt gibt es fertige Doppeltragesäcke auch zu kaufen.

Zwei Reisebetten haben wir gekauft; erstens, damit die Kinder bei Oma und Opa schlafen konnten und zweitens für unseren Urlaub. Bei Oma und Opa ersetzten die Reisebetten auch manchmal den Laufstall, den beide von zu Hause gewöhnt waren.

Betten: Die Kinder haben sich, obwohl sie so winzig waren, sofort wohlgefühlt. Aus Mulltüchern habe ich große Rollen gemacht und ringsherum ums Kopfende gelegt, dies ergab dann von der Größe eine Art »Wiegeneffekt«.

Absolut unentbehrlich: ein Laufstall. Wir hatten zwei Laufställe von circa ein mal ein Meter. Keinen Zwillingslaufstall. Gott sei Dank! So wurde viel Streit vermieden.

Der Opa hat zwei Wiegen gebaut; sie sind zwar nur fünf Monate benutzt worden, haben mir aber sehr geholfen, die Kinder des öfteren mal in den Schlaf zu wiegen. Als Wickeltisch haben wir einen antiken Waschtisch (mit Schubladen) umfunktioniert. In den Schubladen habe ich fast die gesamte Kleidung der Kinder sowie auch Pflegeartikel/Windeln usw. verstauen können.

Die Ankunft unserer Zwillinge hat im wahrsten Sinne des Wortes eine Welle der Freude und Hilfsbereitschaft von Norddeutschland bis Norditalien ausgelöst. Schon lange vor der Geburt der beiden wurden postalisch und persönlich Pakete abgegeben. Ich hätte ungelogen leicht Vierlinge einkleiden können. Ich hatte am Ende circa 80 (!) Unterhemdchen, Überjäckchen und Höschen in allen möglichen Größen.

Ich finde Wickelaufsätze für die Badewanne am praktischsten. Man hat Wasser in der Nähe, denn gerade in den ersten Wochen muss man die Kinder oft nach dem großen Geschäft waschen. Da unsere Zwillinge bei uns im Schlafzimmer schliefen, habe ich eine Wickelmulde speziell für das Schlafzimmer angeschafft, damit ich nicht immer nachts ins Badezimmer muss. Einen extra großen Laufstall (1 x 1,50 Meter) hatten wir in einem Versandhaus bestellt. Auch sehr empfehlenswert, man kann die Kinder wunderbar »parken«, sie spielten auch sehr schön da drinnen.

Ich habe gute Kleidung, die auch einem Steinboden beim Krabbeln standhält und die sich nachher dennoch gut verkaufen lässt, gekauft. Ich würde immer die Qualität der Quantität vorziehen.

Sehr praktisch fand ich die Maxi Cosis, die auch die Wippen ersetzen. In denen haben wir sie schon vom Krankenhaus nach Hause transportiert, darin habe ich sie später gefüttert, mich auf dem Sofa in die Mitte gesetzt, eine rechts und eine links, anfangs die Flaschen gehalten, später mit dem Löffel gefüttert, bis sie sitzen konnten und in die Stühlchen kamen. In den Maxi Cosys habe ich sie auf die Arbeitsfläche in der Küche gestellt, um sie bei mir zu haben und sie mir zusehen konnten, sie saßen darin bei uns mit am Esstisch, das Ding auf einen Stuhl gestellt (quer hat es genau gepasst und war auch sicher). Darin kann man auch beide gut transportieren, da man sie auf einmal nehmen kann und nicht zweimal laufen muss.
Hochstühle haben wir vier. Von Geuther zum an den Tisch klemmen für die Küchentheke (zu hoch für Hochstühle) in denen sie sich gegenüber sitzen (der Sicherheit halber festgeschnallt werden) auch dann, wenn ich in der Küche arbeite. Darin spielen sie und betrachten lange Bilderbücher, um nicht auf dem kalten Fliesenboden zu sitzen. Sie sind auch praktisch zum Mitnehmen in ein Lokal. Dann haben wir noch zwei Trip-trap von Stokke im Wohnzimmer, die man für später verstellen kann, bis sie auf richtigen Stühlen sitzen können.

Mit dem selbstgebauten Wickeltisch (Höhe 1 m, Breite 1 m, Tiefe 80 cm) bin ich sehr zufrieden. Auch zwei Mehrzweckschränke (H 1,70, B 70, T 37) sind super! Da wir nur wenig Platz haben, haben wir zwei Betten 60 x 1,10 mit Rollen gekauft. Unbedingt einen großen Windeleimer. Sehr ratsam ist es, bei allem, was man so braucht wie zum Beispiel Mülltüten, gleich mehr (etwa 10 Päckchen) zu kaufen. Vorrat ist für mich immer sehr wichtig, auch bei Windeln, Kosmetiktüchern, Creme, Nahrung usw.
Als die Zwillinge drei Monate waren, hatte ich durch die Zeitung schon eine Dauerabnehmerin für die Babykleidung gefunden. Alles, wo die Babys herausgewachsen sind, kommt in einen großen Karton und wird direkt per Nachnahme an meine Dauerabnehmerin im Odenwald geschickt. Die Empfängerin (ihre Zwillinge sind zur Zeit noch im Krankenhaus) zahlt den von mir errechneten Preis und die Nachnahmegebühren.

Hopser für Türrahmen: Macht den Kindern zwar unheimlich viel Spaß, ist aber auch gefährlich, da es sich ganz leicht vom Türrahmen lösen kann. Besser ist, man macht einen Dübel in die Decke und dann den Hopser dran.

Bewährt hat sich der Kauf unseres Urban Jungle. Die Jogger sind nicht nur optisch gelungene Kinderwagen, sie sind auch durch ihr geringes Eigengewicht leicht zu schieben. Der Urban Jungle ist auch dank seiner Schwenkräder vorne sehr wendig. Sogar am Strand hat er sich gut durch den Sand schieben lassen. Da man ihn von Anfang an verwenden kann, lohnt sich die Investition.

Ein Laufstall (1,2 x 1,4 Meter) wurde durch eine Bodenplatte verstärkt. So konnten wir ihn zwar nicht mehr zusammenklappen, aber die Kleinen konnten ihren Laufstall auch nicht mehr durchs Zimmer schieben. Fläschchen bekamen wir von der Klinik geschenkt, außerdem vier Riesenkartons mit Probepäckchen Milchfertignahrung.

Die ersten 1,5 Jahre hatte ich einen Zwillingslaufstall. Am meisten nützte er mir, als die Kinder laufen konnten und ich beim Baden einen trocken hatte und während ich den zweiten abtrocknete, der erste wieder in die Wanne klettern wollte. Ohne Laufstall wäre es Chaos gewesen.

Beim Kauf von Bekleidung kann ich nur sagen: Nichts Kleines, nur das Nötigste. Die Kinder wachsen innerhalb kürzester Zeit aus allem heraus. Größere Kleidung kann man umstülpen. Strampler mit Füßen habe ich einfach gekürzt. Wenn sie zu klein waren, einfach Füße abschneiden.

Wippen: als die Kinder klein waren, hatte ich die Wippen dort aufgestellt, wo ich war, sie waren zufrieden, weil sie mich sahen und sehr oft hatten sie ihr Nickerchen in den Wippen gehalten.

Ich hatte sehr viele Plastikfläschchen gekauft, die rasch unansehnlich wurden vom Tee - ich würde immer nur Glasflaschen empfehlen, gerade auch weil man nicht in Versuchung gerät, diese Flaschen dem Kind ins Bett zu stellen oder alleine zu überlassen.
Wir hatten zwei kleine (120 cm) Betten, von denen wir in den ersten Wochen nach der Entlassung nur eines nutzen und die

beiden winzigen Babys mit den Füßchen zueinander an jedes Bettende legten. Die Kinder schienen das Zusammensein nach der langen Zeit der Trennung im Krankenhaus zu genießen.
Um und mit Spielsachen prügeln sie sich meist wie die Kesselflicker, wobei es bei manchen Sachen (Puppenzubehör Kochgeschirr, Ärztekoffer ...) hilfreich ist, doppelt zu kaufen. In diesen Fällen versuchen wir jedoch, Unterscheidungen durch Farben oder Formen zu ermöglichen. Als einziges, für uns zwillingsspezifisch hilfreiches Spielzeug möchte ich hier unsere Rutschautos erwähnen. Die Kinder bekamen sie mit einem dreiviertel Jahr und schoben sich gegenseitig damit durch Wohnung und Hof. Mit dieser Hilfe bekamen sie sehr schnell Sicherheit im Stand und danach beim Laufen - und zu guter letzt waren sie stundenlang damit zu beschäftigen.
Oft haben wir den Fehler gemacht, den Kindern Spielsachen zu früh zu geben. Dies hatte zur Folge, dass sie zur altersgerechten Zeit längst in alle Einzelteile zerteilt oder unbenutzbar waren.

Wir kauften uns zwei normale Kinderbetten, die auch als Babybetten zu benutzen sind. In der Anfangszeit schliefen beide Kinder quer zur normalen Liegefläche nebeneinander in einem Bett. Eines stand »hübsch« im Wohnzimmer, das andere im Kinderzimmer für den Nachtschlaf, zugedeckt habe ich beide mit je einer Wagendecke, für die ich als Bezug normale Kopfkissenbezüge (80 x 80) unserer vorhandenen Bettwäsche nahm.
Bei Kleidung ist unbedingt auf Pflegeleichtigkeit zu achten. Zeitraubende Handwäschen und aufwendige Bügeleien haben kaum Chancen. Alle Kinderkleidungsstücke haben nach der Waschmaschine auch den Wäschetrockner (außer Wolle) auszuhalten. Das spart viel Zeit (Wäscheaufhängen entfällt) und Platz.
Autositze - gebraucht gekauft und unverzichtbar, da stabilere Seitenstütze (die Kinder rutschen nicht so schief darin), sie kippen nicht, sie haben eine kleinere und schmalere Standfläche zum Stellen (zum Beispiel auf Sitzbänke in Essecken zu Hause oder im Restaurant), überhaupt zum Mitnehmen auch zum Arzt. Mein Mann baute noch zwei zusätzliche Stangen an, damit ich die Autositze auch einmal rasch auf das Kinderwagengestell klippen konnte.

Zum Schlafen hatte ich am Anfang tagsüber Wiegen und

nachts Kinderbetten. Für mich hatte das zum Vorteil, dass ich die Kinder immer um mich herum hatte. Die Kinderbetten standen im Elternschlafzimmer und ich musste nicht die ganze Nacht wandern, wenn die beiden weinten. Besonders günstig ist das im Winter, weil dann der Weg zum Kinderbett nicht so weit war und ich schnell wieder im eigenen Bett lag.
In der Küche war mir der Blitzwasserkocher sehr von Nutzen. Ganz am Anfang waren meine beiden sehr ungeduldig, wenn es auf ihr Essen zuging. Mit dem Blitzwasserkocher habe ich sehr schnell die Flaschen zubereitet und später auch das notwendige Wasser für den Brei.
Erwähnenswert ist auch noch der Schlafsack. Da stecken die Kinder schön drinnen. Im Winter ist das praktisch, wenn sie sich recht viel aufdecken, damit sie nicht frieren und im Sommer habe ich sie mit nackten Beinen hineingesteckt - da braucht man dann keine Zudecke mehr.

Tipp: Ein Easy-Rider oder Tragetuch ist in den ersten Monaten unentbehrlich. Es erleichtert das Schleppen zu Auto, zum Kinderwagen, zum Kinderarzt, den Ladenbummel.

Die Betten für das erste Jahr waren große Weidenkörbe (eher Truhen, die mit Deckel). Wir haben Räder druntermontiert, so wurden die Körbe zu Stubenwagen, nur wesentlich günstiger. Als Matratzen fungierten einmal eine Latex/Kokosfaser-Platte, und beim zweiten Bett eine Kokos-Polster-Platte. Beide »Matratzen« wurden noch mit Baumwollvlies abgedeckt, damit nichts durchpieken konnte. Diese Materialien gibt es in Ökobauläden. Die Körbe haben wir mit Bettüchern ausgekleidet, fertig waren die Betten. Unsere Kinder konnten alle ein gutes Jahr in den Körben liegen, während Stubenwagen meist schon nach ein paar Wochen zu klein sind. Unsere Körbe dagegen sind heute Körbe für Winterpullis, Bettwäsche usw.
Eine große und sinnvolle Anschaffung war der Fahrradanhänger (Zweiradhaus Hutt) - nachdem wir nach zwei Jahren unser Auto wieder verkauft haben. Der Fahrradanhänger hat ein Regenverdeck, und ist auch für große Einkäufe geeignet. Durch den Anhänger wird das Fahrverhalten kaum beeinflusst.

Jetzt benutzen wir zum Wickeln die mit einem Spannbettuch bezogene Matratze auf dem Boden (die gleiche Matratze steht dahinter an der Wand als Polster). Diese Matratzen waren und sind für uns ein unverzichtbarer Bestandteil des Kinderzimmers. Anfangs haben wir die Kinder dorthin gelegt zum Spielen, jetzt, wo sie mobiler sind, werden sie, wie gesagt dort gewickelt und gefüttert (beide nebeneinander und gleichzeitig).

Als sehr zweckmäßig und schön hat sich auch eine Schnur, die wir von einer Wand zur anderen gespannt hatten und mit allerlei für Babys interessanten Dingen (Luftballons, Mobiles, bunte Kunststoffkugeln etc.) bestückt hatten, erwiesen. Die Kinder schauten sich, als sie noch kleiner waren, immer wieder begeistert alles an, auch beim Wickeln (die Schnur ging auch über den Wickeltisch).

Angeschafft hatten wir außerdem eine Babybadewanne mit Gestell für unsere große Badewanne. Diese Dinge haben wir nie benutzt, weil es sich als viel zweckmäßiger erwiesen hat, dass ich meinem Mann (oder umgekehrt) jeweils ein Kind nach dem anderen in die große Badewanne reiche und sie dort gewaschen werden.

Als sehr angenehm empfand ich das Stillkissen von Corpomed. Ich hatte dieses auf die Lehnen des Sessels gelegt, darauf jeweils ein Kind. Das war sehr angenehm für den Rücken, und jetzt benutze ich es als Polster für die Kinder zum Spielen oder auch wieder als Rückenstütze zum Lesen.

Dann haben wir zwei Naturfelle gekauft, die die Kinder in den Betten haben (man kann sie auch in den Kinderwagen legen, das war uns aber zu umständlich, die immer vom Bett in den Wagen zu wechseln). Die Kinder empfanden die als kuschelig, »krabbelten« mit den Händen darauf immer hin und her, bevor sie einschliefen und kuscheln auch jetzt noch gern darauf.

Wickeltisch: Haben wir selbst gebaut mit dem Regal-System von Ikea, IVAR. Wir haben vier Seitenteile in Arbeitshöhe abgesägt, parallel zur Wand aufgestellt, zwei davon an der Wand angedübelt, die anderen zwei davor aufgestellt, dann zwei Regalbretter mit der Tiefe von 50 cm aufgelegt, oben drauf eine Wickelauflage, fertig! Die Regalbretter kann man später wieder ganz normal verwenden, außerdem passt sich das ganze schön den Regalen an, die wir links und rechts davon stehen haben.

Wir haben einen Emmaljunga-Kinderwagen gekauft. Er ist fast genauso leicht wie die Jogger, die heute die meisten haben, sieht aber noch aus wie ein richtiger Kinderwagen, also stabiler. Mir ist das lieber so und Joggen oder Inline-Skaten gehe ich sowieso nicht damit.

Natürlich beschäftigten wir uns auch sehr viel mit den Kindern. Im Babyhopser waren sie nicht besonders lange, denn das gefiel ihnen gar nicht so besonders. Dafür aber hatten sie mit den Gehfreis einen Heidenspaß. Die kaufte ich auch gebraucht. Damit schossen sie wie wild durch die ganze Wohnung.

Einen Laufstall sollte man sich auf jeden Fall besorgen, man kann Gegenstände darin in Sicherheit bringen, beim Bügeln oder sonstigen Hausarbeiten die Kinder darin unterbringen. Wenn sie richtig laufen können, ist der Laufstall schon mal eine Erleichterung. Ab und zu schadet er sicher nicht.

Einzelbuggys zum Zusammenschrauben als Zwillingsbuggy. Vorteile: Da ich ziemlich oft mit einem Kind zum Arzt musste, brauchte ich nur einen Kinderwagen. Nachteile: ziemlich unbeweglich, da der Wagen durch die Verschraubungen zu breit ist. Außerdem auch eine ziemlich wackelige Sache, da die Verschraubungen mit der Zeit den Halt verlieren (müssen öfters beim Spaziergang nachgedreht werden).

Flaschen: So viele wie möglich anschaffen, wenn's mit dem Stillen nicht klappen sollte. Wir hatten ein ganzes Arsenal (mindestens 12 Stück), damit man nicht dauernd spülen und sterilisieren musste. Flaschen immer gleich nach Gebrauch einweichen ist wichtig. Ein Dampfsterilisator (NUK) für sechs Flaschen, gebraucht gekauft, war sehr wertvoll. Nach dem Abstillen verwendeten wir nur noch Sauger mit Kreuzschlitz (sogenannte Breisauger), weil das Trinken schneller geht. Mit selbstgebohrten Löchern schlechte Erfahrungen gemacht; die Kinder verschluckten sich leicht.
Wippen: meines Erachtens unerlässlich, aber zur Schonung des Babyrückens nicht zu häufig verwenden! Eine geliehene Wippe und ein Maxi Cosi mit Schaukelvorrichtung (gebraucht gekauft) taten ihren Dienst. Zum Füttern habe ich sie selten benutzt, da unsere beiden meist im Liegen tranken bzw. aßen.
Kraxe und Easy Rider (beides geliehen): Ich hatte mir vorgestellt, mit diesen Dingen flexibler zu werden, aber meine Schultern machten nicht mit und schmerzten schon nach

kurzer Zeit. Zeitweise war der Easy Rider als Einschlafhilfe von Nutzen, wenn ein Baby ganz und gar quengelig war. Der Körperkontakt wirkte meist Wunder, selbst bei schlimmen Bauchkoliken.

Bis Ende des 5. Monats lagen beide in einem Gitterbett (70 x 140 Zentimeter). Wickelkommode steht am Kopfende eine Bettes, so dass ich auch Sichtkontakt mit dem anderen Kind habe, wenn ein Kind gewickelt wird, und auch die Kids von der Wickelkommode herunter bzw. zum Geschwisterchen herauf gucken können. Die Firmen Hipp (Päckchen mit 12 Flaschen Saft, 12 Gläschen Gemüse/Obst und diverse Plastiklöffel) und Mapa GmbH (NUK - sechs große und sechs kleine Flaschen und viel ganz gutes Spielzeug alles doppelt) sollte man unbedingt anschreiben und um Unterstützung bitten.

Den Wickeltisch hat mein Mann direkt in einen schönen, alten Herrenschrank eingebaut (auf der Bügelseite). Dazu ist ein wenig handwerkliches Geschick notwendig, aber es hat sich wirklich gelohnt. Der Wickeltisch ist so breit, dass ich zu Anfang beide Kinder gemeinsam rauflegen konnte, ohne dass eines herunterfallen honnte. Außerdem hat man von Windeln über Öl bis zu den Socken alles in Reichweite. Wenn die Kinder später mehr Platz für ihre Sachen brauchen, kann man die Platte einfach abbauen.

Was ich bis heute mehrmals täglich benutze, ist eine Bade-Wickelauflage auf der Badewanne. Da unsere Badewanne für solch ein Gestell nicht sicher genug war, haben wir noch eine zusätzliche Eisenstrebe untergelegt, so dass die ganze Sache einen sicheren Halt bekam. Sämtliche Pflegeutensilien finden im Bad Platz, so dass ich alles zur Hand habe, was zum Wickeln und Baden gebraucht wird.

Zum Transport in der Wohnung benutzten wir eine alte Sportkarre. Mona, die schwerere auf dem Sitz, Sara im Netz, als Sitz hatte ich einen Blechdeckel, 30 Zentimeter mit Kissen. Der Netzsitz passte in der Höhe genau auf Stühle, Sofa und mein Bett. So konnte das Ganze nicht kippen und ich beide bequem in der Wohnung mitnehmen.
Die ersten Monate war für mich sehr wichtig: Eine Hängematte im Kinderzimmer aufgehangen, beide Tragetaschen rein, mit viel Glück schlafen die beiden mal 20 Minuten gleichzeitig (solange sie in die Tragetaschen passten.)

Unser Kinderwagen ist ein Jogger von TfK (Trends for Kids). Er lässt sich von Anfang an fahren (mit Softtragetaschen). Dass man die Kinder in den Taschen kaum sieht, hat mich nicht so gestört. Sie haben beim Spazierengehen eh geschlafen. Später wird aus den Softtaschen ein Fußsack. Da entfällt die Extraanschaffung. Für den Jogger habe ich noch ein zusätzliches Schwenkrad, das ich bei Stadtbesuchen schnell mal auswechsle und damit dann noch mobiler bin. Jetzt gibt es anscheinend auch feste Tragetaschen, die man entgegen der Fahrtrichtung aufsetzt und so die Babys anschauen kann. Und ein anderes Modell, das die Schwenkräder schon eingebaut hat, gibt es auch.

Wir hatten circa zwölf Glasflaschen. Der Vorteil: Sie sehen auch nach wiederholter Benutzung (Auskochen, Sterilisieren) noch gut aus und die Kinder können sie nicht halten, das heißt, sie gewöhnen sich nicht an die Flasche, ein Dauernuckeln wird verhindert. Wir hatten uns einen Vaporisator angeschafft. Die Flaschen verkalkten nicht so wie beim Auskochen und man konnte sie gleich darin aufbewahren.
Für unterwegs hatten wir eine Thermoskanne mit abgekochtem Wasser dabei, sowie in kleinen ausgekochten Flaschen Portionen abgemessenen Pulvers und in einer Flasche abgekochtes abgekühltes Wasser.
Jeder hat sein eigenes Lammfell. Wo das Lammfell war, fühlten sie sich heimisch (Urlaub/Reisebett). Das haben wir im Winter in den Kinderwagen gelegt. Da spart man sich den Winterfußsack.
Zum Spielen auf der Krabbeldecke, baute mein Mann ein passendes Spielgestell aus Holz. Dieses Gestell (an dem Spielsachen ausgehängt werden können) machte unseren Kindern sehr viel Freude. Kosten dafür circa 10 Euro.

Prinzipiell habe ich mir alles besorgt, was mir das Leben mit Zwillingen erleichterte, zum Beispiel ein Lullybaby, als ich merkte, dass meine Kinder mit Leidenschaft schaukeln.

Kann man Zwillinge stillen? Ja!

Mit der richtigen Anleitung und Einstellung schaffen es viele Zwillingsmütter, ihre Zwillinge zu stillen. Mein Tipp: Unbedingt mit einer Stillgruppe (und am besten einer anderen Zwillingsmutter) Kontakt aufnehmen.
Ich selbst konnte Maxi und Conny nicht mehr stillen. Sie waren nach fünf Wochen Klinik zu sehr an die Flasche gewöhnt, und ich zu unerfahren und nervös. Rat habe ich mir leider nicht gesucht.

Schon im Krankenhaus hatte sich meine Milchproduktion voll auf die Zwillinge eingestellt; die Menge reichte, nur tranken beide nicht an der Brust, bzw. so langsam und so wenig, dass ich nur noch hätte stillen müssen. So habe ich mir eine elektrische Pumpe geliehen und die Milch voll abgepumpt. Das heißt, der eine bekam Milch von der letzten Pumpaktion und während dieser trank, pumpte ich die Milch für den Zweiten, so hatte ich immer eine Ration übrig, bzw. für kleine Zwischenmahlzeiten die Milch schon bereit. Ich

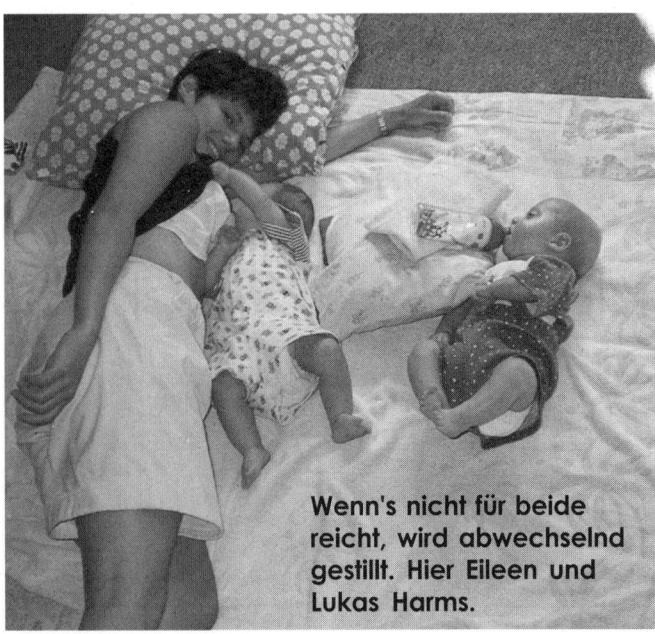

Wenn's nicht für beide reicht, wird abwechselnd gestillt. Hier Eileen und Lukas Harms.

habe also so oft gepumpt, wie sich die Zwillinge meldeten, das war, wie beim Stillen bis zu zehn Mal oder auch noch öfter. Die Milch habe ich nie in den Kühlschrank getan, sondern die Fläschen immer im Zimmer in der Nähe der Heizung deponiert, so waren sie immer richtig temperiert und die Fläschchen habe ich auch nur einmal mit Milch gefüllt und dann wieder ausgekocht. Ich hatte nie Theater mit saurer oder zu heißer oder zu kalter Milch oder Soor.

Eine Mutter von Zwillingen (zu früh geboren, mit Kaiserschnitt) wurde angehalten, die Milch nach jedem Stillen restlos abzupumpen. Also bildete sich immer mehr Milch, die Brüste schwollen an, die riesigen Mengen konnten von den Kleinen nicht mehr bewältig werden; nach drei Tagen abpumpen waren beide Brüste entzündet und es wurde empfohlen, abzustillen. Die arme Frau hatte furchtbare Schmerzen und bekam zuletzt Medikamente zum Abstillen. Ich habe meine beiden drei Monate voll gestillt (jeder hatte eine Seite) und dann nach und nach Breimahlzeiten eingeführt. Mit sechs Monaten waren beide abgestillt.

Wie bei Florian waren meine Brustwarzen auch diesmal sehr empfindlich. Beim ersten Anlegen (nur zur Milchbildungsanregung) durch Jennifer blutete eine Warze bereits. Dominik habe ich gar nicht angelegt. Er war ja noch ein bißchen schwächlich, hat nur genuckelt. Jennifer habe ich immer wieder mal angelegt, so wie ich's halt ausgehalten habe. Sie war sehr hungrig und hatte auch einen guten Zug drauf!
Als die Milch einschoss, wurden meine Brüste knochenhart. Jede Berührung ließ mich schmerzhaft zusammenfahren. Da hat mir die Kinderschwester wirklich sehr geholfen. Eingeschmiert, beim Abpumpen geholfen, mir Mut gemacht. Als das wieder okay war, hatte ich mein Brustwarzenproblem aber noch nicht gelöst.

Ich konnte beide voll stillen, war auch sehr stolz darauf. Meine Einstellung: bis andere Fläschchen gekocht haben, sind meine Kinder satt. Svenja war meist geduldiger als Erik, wenn sie mal gemeinsam Hunger bekamen. Da sie auch kräftiger sog, bekam sie manchmal die Vorspeise, Erik das »Essen«, und dann Svenja ihre zweite Portion.
Ich stillte sie gern einzeln, weil ich sie dann schön im Arm halten konnte. Ich stillte jeweils an der Brust, an der am längsten nicht getrunken wurde. Manchmal war Erik Num-

mer zwei und bei der nächsten Mahlzeit drängte er sich vor. Zusammen stillen ging ganz gut, wenn mir jemand beim Anlegen half. Die Körper lagen dann unter meinen Armen auf der Couch. Einen Nachteil hatte die Stillerei für mich: ich bin immer gleich aufgestanden, damit mein Mann auch nicht unnötig wach wird und habe ihn dadurch »verwöhnt«.

Schon im Kreißsaal durfte ich die beiden anlegen, sie sogen schon sehr kräftig und anfangs tat es ganz schön weh. In den ersten Tagen und Wochen hatte ich öfters wunde Brustwarzen, die ich mit Zinkpaste (dünn auftragen!) und viel frischer Luft an die Brust wieder zum Heilen brachte.

In der Klinik hatte ich schon gemerkt, dass ich viel mehr Milch geben konnte, wenn die Kinder direkt von der Brust getrunken haben als beim Abpumpen. Ich musste die Kinder immer vor und nach dem Stillen wiegen und konnte es so feststellen.
Als ich zu Hause war, haben mir alle Mut zugesprochen, ich solle die Kinder lieber nicht mehr wiegen sondern stillen: Angebot und Nachfrage regeln das Ganze schon.
In den ersten 12 Tagen zu Hause habe ich immer noch zugefüttert was die Klinik empfohlen hatte, aber immer stärker reduziert. Und als einmal meine Kindermädchen nicht gekommen sind, deren Aufgabe auch war, das Fläschchen zu geben, habe ich mit dem Zufüttern aufgehört. Ich habe sehr viel getrunken und mich bemüht, kräftig zu essen. Fürs Stillen habe ich mir angewöhnt, dem einen Kind die eine und dem anderen Kind die andere Brust zu geben, so dass keiner zu kurz kam. Die Hebamme, die ich einmal um einen Hausbesuch bat, stellte fest, dass eine Brust »leichtgängiger« war - und schlug vor, dem schwächeren Kind die leichtgängigere Brust zu geben.
Ich habe es dann monatelang so gemacht, dass ich alle 10 bis 14 Tage die »Brüste gewechselt« habe, damit sich die Kinder nicht zu sehr an eine Lage gewöhnen, sondern immer wieder andere Muskeln beansprucht wurden.
Ich habe den Haushalt sozusagen liegenlassen, in meiner großen Wohngemeinschaft hatten wir auch eine Köchin angestellt, meine Freundinnen haben für mich gekocht, der Einkauf wurde auch von einer Person für alle gemacht. Wenn diese Bedingungen nicht gewesen wären - ich weiß nicht, ob ich es durchgestanden hätte, meine beiden frühgeborenen Kinder voll zu stillen.

Nach der Mahlzeit oder manchmal auch während der Mahlzeit sind die Babys eingeschlafen und nach ein bis zwei Stunden hatten sie schon wieder Hunger und die nächste Runde begann. Ich habe dann oft mit den Kindern geschlafen, weil ich in der Nacht ja auch keine Pause hatte.
Es war für mich nicht leicht, vom Berufsalltag umzusteigen auf eine Frau, deren Hauptfunktion im Stillen lag. Aber: ich glaube heute, dass es sich gelohnt hat. Keiner sieht den Kindern an, dass sie frühgeboren sind, sie haben sich toll entwickelt. Ich führe das auch aufs Stillen zurück.
Jetzt dauert das Stillen natürlich auch nur noch drei bis fünf Minuten tagsüber, nachts ist es allerdings schon oft anstrengend.

Gestillt habe ich nicht. Die Zwillinge waren recht klein und schwach und wurden im Krankenhaus nur mit der Sonde und später der Flasche ernährt, allerdings mit Muttermilch, die ich vier- bis sechsmal am Tag abgepumpt habe. Stillversuche habe ich dann zu Hause auch gewagt. Jana wollte mich immer »beißen« und Marius schlief generell an der Brust ein. Ich gab es dann auf. Gerne hätte ich beide gestillt, aber ich hatte damals nicht die Geduld und die Nerven und auch keinerlei Hilfe und Unterstützung.

Ich habe circa 4 1/2 Monate voll gestillt, danach Brei, Gläschenkost und Flasche (Schmelzflocken) gefüttert. Ich habe nach Bedarf gestillt. Wenn beide hungrig waren, habe ich beide gleichzeitig gestillt (dabei habe ich dann manchmal gestrickt oder telefoniert). Wenn nur ein Kind Hunger hatte, habe ich auch einzeln gestillt. Beim gleichzeitigen Stillen habe ich mich auf das Sofa gesetzt und die Kinder mit zwei großen Kopfkissen abgestützt.

Das Stillen hat nicht geklappt, sie sind immer wieder eingeschlafen, es hat sich in die Länge gezogen, zum Schluss waren sie auch zu müde, die Flasche zu trinken, also habe ich weiter abgepumpt, vier Monate lang, dann hatte ich eine Brustentzündung nach der anderen, jedesmal mit 39 Grad Fieber und habe abgestillt. Gleichzeitig stillen habe ich auch probiert, weil ich dachte, wenn eines trinkt, läuft es sowieso auf der anderen Seite und ist nicht so anstrengend für das andere und ich brauche nicht ständig eines weglegen, weil es schon wieder schläft und das andere wieder holen, weil es schon wieder schreit, aber mir rutschten die

Kissen weg und eine bequeme Haltung habe ich nicht gefunden. Heute glaube ich, es war einfach nur zuviel Neues auf einmal und die Unsicherheit am Anfang. Wenn ich heute noch mal Zwillinge hätte, ich bin fast sicher, ich würde es schaffen, sie zu stillen, einen quengeln lassen (das muss man nämlich auch erst lernen) und später dann gleichzeitig versuchen zu stillen, um Zeit zu sparen.

Ich hatte die Bedeutung regelmäßigen und häufigen Saugens unterschätzt. Ich versorgte die Kinder in der Kinderklinik nur tagsüber und legte sie dann auch regelmäßig an. Doch das reichte nicht; noch dazu im vier-Stunden-Rhythmus! Ich wollte ja auch keine unnötige und zusätzliche Gewichtsabnahme riskieren, und so bekamen sie nach jedem Stillen zusätzlich eine Flasche angeboten. Dann erkrankte Henning und saugte tagelang überhaupt nicht mehr. Ich versuchte abzupumpen, doch meine Brust gibt die Milch an dieser Maschine nicht frei. Nach fürchterlichen Erfahrungen beim ersten Kind, wo ich mir wie eine Milchkuh vorkam und mir eine Brustentzündung holte, existiert wohl einfach eine psychische Sperre. Der Milchfluss setzt gar nicht erst ein.
In diesen etwas entmutigenden Tagen bekam ich viel Zuspruch von einer Kinderschwester, die in der Klinik speziell für Stillfragen zuständig war und sich ganz besonders um die Frauen kümmerte, die ihre Kinder in der Kinderklinik versorgen mussten.

Während der ersten drei Monate habe ich die Kinder so gut es ging gestillt. Ich merkte bald, dass der in der Kinderklinik antrainierte vier-Stunden-Rhythmus für mich fast unverzichtbar war, wenn ich wenigstens das Wichtigste und Unaufschiebbare in unserem 7-Personen-Haushalt schaffen wollte, und so bot ich den beiden nach jedem Stillen die Flasche an.
Dieses Verfahren funktionierte recht gut. Hauke ernährte sich fast ausschließlich von Muttermilch. Henning trank öfter mal etwas aus der Flasche nach. Mir war klar, dass es so keine richtige Stillbeziehung geben würde, aber es war ein Kompromiss, mit dem ich zurechtkam. Auch die Kinder nahmen beides gern: die Brust und die Flasche.
Sie hatten stets gemeinsame Mahlzeiten. Jeder hatte »seine« Brust, und ich stillte sie gleichzeitig. Henning war meistens eher fertig. Wenn er noch nicht ganz zufrieden war und schon nach seiner Flasche verlangte, baute ich ihm mit

Tüchern eine »Flaschenhalterung«, und er konnte schon weitertrinken. Ich wäre nie auf die Idee gekommen, meine Einlingskinder ihre Flasche auf diese Art und Weise trinken zu lassen. Henning konnte dabei nicht mit mir kuscheln. Er musste sich mit meiner Stimme zufrieden geben. Bei Zwillingen ist eben manches anders.

Meiner Meinung nach ist das überhaupt ihr größter Nachteil: ihnen fehlt der Freiraum, ihre Eltern für eine gewisse Zeit mehr als alle anderen beanspruchen zu dürfen.

Manchmal legte ich das Kind, das gerade die Flasche trank, mit dem Rücken auf meine Knie, gab ihm mit einer Hand die Flasche und hielt mit der anderen seinen Zwillingsbruder an meine Schulter gelehnt, so dass er schon ein Bäuerchen machen konnte. (Dabei saß ich auf dem Sofa.) Als man sie mit einer Hand nicht mehr halten konnte, setzte ich mich oft im Schneidersitz ins Bett, legte sie rechts und links von mir und gab jedem die Flasche. So hatte ich wenigstens Blickkontakt mit beiden.

Es war sehr problematisch, zu stillen. Marvin lernte sehr schnell, er ließ sich gut anlegen und trank nach zwei Tagen wunderbar und viel, manchmal bis zu 80 Milliliter. Viviane schlief zu schnell ein, sie war ja kleiner und zarter, musste öfter angelegt werden. Ich habe jeden abwechselnd gestillt und Flasche gegeben, da meine Milch nicht ausreichte. Zusammen anlegen war bei meinen beiden undenkbar, Marvin lag zwar sehr ruhig, aber für Vivi hätte ich drei Arme gebraucht - sie zappelte, ließ immer wieder die Warze los.

Nach vier Wochen unendlicher Mühe gab ich unter Tränen das Stillen von Vivi auf, sie bekam nur noch die Flasche. Marvin stillte ich weiter, aber ich musste bei ihm auch mit Flasche zufüttern. Marvin stillte ich circa fünf Monate lang, am Schluss allerdings nur noch morgens, er bekam da schon Gläschenkost.

Aus meiner Stillerfahrung würde ich sagen, wenn Zwillinge die ersten Kinder sind, ist es sicherlich sehr schwierig und klappt nur bei Babys, die schnell lernen, auch Babys müssen das Trinken ja erst lernen.

Ich habe beide voll gestillt, aber immer nacheinander, da sie sehr unterschiedlich getrunken haben. Ausschließlich gestillt habe ich zehn Wochen und dann sechs Wochen lang langsam abgestillt. Ich kann nur empfehlen, in einem recht festen Zeitrahmen zu stillen, das heißt, die beiden hatten vom Krankenhaus diesen vierstündigen Rhythmus ohne Probleme oder großes Geschrei drauf, den habe ich beibehalten mit Varianten von maximal einer Stunde. Dafür habe ich auch die Kinder geweckt (nur nachts natürlich nicht). Ich hatte einfach Angst davor, laufend ein Kind an mir zu haben und habe deshalb so genau nach der Zeit gelebt. Eine konsequente Zeitfestlegung so weit wie nur möglich finde ich sowieso sehr wichtig, sonst kommt man bei Zwillis einfach zu nichts mehr.

Nach einer Zeit hat mich die Stillerei »genervt«, so dass ich begonnen hatte, Mahlzeit für Mahlzeit abzustillen. Deswegen hatte ich lange genug ein schlechtes Gewissen, da ich noch lange viel Milch hatte, was wohl ohne Probleme noch einige Zeit für beide ausgereicht hätte. Aber die Zeitersparnis durch Stereofüttern mit der Flasche war schon toll und außerdem konnte jetzt auch mein Mann abends füttern und ich etwas für mich unternehmen.

Ich hatte mir zwar ganz fest vorgenommen, beide Kinder zu stillen, bekam aber keinerlei Unterstützung durch die Kinderschwestern. Vor jeder Mahlzeit musste ich Kind 1 über einen ewig langen Flur zum Wiegen bringen, dann zurück, anlegen und wieder zum Wiegen. (Das mit einer stark schmerzenden Naht). Als ich dann vollkommen deprimiert sah, dass es nur 50 Gramm getrunken hatte, musste ich die ganze Prozedur mit Kind 2 nochmal durchmachen. Dadurch verging mir das Stillen im wahrsten Sinne des Wortes. Ich habe dann abgepumpt, aber gereicht hat es für beide nie, nach circa einer Woche habe ich es dann ganz aufgegeben.

Das Stillen von Zwillingen wurde sehr unterstützt. Der erste Stillversuch war circa vier Stunden nach dem Kaiserschnitt. Eine ältere Schwester half mir und unterstützte mich sehr. Ich konnte mich ja kaum bewegen, sie legte die Kinder also irgendwie an, die auch beide saugten, aber da das Ganze schwierig zu machen war (es war zumindest garantiert ein komisches Bild), war der erste Versuch kurz. Sie tröstete mich aber und sagte, dass das ganz normal sei und diese »Prozedur« jetzt am besten jedesmal stattfinden sollte, um den Milchfluss anzuregen. Zusätzlich hatte ich eine elektrische Pumpe zur Anregung. Am dritten Tag kam dann der Milcheinschuss, gigantische, harte Brüste. Wieder gute Hilfe und beide Kinder tranken auf Anhieb, so dass sie voll gestillt werden konnten.

Ich hatte in der Klinik schon beide Zwillinge gestillt. Die Milch reichte aber noch nicht aus, also wurde zugefüttert. Zu Hause wollte ich damit gar nicht erst anfangen. Ich ging davon aus, daß sich die Milchmenge nach Bedarf richtet. Natürlich musste ich sie in den ersten Tagen öfter anlegen, manchmal stündlich.

In der ersten Woche zu Hause hatte ich manchmal kaum Zeit zum Essen, von Schlafen war sowieso keine Rede. Auch der Haushalt blieb liegen. Die Abstände zwischen den Mahlzeiten wurden aber täglich größer. Nach etwa zwei Wochen hatte sich ein ziemlich genauer 4-Stundenrhythmus eingependelt. Um genügend Milch »produzieren« zu können, muss man natürlich sehr viel trinken. Ich bevorzugte Fencheltee, Milch und alkoholfreies Bier. Mit den Kalorien hatte ich während der Stillzeit keine Probleme, erst danach.

Beim Stillen achtete ich darauf, jedes Kind abwechselnd an jeder Seite trinken zu lassen. Die Milchmenge ist nicht immer auf beiden Seiten gleich, und durch den regelmäßigen Wechsel gleicht sich das aus. Ich habe beide Zwillinge fast fünf Monate voll gestillt. Dann stellte ich mittags auf Gemüsebrei um. Am ersten Tag bekam jede nur einen Löffel voll, dann wurde die Menge langsam gesteigert.

Gestillt habe ich die Zwillinge meistens nacheinander. Da die beiden ziemlich regelmäßige Zeiten hatten, konnte ich mich darauf einstellen und beim ersten »Piepsen« gleich die erste aus dem Bettchen nehmen. Bis die zweite dann aufwachte, war die erste meistens fast fertig und die Wartezeit ließ sich mit Hilfe des Schnullers und ein bißchen Erzählen und Vorsingen leicht überbrücken.

Nach längeren Spaziergängen hatten allerdings beide gleichzeitig Hunger. Dann setzte ich mich im Schneidersitz aufs Ehebett und nahm in jeden Arm ein Kind. War eine eingeschlafen, konnte ich sie neben mich gleiten lassen und nachher in ihr Bettchen legen. Auch wenn beide ihre Schreistunde hatten, hielt ich sie so.

Anfangs stillte ich beide Kinder voll. Gleichzeitiges Stillen brachte ich technisch nicht fertig, ich hatte dabei auch das Gefühl, dass die Babys nicht voll bei der Sache waren. So legte ich sie nacheinander an, den Hungrigsten zuerst. Meistens wachten sie in 15minütigem Abstand nacheinander auf. Schlief einer weiter, so habe ich ihn munter gemacht, also die beiden »gleichgeschaltet«, besonders nachts. Dann hatte ich wenigstens nur »einen Abwasch«. Das Stillen wurde mir bald zu viel, ich hatte das Gefühl, wie festgenagelt zu sein. Erst ein Baby anlegen, dann das nächste und die Zeit verrann. Ab der 6. Woche begann ich deshalb, adaptierte Babynahrung zuzufüttern, wobei ich die Menge langsam erhöhte. Die Babys stillte ich im Wechsel, damit jeder dasselbe erhielt. Für mich war das sehr erleichternd, so konnte auch mein Mann ein Kind füttern und die »Fütterung der Raubtiere« dauerte nicht so lange.

Das Stillen war zwar recht stressig, oftmals brauchten die Kinder alle zwei Stunden die Brust, aber ich würde es immer wieder so machen. Ich sagte mir, Flaschenfütterung ist auch nicht ohne. Nachts wurde ich dann aber zum Glück nach vier Wochen für acht bis neun Stunden in Ruhe gelassen und in der Zeit konnte ich wieder etwas Kraft tanken.
Anfangs habe ich die Kinder immer einzeln gestillt. Weil ich dann aber, wenn beide gleichzeitig Hunger hatten, das Geschrei des anderen nicht mehr ertragen konnte, versuchte ich es mit beiden gleichzeitig. Ich legte Kissen aufs Sofa, meine Kinder darauf (die Beine nach außen), setzte mich dazwischen und zog einen nach dem anderen an meine Brust. Das war zwar nicht sehr bequem aber immer noch besser, als ein furchtbar schreiendes Baby, während das andere an der Brust trinkt.
Zuerst habe ich versucht, auf Anraten der Säuglingsschwester und der Hebamme, jedes Kind im Wechsel mal rechts, mal links anzulegen. Aber Christian kam an der rechten Brust einfach nicht so gut klar, er war kein so guter Sauger und bekam die rechte Brust einfach nicht gut leer, so dass ich Probleme mit dieser Brust bekam. So legte ich Stefan rechts an und die Brust wurde ausreichend geleert, denn er war immer sehr hungrig und saugte sehr gut. So bekam letztendlich immer Stefan die rechte und Christian die »besser laufende« linke Brust.
Ich muss noch sagen, dass meine Kinder konsequent nie aus der Flasche trinken wollten (außer in den ersten Tagen im Krankenhaus). Ich habe oft probiert, ihnen Tee oder Saft und auch mal ausgedrückte Milch mit der Flasche zu geben, aber sie weigerten sich strikt dagegen. Mit der Schnabeltasse klappte es dann besser.

Ich konnte beide Kinder gut stillen. Ich finde, dass jedes Baby das Recht hat, wenigsten beim Trinken, die Mutti ganz für sich alleine zu haben. Also stillte ich beide hintereinander.

Fiona war die Geduldigere, musste meistens warten. Dafür nahm sie sich dann auch viel Zeit (bis zu 20 Minuten).
Fabian brauchte höchstens sieben Minuten. Trank Fabian zum Beispiel an meiner rechten Brust, war Fiona zufrieden, wenn sie dicht an meinen Oberschenkel gekuschelt und mit einem Schnuller ausgerüstet zu mir hochsehen konnte.

Ich habe während meines Klinikaufenthaltes nach zehn, bzw. 14 Tagen zweimal täglich gestillt. Gleich einen Tag nach der Sectio habe ich angefangen, abzupumpen - sechs- bis achtmal täglich. Als ich zu Hause war, ging ich einmal täglich zum Stillen und pumpte zehn- bis zwölfmal ab, um die Milchproduktion anzuregen. Ich habe dann insgesamt sieben Monate lang voll gestillt! Und es hat sich der Mühe gelohnt.
Mein Tipp: Nicht auf andere »tolle wissende Stillende« hören. Ich habe jeden Zwilling bis zu zehn-, zwölfmal angelegt, bis die Milchmenge reichte. Nach zwei bis drei Wochen (nach der Kinderklinikzeit) haben sich die Brüste auf die Milchmenge eingespielt. Anlegen, anlegen, anlegen und viel Flüssigkeit zu sich nehmen! Ich habe zum Teil einzeln gestillt oder gleichzeitig. Bewährt hat sich folgende Methode:
- ins Bett setzen oder auf's Sofa, um die Hüften und den Bauch bis unter die Brüste mit Kissen unterlegen,
- ein Zwilling rechte Brust, Beine seitlich rechts am Körper der Mutter vorbei,
- ein Zwilling linke Brust, Beine seitlich links am Körper der Mutter vorbei,
- ich gab jedem Zwilling »seine Brust«, also immer die gleiche. Als ich am Anfang immer abwechselte, kam die Milchmenge bzw. die Brüste durcheinander.
- Grundsätzlich sollte der Zwilling mit dem »stärkeren Zug« auf der Seite mit der schlechter produzierenden Brust!
- Gnadenlos vor Besuchern stillen (nur bei einzelnem Stillen), sich gar nicht erst genieren oder in Stress versetzen lassen. Oder: keine Besuche empfangen (Neugierige schon gar nicht) oder rechtzeitig darauf hinweisen, dass Besucher zur Stillzeit bitte zu gehen haben.

Ich habe Benita und Amelie sieben Monate voll gestillt, ich habe Fabian schon gerne gestillt. Die ersten vier Wochen habe ich für Amelie immer Milch abgepumpt. Während ich Benita auf einer Seite stillte, habe ich gleichzeitig mit der Handpumpe die andere Brust abgepumpt. Benita musste

nur den Mund aufmachen und die Milch spritzte ihr in den Mund. Sie hat damals immer viel gespuckt, weil sie wohl zu viel und zu hastig ihre Milch bekommen hat. Beim nächsten Stillen habe ich Benita die abgepumpte Brust gegeben, um beide Brüste gleichmäßig zur Milchbildung anzuregen.
Nach circa zehn Tagen hat die abgepumpte Milch für Amelie gereicht. Die Schwestern im Krankenhaus haben sich gewundert »wie, das andere Kind stillen Sie auch voll?« Zu Hause gab es für Amelie später ausschließlich die Brust.
Wenn beide gleichzeitig Hunger hatten, hatte ich Benita zuerst gestillt, da sie immer sehr schnell mit Trinken fertig war (circa zehn Minuten). Amelie brauchte mindestens eine halbe Stunde. Wenn Manfred da war, hat er sie herumgetragen, wenn nicht, konnte der Schnuller hinhalten oder später konnte Spielzeug kurze Zeit vom Hunger ablenken.
Was noch wichtig ist, anfangs habe ich den Kindern immer abwechselnd die Seiten gegeben, um beide Brüste gleichmäßig anzuregen. Nach kurzer Zeit hat Amelie dann ausschließlich die linke Brust (die mit beruhigendem Herzschlag), Benita ausschließlich die rechte Brust bekommen. Aus Versehen ist mir manchmal passiert, zum Beispiel Amelie an Benitas Seite anzulegen. Sie wusste nicht, was sie da machen sollte. Jedes Kind war auf seine Seite fixiert, die falsche Seite war nicht die Nahrungsquelle und wurde abgelehnt.
Ich habe versucht, viel zu trinken, anfangs viel Milchbildungstee (selbst zusammengestellt nach Hebammenrezept: Fenchel, Anis, Brennessel, Frauenmantel und Süßwurzel zu gleichen Teilen gemischt). Außerdem habe ich »Oleum Lactagogum« (von Weleda, gibt es auf Rezept) benutzt, um die Milchbildung anzuregen. Mehrmals täglich habe ich die Brüste (außer den Brustwarzen) mit dem Öl einmassiert, das gut für die Durchblutung ist.

Ich stille Lisa und Hannah voll. Immer gerade so, wie sie sich melden. Wenn sie zu laut schreien und es nervlich für mich nicht mehr zu ertragen ist, lege ich beide gleichzeitig an. Das habe ich im Krankenhaus schon angefangen, so dass die beiden keine Schwierigkeiten haben, die Brust zu teilen. Schwierig wird es allerdings dann, wenn eine ein Bäuerchen machen muss, denn ein Baby an der Brust, das andere auf der Schulter, das schaffe ich nicht. Von daher finde ich das gleichzeitige Anlegen nicht optimal, obwohl es manchmal nicht anders geht. Schöner finde ich es, die Kinder nacheinander zu stillen, die Beziehung ist doch sehr viel intensiver.

Neben mir steht dann immer die Babywippe, wo ich schnell mal ein Baby ablegen kann.
Was man beim Stillen von Zwillingen nicht unterschätzen darf, ist der enorme Zeitaufwand. Wenn Hannah und Lisa nicht gleichzeitig kommen (jeder Tag und jede Nacht ist unterschiedlich!), sitze ich zeitweise stundenlang auf der Couch und stille. Haushalt etc. steht zur Zeit völlig hinten an. Es wäre wohl nicht zu schaffen, wenn ich nicht einen Partner hätte, der sowohl hinter dem »Stillen« steht als auch alle anfallenden Hausaufgaben nach seinem acht Stunden-Tag erledigt ...

Mein allergrößtes Lob gehört den Schwestern und Ärzten dieser Frühgeborenen-Intensivstation. Wieviel Stress und Arbeit auch immer dort waren, Tag und Nacht, alle hatten immer Zeit für ein freundliches Wort an die Eltern und ein Streicheln für die Kinder. Hier wurde ich auch gleich zu Still-(Abpump-)Versuchen ermutigt. Auf der Wochenstation, in der ich ja ohne Kinder lag, bekam ich von den meist unfreundlichen Schwestern wenig Hilfe beim Abpumpen der Milch.

Ich habe sie beide voll gestillt (anfangs musste ich zufüttern, ab der 6. Woche konnte ich beide voll stillen). Ein Kind rechts, ein Kind links. Anfangs kamen die Kinder bei jeder Mahlzeit an eine andere Brust, so wurden beide Brüste gleichmäßig von Arnaud, dem stärkeren Sauger, angeregt. (Als der Milchfluss gut eingespielt war, kam einen Tag Laurent an die linke Brust und Arnaud an die rechte und am nächsten Tag umgekehrt).
Falls beide gleichzeitig Hunger hatten, legte ich sie auch gleichzeitig an. Das hatte den Vorteil, dass Laurent es leichter hatte, weil die Milch auf seiner Seite fast automatisch floss, wenn sein Bruder auf der anderen Seite sog und für mich brachte es eine halbe Stunde lang Ruhe und das Gefühl eine »gute Mutter« zu sein.
Als ich meinte, nicht genug Milch zu haben, habe ich dann homöopathische Mittel zur Anregung der Milchproduktion genommen (dreimal pro Tag Tropfen Alfalfa TM und einmal pro Tag drei Kügelchen Calcarea Carbonica) und Kräutertee getrunken. Der Erfolg war großartig.
Rezept für Tee: 100 g Fenchelsamen, je 50 g Anis, Kümmel, Melisse. Von dieser Mischung circa 2 1/2 Kaffeelöffel für zwei Tassen, fünf bis zehn Minuten ziehen lassen, filtern. Um Zeit zu

sparen, habe ich immer gleich einen Liter zubereitet und den Tee auch kalt getrunken. Um die Milchproduktion nicht zu hemmen, sollte man Petersilie, Kerbel, Minze und Salbei vermeiden.
Mein Tipp: Mütter, die ihre Zwillinge stillen wollen, sollen das auch tun und sich nicht durch dummes Gerede davon abbringen lassen. Stillen war für mich die einfachste Ernährungsart und ich bin auch sicher, daß es den Kindern gutgetan hat. Während der ersten sechs Monate führte ich genaue Listen über Essenszeiten, Brustseite, Stuhlgang, Gewichtszunahme. Das Eintragen in die Listen wird zur Routine und ist gar nicht so mühsam, wie es sich anhört. Dafür hat man aber den Vorteil, dass man sich immer wieder beruhigen kann, falls man Zweifel hat in bezug auf Gewichtszunahme usw. Auch kam es mir am Anfang manchmal so vor, ich würde den ganzen Tag nur stillen (besonders um die 6. Woche herum und nach drei Monaten) und dann sah ich aber auf der Liste, dass jedes Kind auch nicht mehr als acht Mahlzeiten am Tag hatte.

Schon Stillen gilt: die Nachfrage regelt das Angebot, das heißt, eine größere Menge wird produziert, wenn öfter angelegt wird. Im Krankenhaus wird oft zugefüttert, auch ohne die Mütter zu fragen. Ich habe mich beim ersten Kind sehr aufgeregt, bei den Zwillingen habe ich nichts gesagt, um meine Ruhe zu haben, und erst zu Hause pendelte sich die Milchmenge, die benötigt wurde, langsam ein.
Wichtig: man sollte sich vernünftig ernähren und braucht - bei Zwillingen erst recht - unglaubliche Mengen zu trinken. Oft habe ich gerade nachts zwei bis drei Thermoskannen Tee in mich hineingeschüttet. Nervig sind Leute, die bei jedem Geschrei der Babys fragen, ob die Kleinen wohl auch satt sind. Mein Rat: Entweder weghören oder die Leute entfernen. Gut tut es, wenn der Partner einem Mut macht!
Ich fand das Stillen sehr praktisch: bei Besuchen schleppt man keine Tausend Sachen mit, selbst in Restaurants (ruhige Ecke) sind wir gewesen. Nachts konnte ich die Kleinen abwechselnd zu mir holen und wenigstens vor mich hin dösen. Nach drei Monaten merkte ich jedoch, dass das Stillen an meine Substanz ging und so begann ich am Nachmittag einen Banenbrei mit dem Löffel zu füttern. Das klappte prima und wurde gut vertragen.

Fläschchen und Brei

»Raubtierfütterungen« nannten wir die Prozedur, Maximilian und Constantin das Fläschchen zu geben. Trotz aller Verrenkungen schaffte ich es nicht, sie gleichzeitig zu füttern. Einer schrie immer und mir brach schon vorher der Schweiß aus. Brei gab's erst einmal aus der Flasche. Mit dem Löffel zu essen lernten sie ab neun Monaten. Dann klappte es problemlos. Schwierig sind die Mahlzeiten bei Zwillingen vor allem deshalb, weil die Babys oft gleichzeitig Hunger haben. Manche kann man problemlos gleichzeitig zufriedenstellen, bei anderen geht's nur nacheinander. Zum Glück sind Mütter erfinderisch.

Die ersten sechs Wochen habe ich beide zum Teil gestillt, Milch abgepumpt und Flasche gegeben. Anfangs habe ich für eine Flasche zwei Stunden gebraucht. Ich hatte immer heißes Wasser in einer Thermoskanne. Wenn die Kinder zur gleichen Zeit Hunger hatten, legte ich sie in Wippen und gab ihnen das Fläschchen gleichzeitig. Nachts wurden sie ohne jeden Kommentar und Lächeln abgefüttert. Ab circa acht Wochen lenkte ich sie durch Hinhalten und Wecken in den gleichen Essrhythmus.

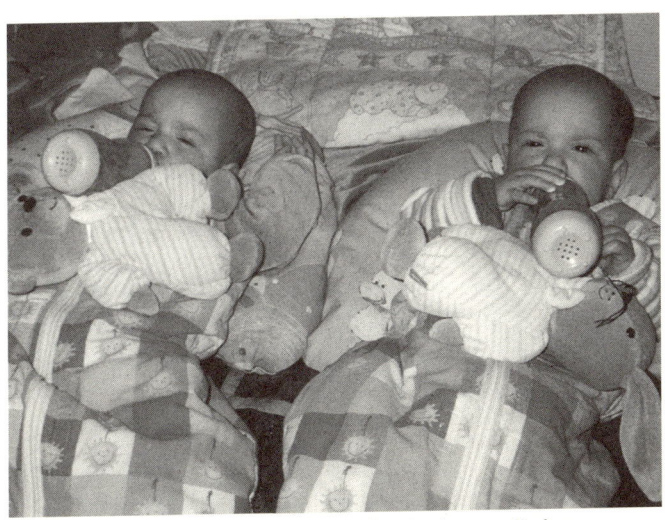

Cara und Dana trinken ihr Fläschchen alleine.

Nach zwei Wochen hatte ich alles gut im Griff. Ich habe die Kinder nacheinander gefüttert, der Wartende wurde auf der Wippe geschaukelt. Verschiedene Stellungen habe ich ausprobiert, aber auf dem Arm tranken sie am besten. Als sie nicht mehr so viel spuckten (mit fünf Monaten), habe ich sie ins Bettchen gelegt, die Flaschen auf ein Kissen daneben. So konnte ich in der Zeit noch etwas anderes tun.

Die Kinder wurden immer nacheinander gefüttert. Meistens das Kind, das mehr Protest machte, zuerst. Nach und nach gewöhnten sich die Kinder ans Warten. Meistens habe ich den wartenden Zwilling im Maxi Cosi neben mir und ich rede und spiele mit ihm, während ich das andere Kind füttere. Oder ich setze das wartende Kind in die Babyschaukel. Die haben wir uns ausgeliehen.

Gefüttert habe ich immer den zuerst, der als erstes wach war. Das wartende Kind habe ich in die Sofaecke gelegt und mit Nuckel und Erzählen bei Laune gehalten. Manchmal habe ich auch den Wartenden in den Baby-Safe gelegt, vor mich auf den Boden gestellt und mit dem Fuß leicht geschaukelt. Später habe ich den Brei für den ersten in die Flasche getan, größeres Loch in den Sauger, das Baby war schnell fertig und satt. Das zweite habe ich dann mit dem Löffel gefüttert. Jeden Tag abwechselnd.
Mit sechs Wochen fing Steffen an zu spucken, erst wenig, dann mehr und zum Schluss kam es aus Nase und Mund gleichzeitig geschossen. Ein neuer Arzt stellte eine Verengung des Magen-Pförtner-Muskels fest. Steffen musste ins Krankenhaus und operiert werden. Die zwei Wochen bis es soweit war, waren schrecklich. Ich weiß nicht mehr, wie ich das gemacht habe: Gefüttert, alles wieder raus, ich ganz voll, das Kind ganz voll und das zum Schluss fünfmal am Tag. Immer Angst, dass er im Schlaf erstickt oder austrocknet. Vivien war in dieser Zeit so pflegeleicht, getrunken, geschlafen und zufrieden.

Jedes Kind musste im Arm sein, wachgerüttelt werden, um weiterzutrinken. Sie schienen beim Trinken am schläfrigsten zu sein. Bis zu zwei Stunden Fütterzeit - furchtbar!
Nachts hatten wir angerührtes Milchpulver in Fläschchen im Kühlschrank, das mit Kochwasser aus der Thermoskanne aufgefüllt wurde, so dass das Verhältnis Milch/Pulver wieder ausgewogen und die Trinktemperatur richtig war.

Leichter gemacht haben wir es uns mit abgekochtem und auf 60 Grad abgekühltem Wasser in der Thermoskanne. Alles (Flaschen, Sauger im Drehverschluss, Nahrung, Medikamente ect.) haben wir auf einem Tablett gehabt, so dass wir überall in der Wohnung »Essen« machen konnten.
Die Nahrung für die erste Nachtmahlzeit haben wir vorbereitet, auch wenn sie dann einige Stunden in Wärmer stand. Bestenfalls hat eine geschlafen, während ich die andere gefüttert habe. Ist die Schlafende aufgewacht, während ich die Schwester gefüttert habe, habe ich sie in Lullababy angestoßen oder den Bollerwagen mit den Füßen hin- und hergeschoben. Ansonsten habe ich beide neben mich gelegt oder die Köpfe auf Beine (Oberschenkel) zum Füttern. Mit fünf Monaten haben wir ab und zu Milch mit Möhren auf dem Löffel gegeben. Richtig angefangen haben wir mit Löffel und Brei erst mit acht bis neun Monaten. Unsere Frühchen sollten erst spät damit anfangen. Allerdings haben sie die ersten zwei Brei-Monate nur wenig Brei gegessen und wir hatten immer noch je eine Milchflasche stehen.
Ich hatte einen Schnellkocher im Kinderzimmer, dadurch kochte das Wasser sehr schnell. Um die Flaschen abzukühlen, hatte ich immer zwei Schüsseln mit kaltem Wasser dastehen. Darin kühlten die fertigen Flaschen dann schnell ab. Die ersten zwei Monate kamen die zwei immer abwechselnd. Danach habe ich sie immer in die Wippen gelegt und zusammen gefüttert.

Zur Milchzubereitung kann ich nur raten, sich für die Nacht am Anfang die Flaschen fix und fertig vorzubereiten und sie dann in den Kühlschrank zu stellen. Wenn dann Geschrei angesagt ist, braucht man die Flaschen (ohne Deckel!) nur in der Mikrowelle warm zu machen. Sonst habe ich in einer Kanne immer abgekochtes Wasser stehen und mache es in der Mikrowelle warm und bereite dann die Flaschen zu. Das geht auch sehr schnell.
Gleichzeitig konnte ich sie nicht füttern. Immer wenn ich das versucht habe, haben sie mir fast alles wieder ausgespuckt. Nur mit Tee konnte ich sie relativ schnell beide gleichzeitig trinken lassen. Heute ist das jedoch gut möglich. Aber jetzt löffeln sie ja auch schon fast mehr, als dass sie Milch trinken. Als ich spitz bekommen hatte, dass Dörte immer schneller mit der Flasche fertig war als Wiebke, habe ich Dörte immer zuerst gefüttert. Zudem war Wiebke auch immer die Geduldigere im Warten und hatte auch nicht so starken Appetit.

Ich habe mich auf ein Sofa gesetzt, ein Baby auf dem Arm zum Füttern und das andere neben mir zum Gucken und mit Schnuller im Mund. Wenn Dörte satt war, konnte sie auch zuschauen ohne zu schreien. Wenn trotzdem eines schrie, habe ich dieses Baby in die Wippe gelegt und mit einem Fuß geschaukelt. Das andere habe ich natürlich dabei gefüttert. Nach kurzer Übung hat das wunderbar geklappt. Zum Einschlafen war das Schaukeln auch gut geeignet.

Mit knapp vier Monaten haben wir den ersten Brei gefüttert. Eigentlich hatte ich mit mehr Schweinerei gerechnet. Die kam dann erst später. Die Zwillinge haben erst alles wieder rausgeschoben, weil sie nichts mit dem Brei anzufangen wussten. Nach ein paar Sitzungen hat das aber geklappt. Mit Brei und Löffel haben wir parallel angefangen. Bis heute verdünne ich aber den Brei für die Flasche, wenn ich merke, dass ich mit dem Löffel nichts werden kann. Das ist meist dann, wenn die Kinder müde sind. Mit dem Löffel sollte man nur wache Kinder füttern. Die Flasche können sie notfalls auch im Halbschlaf trinken.

Ich wollte nicht stillen. Das Wasser für die Fläschchen habe ich immer in einem großen Gefäß in der Mikrowelle gekocht und dann in eine Thermoskanne gefüllt. Wenn das Wasser zu kalt war, habe ich es wieder in der Mikrowelle gewärmt und dann erst das Milchpulver dazugegeben und geschüttelt, da es so gleichmäßiger warm ist. Mit circa anderthalb Jahren tranken die beiden frische Kuhmilch.

Meist waren wir zu zweit, so dass beide gleichzeitig gefüttert werden konnten. Wenn einer mal alleine war, haben wir beide Wippen nebeneinander auf den Tisch gestellt und beiden gleichzeitig die Flasche gegeben. Die Wippen Kopf an Kopf auf ein Sofa gestellt, ging das Füttern auch ganz gut.

Die beiden haben die Fertigmilchnahrung gut vertragen. Ich habe immer ein paar Flaschen vorbereitet und dann in den Kühlschrank gestellt. Wenn ich sie brauchte, habe ich sie in der Mikrowelle warm gemacht.

Mein Mann hatte nach der Geburt vier Wochen Urlaub, so dass wir meistens zusammen füttern konnten. Beiden gleichzeitig die Flasche geben, konnte ich nicht. Meistens nahm ich Melanie zuerst, weil sie besser trank. Jana lag daneben im Maxi-Cosi und konnte zuschauen und warten!!! bis sie drankam. Das war für mich eine große Erleichterung. Wenn sie wirklich mal schrie, habe ich sie in die Ecke der Couch gelegt und Sebastian, unser Großer, hat ihr die Flasche hingehalten. Mit einem halben Jahr habe ich angefangen, etwas Obst (circa zwei Teelöffel) vor der Flasche zu geben. Sie haben bald vom Löffel gegessen. Als die beiden mittags nur noch Gemüse gegessen haben, habe ich selbst gekocht. Sie konnten damals noch nicht richtig sitzen, da habe ich sie immer in die Maxi-Cosis gesetzt und mich davor, so konnte ich sie zusammen füttern.

Da Jochen und Elke immer zur gleichen Zeit Hunger hatten, war am Anfang immer Oma (tagsüber) oder Papa (nachts) beim Flaschetrinken mit dabei. Wenn mal gar keiner greifbar war, habe ich ein Kind in die Wippe und das andere in die Tragetasche (ein Kissen für die Schräglage untergeschoben) und beide nebeneinander auf den Küchentisch gestellt. Mit einer Flasche in jeder Hand konnte es dann losgehen.

Die richtige Ernährung der Kinder war für uns von Anfang an ein Problem. Aus der Klinik waren die Kinder an einen bestimmten Sauger gewöhnt. Dieser Sauger war im Handel nicht erhältlich. Die Klinik war uns dabei behilflich, Sauger direkt von der Herstellerfirma zu besorgen, was sehr gut und sogar preisgünstig geklappt hat.
Als nächstes mussten wir die Flaschennahrung weit über das auf der Packung beschriebene Maß hinaus verdünnen, um die Gewichtszunahme in Grenzen zu halten. Das ist uns teilweise gelungen - die Kinder waren nie zu schwer, aber immer dicht an der Grenze.
Die Flasche haben wir mit dem ersten Geburtstag weggelassen und durch Milch aus der Tasse und Brot ersetzt. Als Durstlöscher tranken die Kinder Fencheltee mit Birnensaft verdünnt mit Wasser im Verhältnis 1 zu 2 (für uns vom Geschmack her nicht trinkbar, aber die Kinder haben keine der angebotenen Alternativen bis auf Wasser ohne Tee akzeptiert).
Brei haben wir vom vierten Monat an ohne langes »Löffeltraining« gefüttert. Allein und ohne zuviel Kleckerei essen unsere Mädchen seit dem zweiten Geburtstag. Damit begannen sie nur noch das zu essen, was ihnen schmeckt. Wir haben nie in die Kinder hineingestopft und wenn sie etwas nicht mochten, war die Alternative häufig kein Essen. Zur Zeit ernähren sich die beiden von Knäckebrot, Obst, Vollkornbrot, Fleisch und Müsli. Gemüse wird nur roh gegessen.

Voll stillen konnte ich meine Kinder nicht. Ich hatte leider nie mehr als 50 Gramm Milch. So lange es ging, habe ich die Kinder bei jeder Mahlzeit abwechselnd gestillt, und anschließend mit der Flasche gefüttert. Auf diese Weise wurde das bisschen Muttermilch gerecht aufgeteilt. Um den Überblick nicht zu verlieren, habe ich mir immer aufgeschrieben, wer als nächster dran ist.

Ich habe mir dann also genug Flaschen angeschafft, damit man nur einmal pro Tag abwaschen muss. Im Sterilisiergerät konnte man auch mal nur drei Flaschen sterilisieren, so konnte man auch eine kleine Portion Flaschen fertigmachen. Das Wasser - auch später für Brei oder Müsli - habe ich immer aus der Thermoskanne genommen. Alles andere würde viel zu lange dauern.

Bei Flaschennahrung habe ich immer getrennt gefüttert, da beide Kinder beim Trinken immer wieder Schwierigkeiten hatten. Warten mussten beide mal. Der Nils musste allerdings öfter warten, weil er sich leichter ablenken ließ. Mit Spielzeug war er noch ein bißchen beschäftigt. Mein Rat: Immer wieder versuchen, gemeinsam zu füttern. Man spart eine Menge Zeit. Die Nerven werden erheblich geschont. Mutter und Kinder haben erheblich weniger Stress.

Das Füttern mit dem Löffel ging erstaunlich gut. Nach zwei bis drei Fehlversuchen und dem Ausprobieren mehrerer Techniken, konnte ich die Kinder auch endlich gemeinsam füttern. Ich habe die in die Autositze gesetzt, Kinder, Sitze und Umgebung mit genügend Handtüchern abgedeckt und dann ging es los. An die Schweinerei - ohne die geht es ja sowieso nicht - muss man sich erst einmal gewöhnen.

Wir haben die Fläschchen für vier Mahlzeiten fertig vorbereitet und verschlossen im Kühlschrank aufbewahrt. Sie wurden nur in der Mikrowelle kurz erhitzt. Der Kinderarzt hatte keine Bedenken. Nur, wenn ein angebrochenes Fläschchen nicht ganz getrunken wurde, sollte es nicht weiter aufgehoben werden.

Als die Löffelfütterung begann, habe ich Karotten vorgekocht, gemust und im Eiswürfelbereiter portioniert. So hatte ich die Möglichkeit, ohne Reste die Mengen zu steigern. Später habe ich auch die Fleischportionen so eingefroren.

War mein Mann da, so wurden beide Kinder auf dem Arm gefüttert. Sonst beide gleichzeitig in den Wippen auf dem

Boden, ich saß dazwischen. Heißes Wasser für die Flaschen war stets in der Thermoskanne. Später ließ ich das Wasser durch die Kaffeemaschine laufen. Nach dem Schütteln war die Milch genau richtig temperiert. Ab dem 6. Monat bekamen sie Haferschleim. Als sie etwa drei Monate alt waren, habe ich die Flaschen mit Hilfe von Handtüchern oder Kissen abgestützt, kurz darauf hielten die Kinder die Flaschen selbst. Der erste Brei wurde wieder in den Wippen gefüttert. Ich habe nur dann mit dem Löffel gefüttert, wenn ich Hilfe hatte; die Kinder waren sonst zu unruhig.

Gefüttert wurde - Gott sei Dank bis auf wenige Ausnahmen - immer abwechselnd. Mit dem Löffel haben wir erst mit acht Monaten angefangen. Dafür ging es dann aber zügig voran. Nach ein paar Tagen schafften sie schon eine ganze Mahlzeit.
Später habe ich mir morgens immer selber Gläschen gemacht. Ein paar Zwiebacks mit Banane und Apfel oder anderem Obst mit dem Pürierstab püriert, etwas Möhrensaft oder Tee dazu und fertig waren die Gläschen für einen Tag. Aufbewahrt habe ich es in einer Gefrierdose oder in alten Marmeladengläsern.
Ein Kochbuch über die Ernährung im ersten Jahr hat uns darüber hinaus wertvolle Tipps gegeben. Man kann zum Beispiel Rind oder Huhn kochen dann pürieren bzw. durch den Wolf drehen, danach in kleinen Kugeln auf einem Backblech einfrieren und zum Schluss diese in einem Gefrierbeutel oder einer Gefrierdose einfrieren. So hat man immer eine Portion Fleisch zum Mittagessen da. Auf diese Art kann man sich auch portionsweise Obstmark zubereiten. Erdbeeren mit Banane pürieren und dann in einem Eiswürfelbereiter einfrieren, anschließend dann mit etwas heißem Wasser lösen und auch in Beuteln oder Gefrierdosen einfrieren. Mit Vollkornflocken und abgekochtem Wasser die ideale milchfreie Nachmittagsmahlzeit. (GU Küchenratgeber, Dagmar von Cramm »Für Babys«)

Als sie noch ganz klein waren, waren sie mal einen Tag genau zwei Stunden verschoben hungrig, da hatte ich das Gefühl, nur zu füttern und zu wickeln den ganzen Tag. Versuche, sie gleichzeitig zu füttern oder wenigstens näher beieinander, schlugen fehl, die die keinen Hunger hatte, wollte genau erst wieder nach vier Stunden was, da war nichts zu machen. Da habe ich schon mal den Überblick verloren, wer wann Hunger hat. Wir haben uns dann einen alten Wecker auf die letzte Fütterungszeit gestellt (ohne ihn aufzuziehen), damit auch der, der in der Nacht aufstand, gleich wusste, wann sie zuletzt gefüttert wurden, ohne den anderen wecken und fragen zu müssen.

Damit die Nuckel auch im Kühlschrank steril blieben, gab uns ein befreundeter Biologe den Rat, diese mit Folie zu umwickeln. Zum Füttern legte ich beide in ihre Babywippen und setzte mich mit einem Fläschchen in jeder Hand zum Füttern davor. Als die Kinder dann ihre Fläschchen allein halten konnten, war das schon wieder eine große Erleichterung.

Wir haben Fertigmilch gefüttert. Die Anfangsmilch hat sich sehr gut durch Schütteln aufgelöst. Später mit der Folgemilch hatten wir ständig Probleme. Immer wieder waren kleine und große Klümpchen in der Flasche, die den Sauger verstopften. Ich bin dann auf den Mixer umgestiegen. Das war prima. Man konnte in der Zeit die Flaschen mit Saugern komplettieren und hatte immer eine schöne Milch. Vor allem wurden die armen Hände und Arme geschont.
Meistens haben sie nacheinander die Flasche bekommen und zwar (fast) immer zuerst Benedikt. Er war zuerst wach. Am Anfang habe ich dann den wartenden Zwilling in den Stubenwagen gelegt und mit dem Fuß hin und her geschoben. Manchmal habe ich die beiden aber auch in die Autoschale gelegt und mich auf den Boden dazwischen gesetzt und die Flaschen überkreuz gehalten (war nicht ganz so anstrengend für die Arme) oder ich habe mich mit beiden in mein Bett gesetzt und auch da die Arme überkreuzt und die Köpfe auf meine Oberschenkel gelegt. Diese Möglichkeiten habe ich aber nur notfalls in Anspruch genommen. Am liebsten war es mir, wenn ich sie nacheinander füttern konnte, da somit jeder auch gleich seine Schmuseeinheiten bekam.
Beim parallel Trinken störten sie sich leider oft oder waren so abgelenkt durch die besondere Haltung, dass das Trinken viel länger dauerte, als wenn beide nacheinander getrunken hätten. Da beide Kinder viel spuckten, mussten sie allerdings vorm Füttern gewickelt werden und man musste sich dann schon ziemlich beeilen, weil man ja wusste, der Nächste kommt auch bald.

Als Nicole nach Hause kam, konnten wir sie erst hinterein-

ander füttern. Sandra trank wie gesagt sehr langsam. Ihr Rekord lag bei zwei Stunden für 80 Milliliter, nachts und ohne Bäuerchen. Mein Mann war der Leidtragende, versuchte er sie hinzulegen, wurde sie wach und hatte wieder Durst. Nicole dagegen war immer nach acht bis zehn Minuten einschließlich Bäuerchen fertig.
Der Grund war: in der Kinderklinik benutzt man aus Zeitgründen Sauger für Kinder ab sechs Monate. Da Nicole nun nicht mit den normalen Säuglingssaugern zurecht kam, kaufte ich große und siehe da auch Sandra wurde schneller. Bis die Mädchen zahnten, kaufte ich Silikonsauger, die sind haltbarer. Später benutzte ich Latex-Sauger mit Kreuzschlitz. Auch die Breimahlzeiten gab es manchmal aus der Flasche, wenn es den Mädchen nicht schnell genug ging.

Wir fütterten das Milchpulver, das die Kinder auch schon in der Klinik bekommen hatten. Wir hatten ständig abgekochtes, auf Trinktemperatur abgekühltes Wasser in einer Thermoskanne bereit. Sehr zu empfehlen! Meist füllte ich auch schon die entsprechende Pulvermenge in die Fläschchen und man brauchte sie nur noch mit dem Wasser aufzufüllen und kräftig zu schütteln.
Die Babys wurden meist gleichzeitig gefüttert, indem die Flaschen mit Kissen abgepolstert wurden. Ausnahme: Tilman hatte zeitweise während des Trinkens starke Bauchkoliken, so dass man ihn auf dem Arm füttern und ständig schaukeln und rütteln musste.
Gemüsebrei habe ich immer selbstgekocht (nur Biogemüse). Die ersten Löffelversuche (im 5. Monat) waren nervtötend; ich musste die gesamte Umgebung wie zu einer Operation abdecken, weil die beiden spuckten, niesten und husteten und mit dem Löffel überhaupt nicht zurechtkamen. Ich hatte Angst vor jeder Mittagsmahlzeit. Die beste Lösung war dann der Wickeltisch, auf dem beide gleichzeitig im Liegen (!) gefüttert wurden.
Sind beide gleichzeitig wach, lege ich sie nebeneinander auf ein Kopfkissen, setze mich davor und gebe jedem die Flasche in den Mund, klappt übrigens sehr gut. Ist einer schon eher fertig gewesen, hat meist ein wenig Singen oder Grimassenschneiden geholfen. Oder irgendwas erzählen mit viel Mimikspiel.

Tipp: Ich koche die Gemüsebreie selber in großen Mengen und friere ein. Nach ziemlichem Gewurschtele mit Brei in Pla-

stikbeutel einfüllen und richtiger Portionierung, habe ich von einer Drillingsmutter erfahren, dass man in den Gläschen zum Beispiel von Hipp sehr gut einfrieren kann, das Glas springt nicht, da ja die Deckel in der Mitte beweglich sind, allerdings darf man sie nicht randvoll machen circa ein Zentimeter sollte frei bleiben, damit sich die Luft ausdehnen kann. Dadurch ist selber kochen auch bei Zwillingen kein besonderer Aufwand und trotz »Bioland-Ware« wesentlich billiger (durchschnittlich circa 40 Cent pro Glas Gemüse).
Wenn beide ihre Zwischenmahlzeit mit Fluor und Sab-Tropfen bekamen, habe ich je ein Kissen neben ein Kind gelegt, eine Rille geformt, die Flasche hineingelegt und »eingestöpselt«. Als die beiden lebhafter wurden, hab' ich die Flasche mit einer Mullwindel am Kissen angebunden.

Ein Problem waren auch die Fütterungen. Nach zwei Monaten hatten sie den gleichen Rhythmus und beide schrien Zeter und Mordio, wenn sie Hunger hatten. Anfangs habe ich das abgekochte Wasser in die Flasche getan und dann bei Bedarf im Flaschenwärmer aufgewärmt. Das dauerte ihnen oft zu lange. Also kauften wir uns eine Thermoskanne, füllten eine Batterie Flaschen mit einer kleinen Menge kaltem Wassers auf, um sie bei Bedarf auf die gewünschte Wassermenge und Temperatur zu bringen. So waren fortan die Flaschen in ein paar Minuten fertig. Gefüttert haben wir sie parallel. Als sie ganz klein waren, haben wir sie uns auf die Oberschenkel gelegt.

Flaschen gebe ich immer gleichzeitig, in dem ich mich auf den Boden an das Sofa gelehnt zwischen die Maxi Cosis setze. Wenn ein Kind zu wild herum gerutscht ist, habe ich es auch schon festgebunden mit den Gurten. Das scheint die beiden auch nicht zu stören.
Erste Breiflasche: Schmelzflocken in Fencheltee mit Fertigmilch abends aus der Pulle ab circa vier Monaten. Zur gleichen Zeit habe ich mit etwas Karottenpürree in der Milchflasche begonnen, kontinuierlich gesteigert.
Löffeln: Mitte sechsten Monats mittags ein paar Löffelchen Karotte/Kartoffelbrei, Rest aus der Flasche, kontinuierlich gesteigert. Auch Löffeln parallel in derselben Position wie beim Flaschegeben: Zwischen den Maxi Cosis, ein Löffel nach rechts und einer nach links. Hat am Anfang Nerven gekostet, da das den Herrschaften nicht schnell genug ging.

Nach jeder Mahlzeit habe ich sofort abgekochtes Wasser in zwei Flaschen gegeben (soviel, wie ich bei der nächsten Mahlzeit kaltes gebraucht habe). Wenn die Kinder dann wieder Hunger hatten, habe ich im abgekühlten Wasser das Milchpulver geschüttelt (keine Angst, gibt keine Brocken oder Klumpen) und dann noch die benötigte Menge an heißem Wasser (entweder vorgekocht aus der Thermoskanne oder aus dem Blitzwasserkocher) dazugegeben. Für die Nacht habe ich gleich für jeden drei Flaschen so zurechtgemacht und Wasser in die Thermoskanne gegeben. Das hat dann die ganze Nacht über gereicht und die Zubereitung der Flaschen dauerte nicht lange.
Für mich war es anfangs auch ein Problem, wenn ich sagen sollte, wieviel die Kinder am Tag etwa trinken oder ob sie schon Stuhlgang hatten. Deshalb habe ich mir für jedes Kind ein Notizbuch angelegt, in das ich die Uhrzeit und die Menge der Flaschennahrung eingetragen habe. Auch die Mengen an Tee und ob Stuhlgang in der Pampers war.
Wenn einer warten muss, nicht immer derselbe. Meistens ging's parallel, im Ehebett (oder auf dem Boden) bekommt jeder eine Flasche oder ich lege beide jeweils in einem Baby-Safe (Wippe) ein kleines Sofakissen auf die Beine des Babys, Flasche daraufgestützt. Meistens klappt's, wenn's verrutscht, eine Hand hat man auf jeden Fall frei.
Als die Kinder fünf Monate alt waren, habe ich mittags Karotten passiert und vom Löffel gefüttert. Als sie sieben Monate alt waren, gab's zusätzlich abends noch Obstbrei vom Löffel. Entweder fütterte ich sie einzeln, das klappt besser, wenn noch nicht so perfekt vom Löffel gegessen wird. Oder ich füttere sie parallel - Methode »Baby-Safe« und einen Löffel rechts, einen Löffel links.

Ich habe die Flaschen immer morgens für den ganzen Tag zubereitet, dann in den Kühlschrank gestellt, ganz entgegen der Anleitung auf den Packungen, die besagt, dass man immer alles frisch zuzubereiten soll. Ich hatte im Krankenhaus als Sascha dort lag, mitbekommen, dass die Milchflaschen dort auch immer für einen ganzen Tag zubereitet werden, und dann auf den Stationen im Kühlschrank bereit gestellt werden. Daraufhin habe ich mich mit den Schwestern unterhalten, die mir berichteten, sie würden in gewissen Abständen Proben in Labors schicken, um sie auf Bakterien-Wachstum zu untersuchen. Für mich war klar, dass ich das auch so machen wollte. Kurz vor den Mahlzeiten hole ich die Flaschen heraus und stelle sie in den Flaschen-Wärmer, fertig! Anfangs hatten wir Glück, dass die beiden immer im Abstand von einer halben Stunde wach wurden und Hunger hatten. Als sie sich allerdings auf einen gleichen Rhythmus einpendelten, musste meistens Maren warten, da sie ruhiger war dabei, Sascha hat immer gleich fürchterlich geschrien. Manchmal habe ich sie auch gleichzeitig gefüttert, wenn es gar nicht anders ging und Maren auch solchen Hunger hatte. Ich habe sie beide nebeneinander auf die Krabbeldecke gelegt und mich davor gesetzt, ich habe nur Ventil-Sauger von Nuk benutzt, so dass ich dann bequem füttern konnte, ohne immer auf das Belüften achten zu müssen.

Den ersten Brei habe ich gefüttert, als die beiden circa fünf Monate alt waren, bei Maren klappte das ganz toll, sie hat keine Schwierigkeiten gemacht, Sascha hingegen ging es immer nicht schnell genug, fing dann an zu schreien, dann ging nichts mehr! Bei ihm sind wir dann auf Brei in der Flasche umgestiegen. Er hat einen Brei-Sauger bekommen, es klappte ganz toll, inzwischen haben wir es immer wieder mit dem Löffel versucht, bis er nach zwei Wochen den Bogen raus hatte, er war zwar immer noch sehr ungeduldig, aber war nicht mehr so wütend dabei, seine Ungeduld hat er allerdings bis heute beibehalten.

Ich habe immer gleich die doppelte Menge in einem Fläschchen angerührt (kurz bevor sie aufwachen könnten) in den Wärmer gestellt. Wenn sie dann Hunger hatten, brauchte ich nur noch die Hälfte in eine andere Flasche gießen und hatte somit auch viel Zeit gespart. Denn wenn erst mal größeres Geschrei in stereo aus dem Kinderzimmer dröhnt, geht meist auch das Zubereiten des Fläschchens daneben. Entweder es ist zu kalt oder zu heiß, das Pulver klumpt oder der Schnulleraufsatz passt nicht. Auch habe ich Teefläschchen mitbenutzt, weil meine Zwillinge am Anfang kaum Tee getrunken haben. Einmal am Tag wurde alles gereinigt und in kochendem Wasser sterilisiert. Nachdem sie getrocknet waren, wurde die Hälfte aller Flaschen gleich wieder mit der richtigen Menge Pulver gefüllt.

Ich habe die Zwillinge fast immer gleichzeitig gefüttert, weil keiner warten wollte und das Schreien mich mürbe gemacht hat. Ich habe die Zwillinge nebeneinander auf ein Kissen oder ins Ehebett gelegt, ihnen die Flaschen in den Mund geschoben und mit einen großen Daunenkissen abge-

stützt. So konnte ich sie abwechselnd hochnehmen zum Bäuerchen machen und der andere konnte weiter essen. Feste Nahrung haben meine beiden lange abgelehnt, ich musste alles ganz klein pürrieren und oft in die Flasche geben. Sie haben auch noch bis 14 Monate nachts eine Flasche getrunken.
Mit den Löffel haben sie sich nicht gleichzeitig füttern lassen, meist musste meine Tochter oder mein Mann mit helfen - wenn niemand da war, musste einer schreien. Ich habe dann mit den Hungrigsten angefangen. Aber auch diese Phase ging vorbei und sie ließen sich dann gleichzeitig im Hochstuhl füttern.

Wenn ein Kind schlief, fütterte ich nacheinander. Es kam auch vor, dass ich noch Zeit zum Spielen (mit einem Kind) hatte. Kurze Zeit später jedoch war automatisch das andere Kind wach. Meistens jedoch hatten sie den gleichen Rhythmus. Mit dem Fläschchen war das gleichzeitige Füttern eigentlich problemlos. Mit dem Gläschen gab es am Anfang einige Probleme, da beide Kinder gleichzeitig Hunger hatten. Trotz des Löffels im Mund schrieen sie weiter. Ich gab dann für den ersten Hunger erst einen Moment das Fläschchen, dann den Löffel. Täglich reduzierte ich das Fläschchen, bis die Kinder merkten, dass sie auch mit dem Löffel satt wurden. Jeder hatte seinen eigenen Teller und Löffel. Abwechselnd fütterte ich rechts und links. Es kam allerdings auch schon vor, dass ich den Löffel vertauschte.

Meine Zwillinge hatten immer zu unterschiedlichen Zeiten mit Blähungen zu kämpfen. Durch die Flaschenzubereitung mit Fencheltee oder die Wärmflasche ließ es sich zwar lindern, die beste Hilfe erhielten wir jedoch von unserem Kinderarzt. Er verschrieb uns »Sab«-Tropfen. Die bringen wirklich Linderung. Ich habe meinen beiden auch den Bauch geföhnt. Die Hand zwischen Föhn und Baby's Bauch legen. Auf lauwarmer Stufe einige Minuten föhnen, dann in eine Decke einwickeln und ab ins Bett.

Schlafen oder wie kriegt man die Nächte rum?

Das schlimmste in den ersten zweieinhalb Jahren unseres Lebens als Zwillingseltern war das enorme Schlafdefizit. Maximilian und Constantin »kamen« in manchen Nächten (zeitversetzt) bis zu zehnmal. Schrecklich.
Gott sei Dank haben andere Eltern andere Erfahrungen. Nicht immer verläuft die Schlafenszeit so chaotisch wie bei uns.
Übrigens: Auch unser Einling hat nachts immer besonders gern »Zicken« gemacht.

Ein gemeinsames Zimmer ist praktischer beim Einschlafen, die Kinder fühlen sich wohler. Ich hatte zwischen den beiden Betten einen Stuhl für mich und konnte beide gleichzeitig streicheln oder den Bauch reiben, wenn etwas war. Herumgetragen habe ich sie nie.
Mit sieben Wochen haben sie eine Nachtmahlzeit verschlafen. Ich ließ die Kinder dann ab etwa 16 Uhr nicht mehr schlafen, damit sie abends richtig müde wurden. Die Überbrückungszeit war sehr anstrengend: Singen, Schaukelpferd, Hopser ...
Im ersten Lebensjahr schliefen sie in ihrem eigenen Bett. Dann vier Wochen lang während unseres Campingurlaubs im Bus. Von da an spürten sie die Wärme und Geborgenheit nachts in unserer unmittelbaren Nähe. Sie kommen noch heute jede Nacht zu uns. Ich habe die Hoffnung, dass es spätestens dann damit zu Ende ist, wenn sie ihren Freund mitbringen. Nach meinen heutigen Erfahrungen und Kenntnissen hätte ich die Kinderbetten gleich zu uns ins Schlafzimmer gestellt. Einige schlaflose Nächte und Konflikte wären mir erspart geblieben.

Nachts hatten wir zunächst den Himmel auf Erden. Mit acht Wochen schliefen sie durch. Leider nur bis zum neunten Monat. Seitdem zählen wir - bis heute - die Nächte, in denen wir durchschlafen konnten. Aus räumlichen Gründen können wir die beiden nicht trennen, und so wenig sie sich als Babys gestört haben, jetzt weckt einer den anderen.
Zwischendurch erweiterte sich das ganze noch auf nächtlich Besuche. Die haben wir drei Monate lang ertragen, aber als wir dann irgendwann völlig fertig waren (wir jeder in eine Ecke gequetscht, die Kinder majestätisch in der Mitte), sind wir rigoros geworden. Das war zwei Wochen lang harte

Arbeit, die Kinder jedesmal zurückzubringen, aber sie haben es kapiert.

Die ersten vier Monate schliefen Anna und Maximilian in einem Bett nebeneinander. Als dies zu eng wurde, legte ich sie schräg ins Bett, mit den Köpfen in die Ecken. Da sie gewöhnt waren, zusammen zu schlafen, ließen sie sich selten von anderen stören, besonders in der ersten Zeit hätte man sogar Parties im Kinderzimmer veranstalten können.
Erst mit einem halben Jahr fing Anna an, ab und zu durchzuschlafen. Maximilian dachte nicht im Traum daran und heute mit 14 Monaten wird er immer noch mindestens einmal pro Nacht wach. Er bekommt dann Milch mit Wasser verdünnt aus der Flasche. Einen kleinen Schluck und er schläft weiter. Aber es ist schon hart, immer wieder nachts aufstehen zu müssen. Ich sehne mich danach, einmal richtig durchschlafen zu können.

Nachts mussten wir die ersten zwei Jahre bis zu 25mal aufstehen. Es war schlimm. Wir haben alle 1.000 Ratschläge ausprobiert, die uns die Leute gaben. Nichts half. Der Kinderarzt sagte, es sei normal. Seit die Kinder drei sind, müssen wir nur noch bis zu zweimal pro Nacht aufstehen, wenn sie gesund sind. Im Säuglingsalter war ich bis ein Uhr nachts zuständig für beide, mein Mann ab ein Uhr bis morgens. Vor ein Uhr schlief ich nie und dann nur drei bis fünf Stunden über Monate hinweg.

Wir schlafen noch zu viert in einem Zimmer und haben früher auch zu viert oder dritt in einen Bett geschlafen. Als sie noch nachts gefüttert wurden, fand ich es ganz einfach bequemer so. Ich wollte aber auch die Atemzüge hören und hätte, wenn sie im Nachbarzimmer geschlafen hätten, vor lauter Lauscherei kein Auge zu gemacht.
Mit circa sieben Monaten haben beide durchgeschlafen. Zunächst abwechselnd mal die eine, mal die andere, später beide. Allerdings schreien sie im Schlaf manchmal auf, brauchen den Schnuller oder einen Streichler mit liebem Ton, so dass ich immer noch zwei- bis fünfmal die Nacht aufstehe.

Wenn sie mal beide geschrien haben, stellte ich mich ans Bett und streichelte beiden über den Kopf. Das half meistens. Die Zwillinge schlafen in einem Zimmer. Durch den

Platzmangel kam mir auch kein Gedanke an getrennte Zimmer. Ich fand schon immer, dass Kinder in ihre eigenen Betten gehören. Heute würden sie auch überhaupt nicht in meinem Bett schlafen. Mein Bett ist für sie nur zum Toben da. Da ich alleinerziehend bin, musste ich die Kinder natürlich immer allein versorgen. Es hat mir immer leid getan, wenn ich die Kinder mal schreien lassen mußte. Aber manchmal ging es einfach nicht anders. Vor allem ging es dann eine ganze Woche besser mit der Schreierei. Ich musste dann aber immer raus auf die Terrasse, da ich das Schreien nicht hören konnte. Ich glaube nicht, dass es den Kindern geschadet hat.

Die Zwillinge schlafen in einem Raum. Das hat für uns den Vorteil, dass man nicht in zwei Zimmer rennen muss, wenn zufällig beide schreien. Außerdem hat man ja den Wickeltisch und andere Utensilien auch in nur einem Raum. Die beiden haben sich auch kaum gestört. Erst jetzt, sie sind 11 Monate, kommt es vor, dass ich eine in unser Ehebett ausquartiere, damit die andere schlafen kann, bevor der Zappelphilipp endlich zur Ruhe kommt.
Beide haben mit knapp drei Monaten angefangen, durchzuschlafen. Wir waren an dem Tag auf einem Geburtstag 180 Kilometer entfernt von unserer Wohnung und als wir uns um 21.00 Uhr auf den Weg nach Hause machten und die Kinder in ihr Bettchen legten um 23.00 Uhr, haben sie sich bis zum anderen Morgen nicht mehr gemuckst. Mit ein paar Ausnahmen ist das dann so geblieben.
Was mir aufgefallen ist, ist, dass die Kinder fast immer nur dann schlafen, wenn sie etwas getrunken haben. Sei es nun Tee, verdünnter Apfelsaft oder Milch. Zuerst reichte ein Schnuller zum Einschlafen. Wenn Oma aufpasst auf die Kleinen, bleibt sie immer solange sitzen, bis beide eingeschlafen sind. Da wir das nicht machen, ist ab und zu abends Geschrei.

Ich finde auch, dass ein gemeinsames Zimmer anfangs für Zwillinge schöner ist, weil sie sich eben nicht so alleine fühlen. Sie machen natürlich auch manchmal viel Blödsinn.
Bei uns schläft öfters einer im Bett, manchmal auch beide. Dann wandert mein Mann in ein Bett von den Zwillingen aus.

Ich habe ein Bett an mein Doppelbett gestellt, ein Polster an die Wand gemacht (Matratze) und habe die Babys rechts

und links - je nach dem, wer welche Brust bekam - neben mich gelegt. So hatte ich es in der Nacht beim Stillen leichter und musste nicht extra aufstehen.
Jeder Tag und jede Nacht sind wieder neu zu bestehen. Es gibt Nächte, in denen kommt jedes Kind nur zweimal (das ist fast die Ausnahme) und dann wieder kommen beide jede Stunde. Und als Mutter bewegt man sich auf diesem Balance-Seil seiner eigenen Kräfte und dem Rhythmus der Kinder.

Jochen und Elke schliefen die ersten acht Wochen in einem Bett und zwar nebeneinander. Dann macht Jochen sich so breit, dass für Elke nur noch sehr wenig Platz bleibt und Jochen bekommt im selben Zimmer sein eigenes Bett. Am Anfang war es bestimmt Bequemlichkeit, dass wir beide in ein Zimmer legten und als wir merkten, dass - falls einer nachts träumte und rief, oder Elke ihren Schnuller aus dem Bett geworfen hatte - das zweite Kind nicht aufwachte, haben wir sie auch nicht getrennt. Später als sie sprechen konnten, haben sie oft vor dem Einschlafen noch miteinander erzählt.
Zum 6. Geburtstag haben sich beide jedoch ein eigenes Zimmer gewünscht. Die Zimmereinrichtungen sind bestellt und beide freuen sich auf die Trennung. Jochens Begründung: Er möchte abends endlich die Tür fest verschließen, wenn er ins Bett geht und Elke erzähle auch noch »stundenlang« mit ihren Teddys im Bett, was ihn am Einschlafen hindere. Elkes Begründung: Sie möchte die Tür ein paar Zentimeter auflassen - obwohl im Flur kein Licht brennt - und außerdem könnten in einem großen Bett viel mehr Teddys und Tiere bei ihr schlafen.

Nach dem Umbau der Betten (Entfernung der Gitterseiten) haben wir die Betten nebeneinander gestellt wie ein Doppelbett. Dadurch wird ein Herausfallen zumindest auf jeweils einer Seite verhindert und die Kinder sind sich näher, denn das Bedürfnis dem Zwilling nahe zu sein, besonders nachts, hat sich im Laufe der Zeit verstärkt.
Unser Einschlafritual hat sich mit den zunehmenden Fähigkeiten der Kinder verändert. Zuerst wurde nur leise bis zum Einschlafen gesungen. Später wurden erzählte und vorgelesene Geschichten gefordert und das Tagesgeschehen noch einmal gemeinsam verarbeitet.
Sobald die Gitterstäbe kein Hindernis mehr darstellten, haben wir nachts im Elternschlafzimmer Besuch bekommen.

Für einen Zeitraum haben wir das toleriert, aber sehr bald wurde es einfach zu eng zu viert im Ehebett. Wir haben die kleinen nächtlichen Wanderer dann konsequent in ihr eigenes Bett zurückgebracht, was auch bald akzeptiert wurde.

Die Nachtmahlzeiten erledigten wir anfangs abwechselnd, wir machten Notizen, wer wann wen gefüttert hatte, aber als mein Mann nach vier Wochen wieder zur Arbeit mußsste, habe ich die Nächte (ab 24.00 Uhr) allein bewältigt. Wenn es mal gar nicht mehr ging, habe ich meinen Mann geweckt und da löste er mich ab. Morgens kam dann meine Mutter. Sie versorgte dann die Kinder, so dass ich dann noch ein bisschen Zeit zum Schlafen hatte.

Die beiden haben ein gemeinsames Zimmer. Wenn ein Zwilling krank ist oder einen Schreianfall hat, haben wir unser Gästezimmer als »Notquartier«. Bei Krankheit schlafe ich mit dem kranken Kind meist dort. Mittags schlafen sie immer getrennt. Ich finde es besser, wenn sie nachts zusammen schlafen, dann sind sie nicht so allein. Sie unterhalten sich auch noch oft abends oder albern rum. Der Nachteil ist, dass es dadurch natürlich manchmal sehr spät mit dem Einschlafen wird. Morgens unterhalten sie sich dann auch und spielen im Bett, so dass ich (meistens) nicht gleich aufstehen muss, wenn sie wach werden.

Die allererste Zeit wachten Mirjam und Christina einmal nachts auf und nach fünf Wochen schliefen sie von 23.00 bis 7.00 Uhr. Ich habe nachts immer möglichst wenig Licht gemacht, die Kinder nur im Notfall gewickelt und dann diskussionslos wieder ins Bett gelegt. Sie schlafen heute noch mit sieben Monaten im selben Bett, eins oben, eins unten.
Da ich stillte, musste ich wohl oder übel die nächtliche Fütterung auf mich nehmen. So lange sie nachts erwachten, hatten wir das Campingbett in unserem Schlafzimmer. Vom stundenlang Schreien-Lassen halte ich nicht viel, aber da wir eine große Familie sind, müssen wir gegenseitig Rücksicht aufeinander nehmen. Das heißt, ich renne nicht wegen jedem Mucks.
Auch tagsüber haben Mirjam und Christina sehr viel geschlafen. Es war uns wichtig, sie bald einen guten Tag-Nacht-Rhythmus zu lehren. Darum schliefen sie nachts im dunklen Zimmer und tagsüber im Stubenwagen im »lärmigen« hellen

Wohnzimmer. Es kann nicht die ganze Familie auf Zehenspitzen durchs Haus schleichen, nur weil zwei Babys schlafen.

Am Anfang hat bei uns immer einer von den Zwillingen geschlafen und einer war wach. Es gab auch Tage, wo beide gleichzeitig mal schliefen, aber das war nur ganz am Anfang. Ich habe es immer genossen und tue es auch noch heute, wenn einer schläft und der andere wach ist. Man kann sich dann mal richtig intensiv um ein Kind kümmern. Für sich selber hat man dann natürlich so gut wie keine Zeit mehr.
Für den Haushalt schon mal gar nicht. Aber mittlerweile habe ich ja den gemeinsamen Mittagsschlaf der beiden. Den habe ich so nach und nach manipuliert, bis ich sie beide so um 12 Uhr nach dem Essen hinlegen konnte. Diese Pause genieße ich jetzt wirklich für mich allein.

Mit circa drei Monaten begannen sie, nachts mehrere Stunden an einem Stück zu schlafen. Von Durchschlafen kann man allerdings erst jetzt, nach gut zwei Jahren sprechen. Ich war aber inzwischen so an die ständigen nächtlichen - zum Glück kurzen - Störungen gewöhnt, dass ich immer sofort wieder einschlief.
Es gibt Thermoskannen, die die fertigen Fläschchen gut warmhalten, so dass ich sie nur rüberzubringen brauchte. Es hat nie Probleme mit verdorbener Milch gegeben.
Beide hatten und haben stets den gleichen Rhythmus, was vieles leichter macht. In der ersten Zeit habe ich manchmal auch ein Kind geweckt, damit sie den gleichen Rhythmus beibehielten. Beide haben das problemlos mitgemacht. Sie waren überhaupt unsere ausgeglichensten und unkompliziertesten Babys bis zu dem Donnerschlag mit Hennings lebensgefährlicher Erkrankung im Alter von 13 Monaten.
Auch die Zeit danach war geprägt von zahlreichen Infekten, die er immer gleich viel schlimmer durchmachte als sein Zwillingsbruder. Immer wieder benötigte er ein Antibiotikum. Sein kleiner Körper schaffte es einfach nicht allein. Bis ich auf die Idee kam, dass man für ihn möglicherweise mehr tun könne, als ihm in akuten Phasen ein Antibiotikum zu geben, das er dann zugegebenermaßen dringend benötigte. Ich wandte mich an eine Ärztin, die viel mit Naturheilverfahren arbeitet. Sie baute den kleinen Kerl langsam wieder auf, stärkte seine Abwehrkräfte und riet uns, ihn vorläufig nicht mit irgendeiner Impfung zu belasten. Hennings körperliche Verfassung wurde langsam stabiler.

Unsere Zwillinge teilen sich ein Zimmer. Finde ich sehr vorteilhaft, da keiner alleine ist und die Kinder sich von vornherein an einen gewissen Lärmpegel gewöhnen. Und wenn mal beide nachts gleichzeitig gebrüllt haben oder besonders abends vor dem Einschlafen, musste ich nicht zwischen zwei Zimmern hin-und herrennen und beruhigen.
Durchgeschlafen hat Kai mit 11 Monaten, Christian mit 12 Monaten. Christian ließ ich zwei Nächte lang fast anderthalb Stunden schreien, danach schlief auch er durch, das heißt, er meckerte nachts zwar noch, aber nur ganz kurz.
Bei uns »durfte« immer mein Mann durchschlafen. Er war nicht in der Lage, auch nur ein Kind nachts zu füttern, geschweige den alle beide. Es gab immer nur Streit, wenn ich ihn mal geweckt habe. Entweder ist er beim Füttern eingeschlafen und das Kind hat garnichts mehr gegessen bzw. war überall mit Milch besudelt oder er schimpfte das Kind an, weil es nicht schnell genug trank. Irgendwann war mir das alles zu nervenaufreibend und ich machte lieber alles alleine.

Mittlerweile schlafen sie in verschiedenen Zimmern. Weil Max immer noch nicht hundertprozentig durchschläft, und Katharina meistens 12 bis 14 Stunden, hielten wir es für sinnvoller, die beiden nachts zu trennen.
Katharina schlief so mit vier Monaten durch. Bei Max kann man sich da nie sicher sein. Mal schläft er eine Woche durch und auf einmal wird er wieder bis zu fünfmal wach und er landet wieder bei uns im Bett, wo er dann wunderbar schläft. Nachgeholfen haben wir eigentlich nie. Als wir mal am Rande eines Nervenzusammenbruchs standen, mein Mann musste ins Krankenhaus und Max wurde bis zu zehnmal nachts wach, da dachte ich mir: So - entweder er oder ich. Unser Großer durfte bei mir schlafen und Max wurde ins freigewordene Kinderzimmer quartiert. Es war kaum zu glauben, aber er schlief von abends sieben bis morgens um neun. Das brachte mich auf die Idee, unsere Kammer mit Fenster für Max umzurüsten. Seitdem schläft er dort. Mal mehr und mal weniger gut. Aber so hat Katharina wenigstens ihre Ruhe und man braucht nicht sofort zu befürchten, dass beide wach werden, wenn nur einer schreit.
Max schläft immer noch recht oft bei uns im Bett. Meinen Mann stört das weniger, denn er bekommt es nachts nicht mit, wenn ich ihn hole. Ich habe einfach keine Lust, Max Tee oder sonstiges anzubieten, wenn er aufwacht. Ich packe ihn

einfach und nehme ihn mit nach oben. Dann haben wir wenigstens für den Rest der Nacht Ruhe. Mich stört es schon gewaltig, denn ich kann dann nicht mehr richtig schlafen. Max spielt mir ständig in den Haaren. Ich überlege schon, ob ich ihm nicht einfach eine Perücke ins Bett lege. Denn mit meinen Haaren ist er ganz zufrieden.
Die nächtlichen Fütterungen haben wir am Anfang gemeinsam gemeistert. Später habe ich dann Max allein versorgt. Manchmal hat mein Mann die Nacht bei Max geschlafen, damit ich durchschlafen konnte. Aber da mein Mann einen sehr festen Schlaf hat, passierte es oft, dass ich oben wach wurde, weil Max schrie. Wenn ich dann runter kam, lag mein Mann friedlich neben Max und schlief, hörte jedoch nichts. Das waren Momente, wo ich so sauer war, ich hätte mich glatt scheiden lassen können in der Nacht. Wir haben uns dann so geeinigt, dass mein Mann morgens mit den Zwillingen aufgestanden ist. So wurde ich dann für meine nächtlichen Anstrengungen entlohnt.

Zuerst schliefen die Zwillinge aus Platzmangel in einem Bett in unserem Schlafzimmer. Als sie sechs Monate alt waren, kam das zweite Bett dazu. Mit zehn Monaten wurde unser Schlafzimmer als Zwillingskinderzimmer umfunktioniert, wir schlafen seitdem auf einer Bettcouch im Wohnzimmer. Nach Urlaubserfahrungen, als die Zwillinge 13 Monate alt waren, schlafen nun unsere beiden Mädchen in einem Zimmer und unser Sohn im Zwillingskinderzimmer allein.
Die schlimmste Zeit kam, als sie circa 12 Monate alt waren und sich gegenseitig wach machten. Marvin brauchte mehr »Betreuung« beim Schlafengehen. Viviane war tatsächlich so ein Baby, das man hinlegen konnte, und das ohne große Mühe von selbst einschlief. In unserem Österreich-Urlaub legten wir sie in getrennte Zimmer schlafen, Viviane schlief nun ohne Störung ein. Marvin unter Protest, er schrie meistens circa zehn Minuten, dann schlief auch er. Es war dieses typische Schreien der Übermüdung.
Wieder zu Hause angekommen, versuchte Marvin natürlich wieder, lang wachzubleiben und innerhalb einiger Tage wurde es wieder 22 Uhr, bis ich ihn im Bett hatte. Da half nur eins, das Kind immer wieder hinlegen, beruhigend auf es einreden, Liedchen singen, rausgehen und schreien lassen, wieder war es dieses übermüdete, immer leiser werdende Schreien. Und wieder war es eine einmalige Angelegenheit, schon einen Abend später klappte es reibungslos.

Unsere Zwillinge schliefen die ersten Monate in einem Bett und später getrennt. Die Betten hatten wir jedoch nebeneinander geschoben, damit sie sich jederzeit sehen konnten. Wenn ich die Kinder zum Mittagsschlaf in zwei getrennte Zimmer legte, gab es jedes Mal Ärger und Geschrei. Sie wollten zueinander, obwohl sie dann alles andere im Kopf haben, als Schlafen. Sie sind jetzt fast zwei und ich habe den Kampf um den Mittagsschlaf aufgegeben. Ich schließe lediglich für eine Weile die Tür. Wenn ich merke, dass sie überhaupt nicht müde sind, wird eben weitergespielt. Sind sie allerdings quenglig und überdreht, helfe ich etwas nach und lasse die Rolläden runter.

Zuerst haben wir abwechselnd gefüttert, dann habe ich mit einer im Wohnzimmer und mein Mann mit der anderen im Schlafzimmer geschlafen. Später haben wir wieder alle im Schlafzimmer geschlafen und ich habe alle Fütterungen übernommen. Ich war sofort wach, wenn eine sich bemerkbar machte - mein Mann hörte das gar nicht. Ich hätte ihn mühsam wachmachen müssen, damit er füttert. Das war mir zu dumm und daher habe ich schnell selber wieder gefüttert. Das war lange Zeit ein Streitpunkt.
Früher war ich total dagegen, Kinder schreien zu lassen. Meine Mutter setzt jede schreienlassende Mutter fast mit einer Kindesmörderin gleich, so dass ich ein super schlechtes Gewissen hatte und unter totaler Anspannung stand, wenn ich mal eine schreien lassen musste, wenn es einfach nicht anders ging. Ich stellte mir dann vor, dass mein Kind verhaltensgestört wird, weil ich es schreien lasse. Meine Mutter macht mich immer wieder auf darauf aufmerksam, was Schreienlassen in der Psyche des Kindes und Menschen an sich anrichten kann. Inzwischen lasse ich sie auch mal schreien. Hätte ich sie früher mal schreienlassen, wäre ich vielleicht weniger angespannt gewesen und hätte sie dann leichter beruhigen können.
Bis vor etwa zwei bis drei Monaten hatten sie keinen gleichen Rhythmus, das heißt, es war fast durchgehend eine wach und ich dementsprechend genervt und fertig. Dann habe ich zu meinem Entsetzen meiner Verwandten damit angefangen, die Kinder zu wecken und ihnen so einen gemeinsamen Schlafrhythmus aufgezwungen. Jetzt machen sie einen gemeinsamen Vormittags- und einen gemeinsamen Mittagsschlaf. Es gibt immer bis zu 30 Minuten Differenz bis beide schlafen. Die freie Zeit, wenn beide schlafen, ist

Erholung für mich und es läuft seitdem wesentlich besser bei uns.

Unsere Zwillinge haben keine getrennten Zimmer. Als sie geboren wurden, hatten wir eine so kleine Wohnung, dass es schon deshalb nicht ging. Außerdem halte ich das auch nicht für nötig. Im Gegenteil, unsere Kinder haben ja sogar sieben Monate in einem Bett geschlafen. Ich denke, dass ihnen ihre Nähe gut tut.
Nora hat das erste Mal mit zwei Monaten durchgeschlafen und Lisa das erste Mal am Heilig Abend. Das war das beste Weihnachtsgeschenk! Nein, nachgeholfen haben wir nicht. Wir hatten Zeiten, da haben wir zu viert in unserem Bett geschlafen. Mittlerweile ist es sehr selten geworden, und wenn wir Glück haben, dann wachen beide gleichzeitig auf. Wir nehmen sie dann mit in unser Bett und legen sie nach circa einer halben Stunde wieder rüber. Das klappt eigentlich recht gut. Schlechter ist es, wenn nur eine aufwacht. Dann lassen wir sie bei uns schlafen, weil wir Angst haben, dass sie durch ihr Geschrei die andere auch noch weckt. Mittlerweile stört es uns nicht mehr so sehr (als sie noch klein waren, hatte ich immer Angst, sie zu erdrücken) - es kommt auch darauf an, wer bei uns schläft. Lisa liegt ganz still in der Mitte. Nora macht sich sehr breit, und ich wache dann mindestens zweimal pro Nacht auf, weil ich fast aus dem Bett falle.
Wir haben uns die nächtlichen Fütterungen eigentlich immer geteilt, weil ein Weiterschlafen durch das Geschrei unmöglich war. Es kommt darauf an, in welcher Situation man die Kinder schreien lässt. Als sie noch sehr klein waren, habe ich immer versucht, sie nicht schreien zu lassen. Als sie größer wurden und nicht schlafen wollten, habe ich mir einen Eierwecker auf zehn Minuten gestellt und mich gezwungen, so lange zu warten, bis diese Zeit um ist. Ich war selbst überrascht, dass meist nach zwei Minuten Ruhe war. Ohne Wecker hatte ich immer das Gefühl, dass eine Minute schon so lang ist wie 15 Minuten, und deshalb bin ich dann immer zu früh wieder ins Zimmer gegangen, und das ganze Theater ging von vorne los.

Unsere Kinder haben ein gemeinsames Kinderzimmer. Bis zum 4. Monat schliefen beide auch in einem Bett(einer am Kopf- und einer am Fußende). Dieses Bett hat Räder, und wir stellten es nachts ins Schlafzimmer. Als die Kinder nachts kein Fläschchen mehr bekamen, war das Bett besonders praktisch - meldete sich ein Kind, brauchte ich nur meinen Arm ausstrecken, dreimal das Bett anschieben, schon war wieder Ruhe. (Heute hilft das auch nicht mehr, aber damals war es toll, auch wenn die beiden einschlafen sollten.)

Am Anfang schlief jeder Zwilling schlecht und unruhig in seinem Stubenwagen. Das änderte sich, als wir beide zusammen nebeneinander in ein Bett legten. Erst als beide mobiler wurden, haben wir sie wieder getrennt in ihren eigenen Betten im gleichen Zimmer schlafen lassen.

Mangels eines eigenen Babyzimmers schliefen anfangs beide quer in einem alten Paidibett bei uns im Schlafzimmer. Wir wurden überflüssigerweise bei jedem Muckser wach und hatten auch den Eindruck, dass die Babys durch unser Schnarchen (?) unruhiger schliefen. Es klappte besser, als wir sie in den Tragetaschen ins Esszimmer verfrachteten und wir wirklich nur bei Hungergeschrei aufstehen mussten - das war immer noch oft genug. Später schlief der eine in einem kleinen Gitterbett (gefunden auf dem Sperrmüll, selbstgebaut und ganz toll!), der andere in einem gekauften Hauck-Reisebett, das man tagsüber sehr klein zusammenklappen kann, beide im Esszimmer. Dieses Hauck-Bett kann ich allen, die wie wir an furchtbarem Platzmangel leiden, nur empfehlen: es ist schnell und leicht wegzuklappen und trotzdem stabil. Für den Mittagsschlaf oder auch wenn der eine den anderen am Einschlafen hindert, haben wir noch als Ausweichmöglichkeit das alte Paidibett im Schlafzimmer.

Plötzlich ließ das nächtliche Durchschlafen schlagartig nach. Seitdem vergeht kaum eine Nacht, in der wir nicht ein Kind bei uns im Bett haben, manchmal haben wir sogar beide bei uns. Das stört natürlich mächtig beim Schlafen, aber wir können uns einfach nicht mehr aufraffen, zehn- bis fünfzehnmal in der Nacht aufzustehen, um die Kinder zu beruhigen, einfach den Nuckel geben, reicht nämlich schon lange nicht mehr. Mit den Kindern im Bett schläft man zwar nicht gut, aber man schläft wenigstens. Wir haben auch schon versucht, das jeweilige Kind schreien zu lassen, das bringt aber mehr Aufregung als alles andere: Unsere Nerven flattern, Kind 2 erwacht ebenfalls und vor allen sind unsere Zwillinge sehr ausdauernd, anderthalb Stunden schreien schaffen sie locker. Von Schreienlassen bin ich nicht sehr begeistert, obwohl es den Kindern bestimmt nicht schaden wird (natürlich muss man irgendwelche Beschwerden ausschließen können). Unsere Kinder mussten das bis jetzt auch nur in äußersten Notsituationen durchmachen (bis sie ein halbes Jahr alt waren, gar nicht). In diesen Situationen singe ich dann immer alle mir bekannten Kinderlieder. Manchmal beruhigt es die Kinder, aber vor allem mich.

Mit acht Wochen schliefen sie durch. Wir hatten versucht, einen Tag-Nacht-Rhythmus einzuführen wie folgt: am Tag spielten und schliefen sie von 10 bis 19 Uhr im Wohnzimmer auf der Krabbeldecke oder im Wipper. Mit Musik, Lärm bzw. alltäglichen Geräuschen wurde auf die Kinder keine Rücksicht genommen. Nachts kamen sie zum Schlafen in ihr eigenes Zimmer, wo es halbdunkel und ruhig war. Die Nachtflasche wurde bei gedämpften Licht auf dem Schoß, ohne zu kuscheln oder sich zu unterhalten gegeben, also so, dass es sich nicht lohnt, nachts nach der Flasche zu schreien. Vielleicht schliefen sie deshalb schon nach acht Wochen durch. Bei unserer großen Tochter ging es noch schneller, sie schlief nach drei Wochen durch.

Aus Platzmangel haben unsere Zwillinge ein gemeinsames Kinderzimmer. Benjamin und Florian schliefen ab dem 2. Monat durch. Ich habe folgendes gemacht: Es waren damals noch fünf Mahlzeiten. Die letzte immer um 23.00 Uhr. Da schliefen beide schon tief und fest. Also habe ich ihnen die Mahlzeit jeden Tag eine Viertelstunde früher gegeben. Und die Mahlzeiten untertags in dementsprechend kürzeren Abständen. Seit dem 4. Monat schlafen sie von 19.00 Uhr bis 7.00 Uhr durch. Das ist mir auch unheimlich wichtig.

Durchgeschlafen haben beide mit circa sechs Monaten. Ich gebe ehrlich zu, dass ich nachgeholfen habe. Ich habe nach vier Stunden ein Tee-Milch-Gemisch (mehr Tee als Milch) angemacht und langsam auf Tee pur umgestellt. Anscheinend haben sie das nicht so richtig gemocht und sind nicht mehr zum Essen aufgewacht.
Gefüttert habe ich die ganze Nacht alleine. Nur wenn beide gleichzeitig loslegten oder ich so kaputt war, dass ich die Augen kaum offenhalten konnte, stand mein Mann mit auf. Wenn jedoch nur einer aufwachte, habe ich für zwei Kinder die Flaschen gemacht und die eine in den Wärmer gegeben. Dann habe ich den ersten gefüttert und gewickelt und dann den zweiten aufgeweckt. Wenn ich mit dem dann

fertig war, waren so circa zwei Stunden vergangen und es blieben mir zwei Stunden Zeit, zu schlafen, bis der erste wieder aufwachte. Ich rate jedem, es nicht zu probieren, beide so schlafen zu lassen, wie sie wollen. Das habe ich einmal eine Nacht probiert und kann dazu nur sagen: Eine Katastrophe! Ich glaube, ich habe in dieser Nacht kein Auge zugemacht und der darauffolgende Tag war auch ganz durcheinander, weil die beiden nicht zur gleichen Zeit Hunger hatten.

Unsere drei Kinder schlafen gemeinsam in einem Zimmer (vom Platz her geht es gar nicht anders). Es ist ein ziemlich großes Zimmer mit hohen Wänden. Für Fabian haben wir selbst eine zweite Ebene gebaut, eine Galerie, wo sein Bett steht mit seinen Büchern, die Holzeisenbahn wird ebenfalls dort aufgebaut. Wenn er das Bedürfnis hat, kann er sich dorthin zurückziehen. Unserer Meinung nach ist es für kleinere Kinder wichtig, nicht allein im Zimmer schlafen zu müssen, wir denken, sie haben einfach die Sicherheit, da ist noch jemand, ich bin nicht allein.
Es ist auch nicht so, dass die Kinder sich gegenseitig stören, wenn ein Kind nachts aufwacht; sie sind es gewöhnt, gemeinsam in einem Zimmer zu schlafen. Abends gehen alle drei gemeinsam schlafen.
Fabian begann durchzuschlafen, als Amelie und Benita geboren wurden; Amelie und Benita schlafen beide noch nicht durch. Mehrmals in der Nacht werden sie, meist unabhängig voneinander, wach. Meistens steht Manfred auf, da ich die Kinder selten höre. Ich verlasse mich auf ihn.
Während Benita schon immer wenig Probleme hatte, abends einzuschlafen, haben sich Amelies Schlafgewohnheiten im Laufe der Zeit doch sehr verändert: als sie aus dem Krankenhaus entlassen wurde, hatte sie einen merkwürdigen Schlafrhythmus. Sie ließ sich nie vor 23 oder 24 Uhr ins Bett bringen. Sie hat immer dermaßen geschrien, dass es nicht möglich war. Also haben wir abgewartet, bis Amelie ihren Rhythmus finden würde. Die Zeit verschob sich immer weiter nach vorne: 22 oder 21 Uhr. Dann fuhren wir zur Kur an die Nordsee gefahren (da war Amelie ein Jahr alt). Manfred und ich hatten die Hoffnung, dass diese Veränderung zum üblichen Tagesablauf etwas bewirken könnte. So war es dann auch: viel frische Nordseeluft und Kuranwendungen bewirkten, dass alle drei Kinder spätestens um 20 Uhr in den Betten lagen.

Beide schliefen auf Anhieb circa sechs Stunden. Mein Mann brachte einen nach dem anderen ins nur minimal beleuchtete Schlafzimmer. Nach dem Stillen wickelte er nur bei Bedarf (Stuhlgang), damit die Kleinen möglichst unbelästigt weiterschlafen konnten, was sie dann auch für etwa vier Stunden taten. Beide schlafen in einem Zimmer. Morgens »unterhalten« sie sich meist (Kuckuck-Spiel), bis ich sie aus den Betten hole. Seit dem 3. Monat schlafen beide gut 10 Stunden durch. Daran hat sich bisher glücklicherweise nichts geändert.

Unsere Zwillinge schlafen im Moment noch bei uns im Schlafzimmer zusammen in einem Bett. Das war für mich einfacher, so hatte ich nachts nicht so weite Wege. Außerdem hatten uns die Schwestern in der Klinik gesagt, dass man die kleinen Würmchen anfangs nicht trennen sollte, weil sie doch im Bauch auch die ganze Zeit zusammen waren. Jetzt werden wir sie bald trennen müssen, denn sie werden zu groß für ein Bett und behindern sich langsam auch gegenseitig beim Schlafen (die eine krabbelt zur anderen, etc.)
Joan schläft schon länger durch. Kathi schläft erst seit etwa vier Wochen nachts durch. Ich habe versucht, da nachzuhelfen, habe Kathi mehr zu essen gegeben, habe ihr nachts nur noch Tee gegeben oder versucht, sie schreien zu lassen oder jedesmal, wenn sie schrie, nur den Schnuller reingesteckt - war alles zwecklos. Sie wollte eben selbst den Zeitpunkt bestimmen, wann sie nachts keine »Kuscheleinheiten« mehr braucht. Irgendwann ging das von selbst.
Die nächtlichen Fütterungen habe ich im wesentlichen allein »erledigt«. Da mein Mann morgens zur Arbeit musste, schlief er, bis die Kinder durchschliefen, im Wohnzimmer. Selten, mal am Wochenende, hat er mich durchschlafen lassen. Das brachte aber nicht viel, da ich durch die nächtlichen Unterbrechungen während der vielen Monate (die Kinder kamen fast die ganze Zeit abwechselnd alle anderthalb bis zwei Stunden!!) schon gar nicht mehr richtig schlafen konnte und trotzdem bei jedem Geräusch wach war. Ich dachte, dann kann ich auch gleich bei den Kindern bleiben, und mein Mann schläft wenigstens durch.

Auch in der Nacht wurden die Zwillinge alle vier Stunden gefüttert. Das war sehr schlimm, weil sie ja so lange brauchten. Mal habe ich die Kinder alleine gefüttert und wenn ich sehr müde war, habe ich meinen Mann geweckt, der dann auch mitgeholfen hat. Man muss in so einer Situation zusammenhelfen. Mein Mann musste zwar zur Arbeit und hat es dort sicher auch nicht leicht, aber er wusste auch, dass ich, wenn ich ihn weckte, nicht mehr konnte. Es kam zwar nicht oft vor, weil ich am Tag versucht habe, wenigstens eine Stunde zu schlafen.

Nach circa vier Wochen bekamen die zwei in der Nacht nur noch Tee und bald darauf haben sie ganz durchgeschlafen. Das Schlafzimmer ist nur wenig geheizt. Beide haben einen Schlafsack und werden warm zugedeckt. Sie schlafen bei uns im Zimmer, weil wir keine andere Möglichkeit haben. Einer schläft an Papas Seite und der andere an meiner Seite - natürlich in ihren Betten. Bis jetzt haben sie auch nicht das Bedürfnis, in unseren Betten zu schlafen.

Beide Kinder haben nachts noch recht lange nach Tee verlangt. Als wir feststellten, dass dies zu einer Marotte ausartete, weil sie nur ein paar Tropfen trinken wollten, haben wir sie dann einfach plärren lassen, und nach fünf schrecklichen Nächten gaben sie nach. Seitdem schläft Antonia eigentlich durch. Diana wird jede zweite Nacht wach, und ich muss sie wieder zu Bett bringen. (Besonders seit sie nach dem Umzug ein eigenes Schlafzimmer haben). Ich bin dankbar für jede durchschlafene Nacht, habe mich aber an das Aufstehen schon gewöhnt.

Mit drei Monaten bis circa viereinhalb Monaten schliefen sie von ganz allein durch, seitdem ist die Ruhe dahin. Am schlimmsten war es im Alter von 8 bis 14 Monaten, ich stand die Nacht zehnmal und öfter auf, ich konnte mich kaum noch auf den Beinen halten. Von heute auf morgen war das dann vorbei, sie kamen im Höchstfall viermal und ich habe mich daran gewöhnt und schlafe gleich wieder ein.

Die Betten der Zwillinge stehen aus Platzgründen bei uns im Zimmer, in unserem Bett haben sie noch nie geschlafen. Wir mussten uns wegen der Kinderbetten ein schmales Ehebett kaufen, darin ist kein Platz. Ich halte auch nichts davon, man bekommt die Kinder später nicht mehr - oder sagen wir sehr schwer - wieder aus dem Bett. Ich habe es bei meiner Tochter erlebt, sowas abzugewöhnen erfordert viel Zeit und Geduld. Aber wenn sie früh aufstehen, dann kommen sie zum Kuscheln und Schmusen zu uns ins Bett, was dann in einer wilden Balgerei endet.

Die nächtlichen Fütterungen habe ich zum größten Teil

allein übernommen, weil erstens mein Mann Schicht arbeitet, und zweitens, weil er dann nicht mehr einschlafen konnte. Tagsüber haben meine Zwillinge außer mit ein paar Ausnahmen immer gleichzeitig geschlafen, das kam von ganz allein. Wenn sie unterschiedlich schlafen, hat es denn Vorteil, dass man sich intensiv mit einem befassen kann. Erholsamer ist es natürlich, wenn sie gleichzeitig schlafen.

Beide Kinder kamen ab dem dritten Lebensjahr nachts zu uns ins Bett. Dies machen sie auch heute noch. Sie schleichen sich leise hinein bringen ihr Federbett mit und legen sich ruhig zu uns. Meistens merken wir es gar nicht. Manchmal ist es Christian, in der nächsten Nacht ist es Katharina und oft sind es beide. Es ist total unterschiedlich. Am Anfang trug ich die Kinder wieder in ihr eigenes Bett. Aber nach ein paarmal Aufstehen in einer Nacht unterließ ich es. Heute stört es mich, dass sie nachts ins Bett kommen, da die Kinder gewachsen sind und sich relativ breit machen. Wenn man berufstätig ist, ist dies jede Nacht nicht so einfach zu verkraften. (Zumal manchmal nächtliche Diskussionen auftreten, welche Decke Christian oder Katharina gehört).

Als der Vater wieder arbeiten musste (Kinder vier Wochen alt), schlief er regelmäßig im Wohnzimmer. Er kam mir manchmal helfen, wenn es zu hoch herging. Mir war es ehrlich gesagt auch lieber so, weil er sehr unwirsch reagiert, wenn er ein paar Mal aufgeweckt wird. Seine Ungeduld und manchmal Aggressivität zu ertragen, kostete mich mehr Energien, als mich alleine um die Kinder zu kümmern.
Als die Kinder vier Monate alt waren, schlief ich zum ersten Mal im Wohnzimmer, der Vater brachte die Kinder zum Stillen. Wir haben das leider nur äußerst selten praktiziert (nicht einmal zehnmal). Als die Kinder in ihren Bettchen schliefen, schlief auch der Vater wieder immer öfter im Ehebett. Seit die Kinder ihr eigenes Zimmer haben (9 Monate) ist es eher eine Seltenheit, dass der Vater im Wohnzimmer schläft.

Am wirkungsvollsten ist es, den Zwilling im Wohnzimmer in den Laufstall zu tun und Kinderlieder laufen zu lassen. Meist schläft er dann irgendwann wieder ein. Abends machen wir das übrigens auch: Beide ins Bett, Licht aus, leise Kinderlieder an. Es hilft! Florian haben wir damals noch stundenlang herumgetragen und selbst gesungen. Das war nervenaufreibend.

Bei Zwillingen kommt's vor: Schreien lassen

Ich habe sehr darunter gelitten, dass ich ab und zu mal (bei jeder Fütterung, wenn ich allein war), ein Kind schreien lassen musste. Ich konnte es nicht hören und war oft kurz vorm Durchdrehen. Auch nachts, als Maximilian mit acht Monaten immer noch bis zu fünfmal aufwachte, machte uns das Schreien verrückt. Ließen wir ihn dann einmal ein paar Minuten plärren (sein Bett stand in der engen Küche, am weitesten von allen anderen weg), konnten wir trotzdem nicht schlafen, hatten ein schlechtes Gewissen und dachten »jetzt ist er erstickt«, wenn wir ihn schließlich nicht mehr hörten.
Ich rate allen Zwillingseltern: Behaltet die Nerven, geht lieber aus dem Zimmer, wenn Euch das Schreien so nervt, lauft eine Runde ums Haus, setzt fünf Minuten den Kopfhörer Eurer Stereoanlage auf. Ruft eine Freundin zu Hilfe, der Ihr Eure schreienden Babys mal für eine halbe Stunde in den Arm drücken könnt, packt die Zwillinge ein, reagiert Euch beim Spaziergang ab, aber um Himmels Willen seid nicht grob zu Euren Babys und Kindern!

Wenn die Kinder aufgrund von Übermüdung schreien, lasse ich sie auch einfach mal schreien, sie schlafen dann nach einer Zeit von allein ein. Zuerst konnte ich es nicht ertragen, sie schreien zu hören. Ich lenkte mich dann kurzfristig ab mit Telefonieren oder Geschirrspüler ausräumen.

Schreien lassen schadete den Kindern und meinen Nerven. Ich habe sie stundenlang herumgetragen und es war still - wohltuend für den Kopf. Lieber etwas Rückenschmerzen.

Die Kinder auch mal schreien zu lassen, ist mir zuerst unheimlich schwer gefallen. Je weiter meine Nerven allerdings brach lagen, wurde die Bereitschaft dazu größer. Dörte musste sich auch manchmal regelrecht in den Schlaf schreien. Das habe ich irgendwann akzeptiert. Wenn ich kurz vor dem Ausrasten bin und beide wie angestochen schreien und einfach nicht aufhören, drehe ich mich auch schon mal um und gehe raus, um etwas zu Atem zu kommen und meine Ohren auslüften zu lassen. Wenn die Mädchen aufwachen und ich ins Zimmer reinkomme, ist auch alles wieder in Butter.

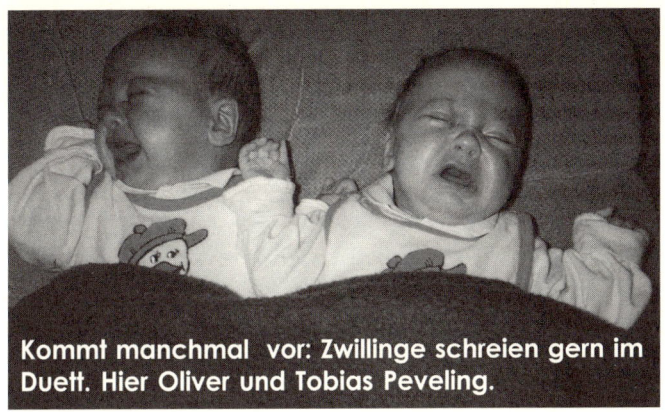

Kommt manchmal vor: Zwillinge schreien gern im Duett. Hier Oliver und Tobias Peveling.

Man muss sie wirklich manchmal schreien lassen. Wenn allerdings einer gerade fest schläft, hat mein Mann ihn aus dem Bett genommen und beruhigt. Notfalls haben wir das Bett des schreienden Kindes in unser Schlafzimmer geschoben. Die Schreierei machen die Kinder höchstens zwei Tage/Nächte mit. Dann wissen sie, wie es läuft. Die Eltern merken natürlich am Schreien, ob es nur Wut ist oder ob sie irgendwelche Beschwerden haben.

Wohl war mir meistens nicht dabei - aber manchmal bin ich geflüchtet. Ich wusste keinen Rat mehr, die Spieluhr hat nicht abgelenkt, die Brust hat nicht geholfen, in den Arm nehmen hat nicht geholfen - einer oder beide haben geschrieen. Aber nach zehn Minuten Entspannung habe ich es wieder versucht, die Kinder zu beruhigen und ich hatte dann mehr Nerven und habe es irgendwann dann doch geschafft. Hinterher habe ich oft gedacht, dass die Kinder sich ja auch ausdrücken wollen und müssen - aber sie haben noch nicht die Möglichkeit, sich zu formulieren mit Worten - also nehmen sie diesen Weg. Und das muss man ihnen eigentlich auch zugestehen.

Unsere zwei haben abends zwischen 17 und 20 Uhr nur geschrien, auch wenn wir sie herumgetragen haben. Man konnte nichts dagegen machen. Streicheln, beruhigen ... nichts half. Nach 20 Uhr war es dann schlagartig vorbei. Darüber wundern wir uns heute noch. Es ging wirklich nur die ersten drei Monate so, danach wurde es besser. Ich merkte schon, ob ihnen nur langweilig war oder wirklich etwas wehtat. Ich habe sie dann im Doppeltragesack herumgetragen, da habe sie sich schnell wieder beruhigt.

Vom Schreienlassen halten wir persönlich gar nichts. Bei uns sah es immer so aus (wir haben es natürlich probiert), dass die Kinder sich richtig in Rage schreien. Also stillten wir lieber ihre Bedürfnisse.

Wir haben beide schreien lassen in einer zweiwöchigen Schreiphase, da sie laut Kinderarzt organisch gesund waren und wir verschiedene Tricks zur Beruhigung erfolglos ausprobiert hatten. Der Schreihals, der zuerst anfing, wurde in die Tragetasche gelegt und ins Esszimmer gestellt und das noch länger schlafenden Kind blieb im Bett im Kinderzimmer. Fing es dann auch an zu schreien, legten wir es in die andere Tragetasche und stellten es ins Esszimmer dazu. Dann schlossen wir die Tür und stellten unsere Ohren auf »Durchzug«. Nach zwei Wochen (die beiden waren acht Wochen alt) hörte es plötzlich auf.
Wir haben beide aber nie vor Hunger schreien lassen, um sie in einen anderen Essrythmus zu bringen. Dass Jochen mal schrie, weil Elke gerade beim Windelwechsel war und er auch eine neue »Rundumverpackung« benötigte, kam natürlich schon mal vor. Meist halfen da aber Ablenkungsmanöver mit Spielsachen. Oder wenn einer in der Badewanne war und dem anderen wurde das Zuschauen zu langweilig, gab es auch mal lautere Töne. In solchen Fällen war die Oma (wohnt über uns) oft versucht, zu kommen und zu trösten. Ich habe sie sanft, aber bestimmt zweimal weggeschickt, denn wenn sie einkaufen ist oder einen Ausflug macht, muss ich mit solchen Kleinigkeiten auch alleine fertig werden!

Prinzipiell bin ich total gegen das »Schreienlassen«, aber bei Zwillingen muss man sich wohl oder übel über manche Prinzipien hinwegsetzen, im eigenen Interesse. Ob den beiden das gelegentliche Schreien geschadet hat? Ich denke nicht, dass man dies nach so kurzer Zeit überhaupt beurteilen kann. Bisher machen beide Kinder einen ausgeglichenen und psychisch gesunden Eindruck. Ich bin der Ansicht, dass nicht gelegentliches Schreienlassen, sondern in erster Linie Mangel an Zuwendung spätere Schäden vorprogrammiert.

Hatten wir mit der Druchschlaferei Riesenglück, machten

uns die fast allabendlichen Schreistunden zwischen dem dritten und fünften Lebensmonat viel Kummer. Hinzu kam, dass mein Mann in dieser Zeit oft Spät- oder Nachtschicht hatte. So war ich dann oft allein mit dem Gebrüll. Wünschen möchte ich das keinem.
Es fing meistens um 19 Uhr an. Sie hatten keinen Hunger oder Durst. Ich schaute immer nach, ob vielleicht die Windel voll war. Sie waren einfach nicht zu trösten. Ein schreiendes Kind ging ja noch, aber zwei? Beide hatten eine unbeschreibliche Ausdauer. Auch wechselten sie sich ab. Verschnaufte die eine, brüllte die andere dafür.
Wenn also gar nichts half, legte ich sie zusammen in ein Bett und ging aus dem Zimmer. Ab und zu schaute ich nach ihnen. Manchmal waren sie eingeschlafen. Das Zusammenlegen hat mir überhaupt sehr oft geholfen.

Wenn beide gleichzeitig schrien (was sehr oft der Fall war! - ein Albtraum!) hat es sich am besten bewährt, dass ich einen in Bauchlage auf dem Arm hatte und den anderen mit seinem Körbchen schaukelte. Meine Arme wurden immer länger.

Tagsüber kommt es eher vor, dass einer nicht prompt bedient wird und dann halt so lange schreit, bis er drankommt. Ob das schadet oder nicht, kann ich nicht beantworten, aber ich bin auch nur ein Mensch. Ich habe keine »Oma«, die mir hilft. So gut es geht, versuche ich, den Kleinen gegenüber gerecht zu werden. Auf meine Kosten allerdings: Toilettengänge werden fast gänzlich gestrichen! Essen - was ist das? Gelegentlich nebenher mit zwanzigmal aufspringen und dreimal aufwärmen. Duschen, Haarewaschen - nachts, wenn alles schläft ...

Das schlimmste Erlebnis hatte ich eines Abends, als ich die Kinder füttern wollte, Tobias saß im Hochstuhl, vor sich sein Abendbrot, Maren saß auf dem Fußboden, in der Wippe, heulenderweise, weil sie der Hunger plagte, Sascha hatte ich auf dem Arm, war dabei ihn zu füttern. Doch er wollte nicht so recht, spuckte mir das Ganze wieder entgegen, fing an zu schreien, ließ sich auch nicht wieder beruhigen, dazu muss man noch sagen, dass mein Mann Spätdienst hatte. Inzwischen schrie Maren auch schon sehr und ließ sich auch nicht beruhigen, und dann legte Tobias auch noch los, weil er so etwas einfach nicht ertragen kann. Mir war auch einfach nur noch zum Heulen. Da war mir alles zuviel, ich schnappte das Telefon, rief eine Freundin an, die fünf Minuten später vor der Tür stand, gemeinsam haben wir die Meute beruhigt und ins Bett gebracht.

Bei Florian habe ich die Erfahrung gemacht, dass er gerne mal alleine in einem Zimmer ist. Wenn bei uns viel los ist, stört ihn das und er fängt fürchterlich zu brüllen an. Nach einiger Zeit stellen wir ihn dann mit seinem Maxi Cosi in sein Kinderzimmer. Nach kurzer Zeit ist er entweder eingeschlafen, oder er beschäftigt sich ganz still selbst. Ich glaube keinesfalls, dass Schreien schadet. Für Mutter und Kind ist es manchmal besser, sich zu trennen.

Das »Schreienlassen« halte ich nicht aus. Wir haben es einmal mit Laurent versucht, da unsere damalige Kinderärztin gesagt hat, er würde so seinen Schlafrhythmus wiederfinden. Wir ließen ihn also jedes Mal fünf Minuten länger schreien (zuerst 5 Minuten, dann 10, dann 15 usw.) zwischendurch sollten wir ihn nur kurz hochnehmen, beruhigen und ihm sagen, dass wir ihn das nächste Mal fünf Minuten länger schreien lassen. Der ganze Zirkus hat überhaupt nichts gebracht. Als wir alle komplett fertig waren, trug ich ihn dann doch über eine halbe Stunde herum und wiegte ihn bis er einschlief und dann war Ruhe. Ich habe dieses »System« nie wieder probiert.

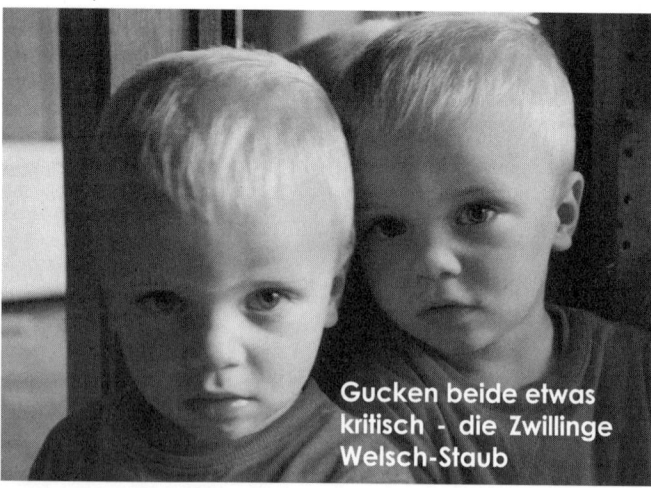

Gucken beide etwas kritisch - die Zwillinge Welsch-Staub

Wickeln und Baden

Maxi und Conny wurden höchstens dreimal pro Woche, nacheinander im gleichen Wasser gebadet. Unser Kellerabteil war voll mit Fertigwindeln. Später bekamen sie tagsüber markenlose Windeln um und nachts eine extra saugfähige Markenwindel. Sauber wurden sie mit zweieinhalb Jahren. Ohne Probleme.

Ich hatte noch Stoffwindeln von Lisa, die nichts anderes vertrug, und habe die Zwillinge anderthalb Jahre so gewickelt. Die Kosten sind sicher gleich, jedoch spart man ungeheure Müllmengen ein. Später wurde die »Wassermenge« nachts so enorm, dass ich auf Höschenwindeln umstieg, die den Po trockener halten. Im Sommer war das Topftraining kein Problem. Die Kinder waren meist nur in Frottéehöschen oder nackt draußen und gingen schnell beide auf die Töpfe. Drinnen haben wir eine Kinderklobrille und einen Hocker, und so können beide allein aufs Klo gehen.

Anfangs war ich mir sicher, dass es für die Hygiene wichtig ist, die Kinder jeden Tag zu baden. Nach kurzer Zeit wurde mir das aber zuviel. Da ich sie jedes mal abwasche, wenn sie die »Hose voll« haben, habe ich mir das abgewöhnt. Ich bade sie alle drei Tage nacheinander in der kleinen Badewanne im selben Wasser. Den gröbsten Dreck beseitige ich schon vorher. Sollte im Wasser trotzdem »etwas passieren«, lasse ich selbstverständlich neues Wasser ein.

Katharina war mit 2 1/4 Jahren »sauber«, Christian erst mit fast drei Jahren. Ich habe den Kindern das Töpfchen gezeigt, erklärt und mich ungemein gefreut, wenn sie Erfolg hatten. Ich habe sie jedoch nie zu lange darauf sitzen lassen (wollten sie auch gar nicht). Aber bald darauf wollten sie die große Toilette benutzen. Mit einem Kindertoilettensitz klappte die Sache ganz prima. Auch wenn trotzdem mal ein Malheur passierte, empfand ich es nicht als tragisch.

Im Babyalter haben beide Kinder nacheinander im gleichen Wasser jeden zweiten Tag gebadet (ohne Seife, nur fürs Haarewaschen). Seit sie gut laufen (stehen) können, werden sie jeden Tag geduscht. Das geht am schnellsten. Gemeinsames Baden mit Planschen gilt als Belohnung - »alleine baden!« waren mit die ersten Wörter.

Wir haben immer Zweite-Wahl-Windeln zu niedrigen Preisen verwendet. Um den zweiten Geburtstag herum haben wir Töpfchen gekauft, die ich immer mal wieder ohne Nachdruck anbot. Mit 2 1/2 dann wollte zuerst Antonia plötzlich keine Windeln mehr und kurz darauf Diana. In diesen Tagen können wir erstmals die Windel nachts weglassen.

Badetag ist bei uns zweimal die Woche. Am Anfang badete ich unsere Jungen hintereinander. Jetzt baden sie zusammen in der großen Wanne. Ich wickele mit Papierwindeln, wobei ich am Tag Billigwindeln verwende. Nachts nehme ich ein Markenprodukt.

Gebadet habe ich die beiden von Anfang an nur jeden zweiten Tag. Ich hatte einen Badewannenaufsatz und habe für jeden ein frisches Wasser gemacht. Zuerst kam der eine, dann der andere dran. Wer Pause hatte, wartete solange im Maxi Cosi mit seinen Spielsachen, bis er an der Reihe war. Die ersten Wochen badete ich meine Kinder grundsätzlich jeden zweiten Tag, egal welcher Wochentag war. Doch das wurde mir bald zu bunt. Jeden zweiten Sonntag diese Tortur. Ich wollte mir wenigstens ein ruhigeres Wochenende gönnen und nicht auch noch am Sonntag die Kinder baden. Außerdem musste ich mir immer merken, wann sie das letzte Mal gebadet wurden. Es war ja jede Woche eine andere Reihenfolge. Deshalb habe ich mich entschlossen, den Rhythmus »Montag - Mittwoch - Freitag« einzuführen.

Mittlerweile sitzen sie in der großen Badewanne zusammen und haben viel Spaß dabei. Ich lege eine Krabbeldecke auf den Boden und zwei Badetücher nebeneinander darauf. Dann wird einer nach dem anderen gewaschen, beide ins Badetuch gewickelt und angezogen. Bei dieser Methode geht alles recht schnell und keiner muss zu lange warten.
Apropos Wickeln. Ich habe vom ersten Tag an mit echten Pampers gewickelt. Der Preis zahlt sich wirklich aus. Als ich einmal »sparen« wollte, habe ich eine billigere Sorte ausprobiert. Das Ergebnis: Meine Kinder waren schon nach zwei Stunden patschnass und haben nachts nicht durchgeschlafen, so hat das Hemd und der Schlafanzug getropft. Wenn ich zusammenrechne, wie viele Windeln ich von den billigeren gebraucht habe (ja alle zwei Stunden zwei Stück), dann sind Markenwindeln doch am besten und preiswertesten.

Gebadet werden die Zwillinge zweimal wöchentlich, getrennt nacheinander in der Badewanne (fünf Zentimeter Wasser!) auf dem Bauch oder Rücken liegend, jauchzend. Hinterher sind das Bad und die Mama tropfnass. Jeder bekommt frisches Wasser.

Da wir keine Sauberkeitsfanatiker sind, werden unsere Kinder nicht täglich gebadet. Meistens baden wir die Kinder einmal pro Woche und bei Bedarf mehr. Gerade kleine Kinder können sich nicht jeden Tag so schmutzig machen, dass sie jeden Tag ein Bad benötigen, der Haut tut das nicht gerade gut. Baden von drei Kindern finde ich auch anstrengend, waschen reicht ebenso, um die Kinder sauberzubekommen. Wir machen es immer so, dass alle drei gleichzeitig baden, da können sie gemeinsam plantschen und haben mehr Spaß dabei. Sie können sowieso nicht warten, mit dem Baden dranzukommen, warten will keiner.

Wir baden die Kinder von Anfang an nur einmal in der Woche, samstags - das hatte uns die Hebamme im Geburtsvorbereitungskurs so empfohlen, und das reicht auch aus, solange die Kinder noch nicht draußen im Dreck spielen. Das Baden spielt sich in der großen Wanne ab, indem mein Mann hineinsteigt, und ich ihm nacheinander die Kinder zum Baden hineinreiche.

Gebadet wird ein- bis zweimal wöchentlich mit der großen Schwester abwechselnd, in der großen Badewanne mit großem Geschrei - weil ja Wasser nass ist und dann die Haut zu dünn wird. Ansonsten wasche ich die Kinder jeden Tag ab. Als Windeln benutze ich Pampers, denn das Waschen von Stoffwindeln ist mir zuviel Arbeit, da man ja doppelt windeln muss. Preiswert sind Fertigwindeln zwar nicht gerade, aber wenn man bei Sonderangebote auf Vorrat kauft, gleicht es sich aus. Da Katharina öfters zum Wundsein neigt, habe ich dann eine Stoffwindel in die Pampers gelegt oder eine Vlieseinlage.

Wir baden unsere Kinder alle zwei bis drei Tage, öfter nicht, an den anderen Tagen gibt es eine kurze Wäsche. Wir baden sie nacheinander, noch in der Baby-Wanne, allerdings im selben Wasser, und ab und zu setzen wir sie auch mal zu Tobias in die große Wanne, einfach weil er das auch toll findet.

Wir benutzen Pampers, und zwar die echten, und zwar weil wir die Erfahrung gemacht haben, dass man von den billigeren manchmal zwei braucht, während man von denen nur eine benötigt, und außerdem halten sie wirklich trockener. Ausnahmsweise hält die Werbung mal, was sie verspricht.

Bis sie beide selber sitzen konnten (mit elf Monaten), habe ich sie einmal pro Woche im gleichen Wasser hintereinander gebadet. Oder wir haben sie, allerdings auch nacheinander, mit in die Badewanne genommen und derjenige, der nicht gebadet hat, hat sie dann herausgenommen, abgetrocknet und angezogen. Seitdem sie sitzen können, stelle ich zwei Wäschekörbe in die große Wanne und setze je ein Kind in einen Korb. Lisa steht aber immerzu auf, will zu ihrer Schwester oder sich am Badewannenrand festhalten. Da mir das zu gefährlich ist, werde ich sie demnächst auf eine Bademattte ohne Wäschekörbe setzen.
Geplant hatte ich, tagsüber Stoffwindeln zu nehmen und für die Nacht »Pampers«. Nach zwei Monaten Krankenhaus mit Pampers waren wir so verwöhnt und nachdem einige Stoffwindelversuche im Chaos geendet hatten, blieben wir bei Pampers. Und ich bin froh darüber: Die Zeit und die Kraft, die ich mit Windelwaschen ect. oder Zusammenlegen für den Windel-Service nicht aufbringen musste, kam meinen Töchtern zugute. Wir studieren beide, schwimmen also nicht im Geld, aber die 600 Mark Erziehungsgeld habe ich unter anderem als Windel-Geld angesehen.

Ich badete die ersten 1,5 Jahre die Zwillinge jeden Tag, da sie dadurch wenigstens etwas müde wurden und ganz glücklich dabei waren. Bis sie sicher sitzen konnten, machte ich das in der Babybadewanne, nacheinander im selben Wasser. Später badete ich sie in der Dusche zusammen.
Ich kam mit Höschenwindeln am besten klar, da der Zeitaufwand am geringsten war und die Kinder schön trocken waren.
Als die Kinder 2 Jahre und 4 Monate alt waren, fuhren wir nach Spanien in Urlaub. Da wir dort eine Ferienwohnung mit Steinplatten auf dem Fußboden hatten und viel am Strand waren, dachte ich, das wären ideale Bedingungen zum Trocken werden. Am ersten Urlaubstag zog ich beiden die Pampers aus und nur noch Unterhosen an. Nino machte kein einziges Mal in die Hose und bei Danny war es nach zwei Tagen auch geschafft. Heute denke ich, ich hätte es viel-

leicht doch schon etwas früher probieren können. Jetzt mit knapp drei Jahren ist Nino auch nachts trocken. Danny muss ich noch eine Pampers anziehen, da er morgens doch noch ab und zu nass ist.

Gebadet wird bei uns immer morgens nach der ersten Flasche und immer abwechselnd. Mein Mann wäscht ein Mädchen und ich habe immer das Badevergnügen. Dies Verfahren hat sich gut bewährt. Wir baden oder duschen ja auch nicht jeden Tag. Wenn sich beide Kinder einmal wirklich eingeschmiert haben, bade ich sie auch mal nacheinander im gleichen Wasser. In der großen Wanne habe ich Angst, dass sie umkippen, weil sie zwar sitzen aber nicht krabbeln und sich so schlecht helfen können.
Ich hätte zwar genug Stoffwindeln für beide gehabt, aber die benutze ich nur als Spucktücher. Die Wascherei wollte ich mir einfach nicht antun. Am besten sind wir mit Pampers gefahren. Die billigen Windeln hielten oft nicht so gut die Feuchtigkeit und saßen auch nicht so gut.

Felix und Fabian waren erst kurz vor ihrem dritten Geburtstag tagsüber sauber. Nachts und beim Mittagsschlaf ziehe ich ihnen vorsichtshalber noch Windeln an, die aber meistens trocken bleiben. Das Sauberwerden kann man nicht beeinflussen. Im Sommer habe ich es krampfhaft versucht, aber die beiden haben es einfach nicht kapiert.
Eines Tages fing einer an und sagte er müsse Pippi machen und von diesem Zeitpunkt an, sagte er mir immer Bescheid. Der andere Zwilling war dann zwei Wochen später auch bereit, sein Geschäft auf dem Töpfchen oder der Toilette zu verrichten. Jeder macht schließlich dem anderen alles nach und keiner wollte noch ein Baby sein.

Obwohl meine Hebamme mir dringend dazugeraten habe, habe ich meine Kinder die ersten drei Monate nur einmal gebadet. Ich hatte keine Idee, wie ich diese schwierige Situation meistern sollte. Dann hat der Vater einige Male mit ihnen gebadet oder eine Freundin. Aber regelmäßig gebadet (einmal pro Woche) habe ich sie erst, als sie sitzen konnten bzw. ich sie so absichern konnte, dass sie mir nicht ertrinken. Meistens habe ich sie zusammen in einer Wanne gebadet oder ich habe mit ihnen gebadet in einem Plastik-Bassin, das ich in unserem Gemeinschaftsbad aufstellen konnte.

Ich habe sie nur jeden dritten Tag gebadet. Am Anfang im Waschbecken (das war ganz praktisch), weil sie so klein waren, eine nach der anderen im gleichen Wasser. Als sie größer wurden, habe ich sie zusammen mit ihrem Bruder in der großen Wanne gebadet. Das gefällt allen, aber anschließend schwimmt das Bad.

Meine zwei sind jetzt zwei Jahre und vier Monate. Ich fange jetzt langsam an, sie sauber zubekommen, aber ich fürchte, es dauert noch lange. Sie setzen sich gern auf den Aufsatz auf das große Klo. Sie sagen dann immer »Klo gehen«, da kommt dann nichts, sie gehen runter, machen die Beine breit und machen auf den Teppich. Sie können es schon mal halten. Wenn ich die Windeln weglasse, bleiben sie schon mal eine Stunde trocken. Sie merken es schon irgendwie, wenn sie müssen, sagen es dann auch, aber da ist es meistens schon zu spät.

Als Jochen und Elke 1 1/2 Jahre alt waren, habe ich sie gemeinsam in unsere Duschwanne gesetzt. Die Wanne war mit einer rutschsicheren Matte ausgelegt. Außerdem gab's viel Badeschaum sowie Enten und Fische zum Spielen.

Die Sauberkeitserziehung war bei uns immer von Vertrauen in die Kinder geprägt, was sie nach unserer Auffassung in ihren Bemühungen auch immer bestärkt hat. Wir haben die beiden mit achtzehn Monaten zum erstenmal auf den Topf gesetzt. Mit viel Lob und Inaugenscheinnahme der jeweils erbrachten Leistung im Topf waren die Kinder mit 28 Monaten sauber und tagsüber trocken. Diese Zeit war sehr aufregend und ist mit vielen heiteren Episoden in Erinnerung geblieben.

Was macht man zum Beispiel mit zwei kleinen Mädchen während der Sauberkeitserziehung mit zwei Dreirädern in der Einkaufsstraße, wenn die Mutter in einem Geschäft verschwunden ist und beide Kinder aufs Klo müssen?

Nachts waren die Kleinen etwa drei Monate später völlig trocken. Hier ein Hinweis: Das Nässeschutzflies nicht unter das Laken legen, sondern mit einem Badehandtuch in der kritischen Zone quer über das Laken spannen. So lässt sich die Wäsche nachts schneller wechseln.

Jennifer wurde im Urlaub bei Oma im Alter von 2 1/4 sauber, Ailleen im Alter von 2 Jahren und 5 Monaten. Beide liefen zu Hause tagsüber ohne Windel rum, dann haben beide ein paarmal in die Hose gepinkelt, was ihnen sehr unangenehm war. Danach wurde dann der Topf benutzt.

Nachdem ich ein Jahr lang einen großen Windelhersteller im Abstand von zwei Wochen mit meinen Anrufen nervte, bin ich seit nunmehr einem Jahr Testmutter. Das heißt, ich bekomme die Windeln für ein Kind gratis und muss im Gegenzug dafür Fragebögen ausfüllen, ein Wickeltagebuch führen und das Kind in größeren Abständen vermessen und wiegen, was wirklich keinen großen Aufwand macht.

Gebadet wurden beide maximal dreimal pro Woche; anfangs nacheinander im gleichen, nachgewärmten Wasser. Derweil brüllte der andere Zwilling in der Wippe, die ich mit einem Fuß schaukelte. Später kamen beide zusammen in einem Wäschekorb in die große Wanne, heute noch beide zusammen mit wenig Wasser auch mal in die Duschwanne.

Im Sommer haben wir sie fast jeden Tag baden müssen, so wie die beiden immer aussahen. Jetzt im Winter baden wir nur ein- bis zweimal in der Woche. Als sie noch ganz klein waren, haben wir sie auch nur ein- bis zweimal in der Woche gebadet. Am Anfang haben wir sie immer nacheinander gebadet. Heute baden die zwei fast immer zusammen. Manchmal bade ich auch schon mal mit einem zusammen. Wir haben immer dasselbe Badewasser benutzt.
Gewickelt haben und tun wir ja immer noch mit handelsüblichen Windeln. Ausgezeichnet bewährt haben sich bei uns die Aldi-Windeln.

Mit 23 Monaten habe ich festgestellt, dass Jochen und Elke immer gleich sagten, wenn sie etwas in die Windel gemacht hatten. Es folgte meist starker Protest, wenn der Windelwechsel ein paar Minuten dauerte, weil ich zum Beispiel gerade nicht vom Kochen wegkonnte. Ich dachte mir, wenn ihnen das so unangenehm ist, werde ich mal probeweise die Töpfchen ins Bad stellen. Jochen und Elke machten sofort »Probesitzen« aber in voller Bekleidung. Die Töpfchen standen von nun an im Bad, aber richtig genutzt wurden sie noch nicht.
Nach drei oder vier Wochen sagte Jochen eines Abends: »Mama, Pipi Töpfchen Bad gehen.« Wir gehen ins Bad, ziehen schnell die Windel aus, Jochen setzt sich hin und Sekunden später kommt sein Pipi. Elke schaut sich das alles

natürlich genauestens an und am nächsten Tag geht sie zum erstenmal auf ihren Topf. Es klappt auch sofort.
Von jetzt ab sitzen Jochen und Elke täglich zwei- bis viermal auf dem Topf. Es kommt immer etwas und oft kann ich sogar die trockene Windel anschließend wieder anziehen, denn Sicherheit musste ja noch sein. An manchen Tagen sind beim Aufstehen die Windeln noch trocken und fast regelmäßig sind sie nach dem Mittagsschlaf trocken.
Elke ist mit 2 1/4 Jahren das erste Mal den ganzen Tag trocken. Wir benutzen übrigens jetzt einen Kindereinsatz für die Toilette Jochen und Elke werden hochgehoben und draufgesetzt. Beiden gefällt das besser als ihr Töpfchen. Jochen ist einen Monat später als Elke das erste Mal einen Tag lang trocken. Ich lasse jetzt einfach tagsüber die Windel weg (außer beim Schlafengehen), das bedeutet zwar, dass wir beim Spaziergang öfter eine Pipi-Pause einlegen, aber beim Spaziergang haben beide sich nie die Hosen nassgemacht.

Das erste Vierteljahr haben wir unsere Zwillinge mit Mullwindeln gewickelt, weil wir dachten, dass es für die zarte Babyhaut besser ist. Wir sind jetzt mit den Höschenwindel aber sehr zufrieden. Wir haben unsere Kinder auch oft ohne Windeln im warmen Zimmer oder im Sommer draußen krabbeln lassen. Luft ist eben immer noch das beste Mittel gegen Wundwerden.

Sobald Sara ausgezogen und im Badewasser war, schrie sie voller Panik, Mona war genauso »begeistert«. Nach drei, vier Versuchen gaben wir auf und ich habe beide jeden Tag auf dem Wickeltisch gewaschen, so waren sie wenigstens eine Weile beschäftigt. Etwa nach fünf Monaten habe ich Bade-Babysitter (ein Ring auf Beinen mit Saugfüßen) gekauft, so dass sie in der großen Badewanne sicher abgestützt sitzen konnten. Von da an liebten sie Baden.
Fertige Höschenwindeln halten die Haut wirklich trockener als Stoff, und die Arbeit kann man sich ruhig sparen. Diesen Sommer stellten sie (mit 2 1/4 Jahren) fest, dass ihr Freund (2 Monate älter), keine Windel mehr anhat. Sie wollten auch keine Windeln mehr anziehen. Wir haben einen Kompromiss geschlossen: zu Hause ohne, unterwegs mit Windel. Die erste Woche ist fast jeden Tag »etwas passiert«, dann immer seltener. Jetzt mit 2 3/4 sind sie tagsüber sauber, aber nachts ziehe ich ihnen noch Windeln an.

Beschäftigung

Ein ganz großes Problem vieler Zwillingsmütter ist die Isolation. Man kommt nicht mehr so einfach vor die Tür, frühere Kontakte aus kinderlosen Zeiten schlafen ein, Freundinnen arbeiten ... Und da kommt es vor, dass manch' einer Mutter ganz einfach die Decke auf den Kopf fällt. Und schlechte Laune haben auch Babys manchmal. Sie wollen beschäftigt werden.
Maximilian und Constantin waren leider nicht die Kinder, die man einfach mit etwas Spielzeug drumherum auf eine Dek-

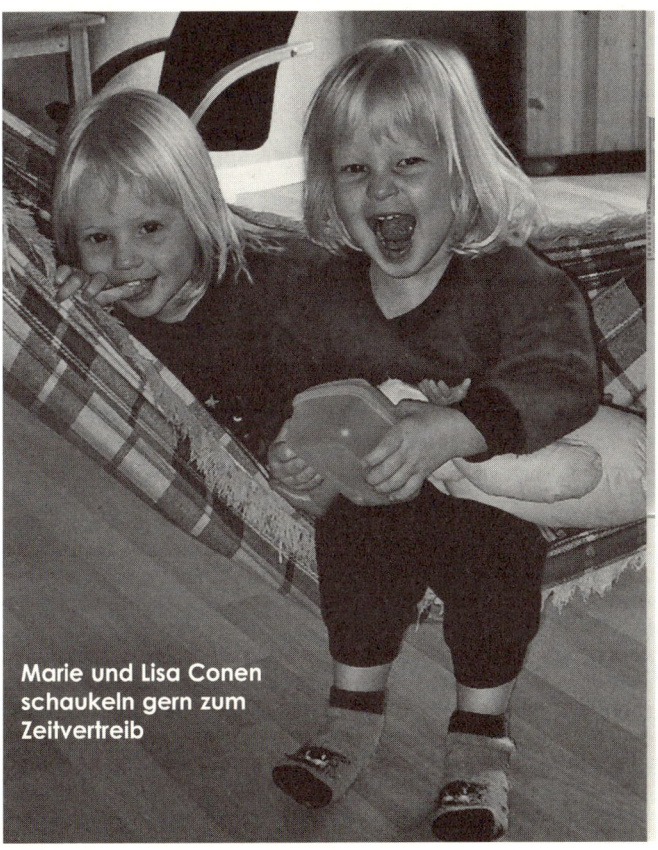

Marie und Lisa Conen schaukeln gern zum Zeitvertreib

ke legen konnte »nun spielt mal schön« ... Sie wollten beschäftigt werden. Ich war leider nicht die Mutter, die begeistert mit Rasseln klappert, Türmchen baut und ähnliches mehr. Meine letzte Rettung zweimal täglich: ein ausgedehnter Spaziergang, bei dem ich nachdenken konnte, und die Kinder schliefen.

Wir gehen täglich außer bei Regen spazieren. Im Sommer spielen sie im Sandkasten oder im Planschbecken auf der Terrasse. Gern schauen wir uns zu dritt Bilderbücher an. Wenn ich etwas arbeiten will, muss ich sie integrieren. Mit Wonne räumen sie die Spülmaschine aus, heben Krümel vom Boden auf etc.

In punkto Beschäftigung waren die beiden manchmal richtig unkompliziert. Ich habe sie zusammen auf die Krabbeldecke gelegt und das Spielzeug dazu und fertig. Wenn ich dazu kam, habe ich eine Leine gespannt, um so etwas wie ein Trapez zu haben, was die Beiden auch ganz gut fanden. An der Leine habe ich die Gegenstände mit Klipsen befestigt, wie die von den Schnullerketten oder Hampelmännern.

Die beiden haben eigentlich oft in der Wippe gesessen oder im Laufstall gelegen. Wenn es das Wetter zuließ, sind wir immer spazieren gegangen. Das hat den Kindern und mir gut getan. Über den Laufstall hatte ich jede Menge Spielsachen aufgehängt und diese auch öfters mal ausgewechselt. Und dann war je auch noch unser Großer. Der hat sich zu Felix und Fabian mit in den Laufstall gelegt und mit ihnen gespielt.

Die Zwillinge haben sich entdeckt, als sie noch nebeneinander im Bett lagen. Sie waren etwa drei Monate alt. Sie sahen sich an und versuchten, nacheinander zu greifen. Während der Säuglingszeit haben sie sich oft länger als unsere Einlingskinder alleine beschäftigt. Es war ja immer noch ein sich bewegendes und Laute von sich gebendes Wesen in ihrer Nähe. Die beiden lagen oder saßen viel auf ihrer Krabbeldecke und genossen die gegenseitige Unterhaltung sehr.
Als sie noch nicht sicher sitzen konnten, setzte ich sie manchmal in kleine Wäschekörbe. So konnten sie nicht so leicht nach hinten oder zur Seite umkippen. Auch das Spielzeug flog nicht gleich in unerreichbare Ferne.

Zwei Wippen waren ab dem dritten Monat auch ganz praktisch. Wir befestigten ein Gummiband an den Wänden, hängten Spielsachen daran und fertig war der Minispielplatz. Da wir in einem Haus wohnen, habe ich mir unten, wo sich im allgemeinen alles abspielt, einen Laufstall hingestellt. Er wurde auch mit Gummiband und Spielsachen präpariert, so dass die beiden auch dort schlafen und spielen konnten. Dadurch entfiel das ständige Treppensteigen. Später, als die zwei in dem Laufstall nicht mehr sein wollten, haben wir dann eine Doppelluftmatraze mit einem Spannbettbezug überzogen und so als Kuschelecke eingerichtet. Heute haben wir immer noch eine Kuschelecke. Aus zwei IKEA-Bankauflagen mit Spannbettbezug und einer Menge kleiner Kissen, lässt sich so etwas gut herrichten. Die Kinder nutzen diese Ecke zum Toben und Bücher gucken. Für mich ist es ganz praktisch zum Füttern. Wir setzen uns mittags alle drei dort hin.

Anfangs beschäftigte ich sie durch ein Mobile (ein absoluter Renner!), dann durch Glöckchen und Rasseln, die ich über dem Bett aufhängte, in dem sie tagsüber nebeneinander lagen. Tilman strampelte so viel, dass sich ständig irgendetwas bewegte, und beide waren hingerissen. Als sie sich gegenseitig entdeckt hatten, begann für mich die schönste und erholsamste Zeit: sie beschäftigten sich ausschließlich mit gegenseitigem Anlächeln. Später wurden sie natürlich anspruchsvoller, aber bis heute bedeutet die Anwesenheit des Zwillingsbruders oft eine enorme Entlastung für mich, da sich die beiden so gut miteinander beschäftigen können.

Dauerbrenner sind bei uns sämtliche Kochlöffel, Schöpfkellen, Töpfe usw. Dabei muss man darauf achten, dass sich die Kinder daran nicht verletzen können. Außerdem gehören bei uns tägliche Spaziergänge zum Tagesablauf.

Eine Zeitlang war der Babyhopser für Lisanne ein beliebtes Spielzeug, die man damit eine ganze Weile beschäftigen konnte. Sie hopste damit im Türrahmen zu Jennys Kinderzimmer und sah ihrer großen Schwester beim Spielen zu. Alexander war allerdings vom Babyhopser nicht so begeistert.
Tägliche Verwendung findet noch heute eine Krabbelbox normaler Größe. Anfangs lagen die Babys darin nebeneinander mit einer Spielzeugschnur über sich und klapperten vor sich hin. Sie spielen noch heute darin, meistens aber nicht für lange.

Auch haben Sandra und Nicole ein spezielles Trostlied. Oft gerettet hat mich auch ein Mobile mit Spieluhr. Dieses lief gut acht Minuten und die Mädchen waren zufrieden. Auch hatte ich in einem Kinderbett ein Holztrapez in der Mitte des Bettes befestigt. Nicole lag links, Sandra rechts.
Ich fand es überhaupt manchmal sehr anstrengend, die Kinder bei guter Laune zu halten. Seitdem sie krabbeln konnten, wurde es besser. Es half aber auch, ihnen etwas vorzulesen. Auch habe ich mit ihnen immer Babygymnastik gemacht, auch wenn es aus ärztlicher Sicht nicht notwendig war. Waren sie aber total unzufrieden, bin ich mit ihnen viel spazieren gegangen.

Ich bin jeden Tag spazierengegangen. Im ersten Sommer habe ich mich fast jeden Tag mit einer Freundin und deren gleichaltrigen Sohn getroffen, und wir haben gemeinsam etwas unternommen. Ansonsten hatte ich im Wohnzimmer die Krabbeldecken samt Spielzeug ausgebreitet - das ging auch ganz gut.
Meine Töchter waren über ein Jahr alt, und ich dachte, sie würden nie einen Mittagsschlaf machen. Sie haben geschlafen, wann es ihnen passte - nur nicht mittags! Ich habe dann immer wieder versucht, sie nach dem Mittagessen hinzulegen - und irgendwann hat es dann plötzlich geklappt. Allerdings mußte ich sie mittags - im Gegensatz zu abends - getrennt schlafen legen. Also schlief eine im Kinderzimmer und die andere im Schlafzimmer. Was gut geholfen hat, war, dass ich ihrem Rhythmus entsprechend das Mittagessen zu Anfang sehr früh gemacht habe. So habe ich sie langsam von ihrem 10-Uhr-Schlaf auf einen 11.15-Uhr-Mittagsschlaf gebracht.

Ich habe meine Zwei sehr oft mit ihren Maxi Cosi vor den Spiegel gestellt. Sie waren dann so fasziniert, dass ich für einige Zeit Ruhe hatte.

Beschäftigt habe ich sie eigentlich recht wenig. Sie haben ihre Spielsachen an den Maxi Cosi gebunden oder eine Baby-Gymnastikschaukel über sich gestellt bekommen. Als sie älter wurden und zu krabbeln bzw. zu laufen anfingen, sind sie auf Entdeckungsreise gegangen und ich merke sie kaum noch - außer, wenn es draußen regnet und ich den ganzen Tag nicht mit ihnen hinaus kann.
Dann bekommen sie zur Abwechslung Plasikschüsseln zum

Spielen oder eine Zeitung bzw. einen Katalog zum Betrachten. Das macht Spaß und sie sind beschäftigt. Wenn ich putze, wollen sie auch mit helfen und holen sich einen Staublappen und wischen die Türen mit ab. Auch das gefällt ihnen und es dauert eine Weile, bis es langweilig für sie wird.

Tagsüber bin ich sehr lange im Wagen mit ihnen spazieren gegangen. Das war sehr oft meine »letzte Rettung«, weil ich nicht wusste, wie ich sie anders beschäftigen sollte. Für meine übernächtigten Nerven war das auch sehr gut, denn die Kinder wurden ja in den Sommer hineingeboren - ich konnte also sehr lange (oft fünf Stunden) mit ihnen draußen sein, habe sie dann unterwegs im Park gestillt und habe mich dabei auch wieder regenerieren können.

Als sie mehr wach waren, haben sie sehr viel auf der Krabbel-Decke gelegen, auch sehr viel allein gespielt, wenn ich beschäftigt war, sie nicht immer im Auge haben konnte, was ja sein mußte, da Tobias sehr interessiert an seinen Geschwistern ist, haben sie auch mal in ihrem Laufgitter gelegen (schön groß), beide hatten oben drüber Trapeze hängen, mit denen sie intensiv spielten. Aber ich habe mir auch viel Zeit genommen, alle drei auf den Boden gelegt, mich dazu, und dann ging's los.

Ich versuche immer ausgeschlafen zu sein. Ich stricke leidenschaftlich gern und versuche auch, jeden Tag ein wenig zu stricken. Wir gehen sehr oft zu anderen Müttern mit Kindern und die besuchen auch uns wieder. Wenn ich dann sehe, wie gut die anderen mit ihren Kindern zurecht kommen, hilft mir das auch wieder. Aber auch schlechte Erfahrungen können einen helfen, manches besser zu machen. Auch bei meinen Freundinnen ist die Wohnung nicht blitzeblank, die Kinder gehen vor. Das finde ich gut und das mache ich auch so. Die Wohnung wird einmal wöchentlich geputzt und Staub gewischt und sonst wird nur gespült, staubgesaugt und Wäsche gemacht.

Urlaub mit Zwillingen

Richtig erholsam ist ein Urlaub mit Kindern immer dann, wenn die Unterbringung stimmt, die Kinder nicht krank werden und auch schon in einem Alter sind, wo sie auch was vom Urlaubmachen haben.
Wir haben deshalb gewartet, bis Maxi und Conny vier Jahre alt waren. Seither haben wir schöne und ganz schreckliche Urlaube verbracht. Schön ist bei uns immer sehr eng mit »durchgeschlafenen Nächten« verbunden. Mit Nicolai, unserem Einling, waren wir weniger zimperlich. Er kam schon als Baby mit auf die Reise. Wovon wir wirklich dauerhaft kuriert sind: Feriendörfer und -zentren, die zuviele Menschen auf zu engem Raum zusammenpferchen.

In diesen Herbstferien waren wir mit unseren dreien, einer Nachbarin mit zwei Söhnen im Harz in einer Jugendherberge. Es war toll! Die Kinder konnten herumlaufen und durften laut sein, das Essen war prima und ich hatte keine Arbeit damit. Jeden Tag nach dem Frühstück sind wir aufgebrochen und haben viel gesehen und sind viel gelaufen, unter anderem auf den Brocken mit der Dampflok und runter zu Fuß (2 1/2 Stunden). Abends gab es dann warmes Essen und um 19 Uhr schliefen alle drei. Wir haben uns alle toll erholt und werden so was sicher wiederholen, zumal es sehr preiswert ist!

Ein großer Vorteil beim Auto, den ich nicht mehr missen möchte, sind vier Türen. Erst jetzt weiß ich, wieviel leichter es ist, wenn die Kinder nicht auf die Rückbank gehievt werden müssen.

Urlaubsmäßig sind wir völlige Dänemarkfans geworden, allerdings bevorzugen wir mittlerweile die Ostsee wegen der flacheren Ufer und des geringeren Windes. Empfehlenswert ist die Insel Mön. Einen Urlaub haben wir in einer Ferienwohnung in Deutschland verbracht, was uns sofort Ärger mit den Vermietern einbrachte, aufgrund angeblich randalierender Kinder. Einmal und nie wieder!

Der erste Urlaub im Herbst in Österreich lief ganz gut. Nachtfahrten sind für Kinder ideal. Der zweite Urlaub im Sommer an der Ostsee war eine Katastrophe. Man sollte bei einer Ferienwohnung darauf achten, dass alles kindgerecht, genügend Platz vorhanden ist und eine gute Lage hat. Der

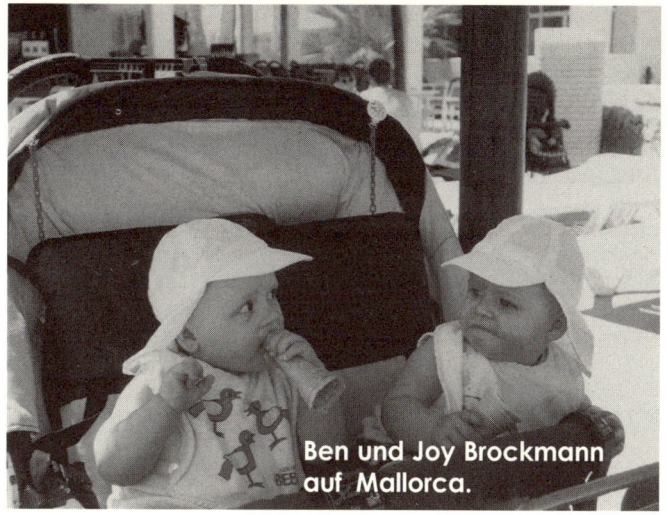
Ben und Joy Brockmann auf Mallorca.

Tagesrhythmus der Kinder sollte nicht wesentlich verändert werden.

Urlaubserfahrungen haben wir nur gute. Eine Wohnung ist das mindeste, was man braucht, alle getrennte Zimmer (Eltern und Kinder), Bad (Wanne!), Küche. Bis zum Alter von zweieinhalb Jahren hatten wir grundsätzlich unsere eigenen Kinderbetten dabei, sonst hätten wir uns unseren Urlaub abschminken können.

Wir waren mit Kindern in Ägypten. Tipps: Sehr ausführliche und wochenlang vorher begonnene Organisation (wir haben in Laufe der Zeit vieles verworfen), nicht davon ausgehen, dass der Urlaub besonders erholsam wird, sondern sich auf eine ganz neue Erfahrung freuen, bei Zwillingen unter drei Jahren würden wir nicht wieder allein mit ihnen fahren, sondern immer noch eine weitere Person mitnehmen, die auch bereit und fähig ist, sich um die beiden eine gewisse Zeit kümmern zu können.

Urlaub ging bei uns immer ohne Probleme. Das erste Mal ging es los, als die Kinder 16 Monate alt waren. Wir hatten eine Ferienwohnung außerhalb von Benidorm in Südspanien gemietet. Vor der Fahrt von 1.800 Kilometern hatten wir schon ein bißchen Angst und so hatten wir eine ganze Woche für die Hinfahrt eingeplant. Abends um 18 Uhr ging es los. Wir hatten die Kinder den ganzen Tag und ohne Mittagsschlaf toben lassen, damit sie schön müde waren. Wir setzten sie in Schlafanzügen in Liegeposition in die Autositze, die Bettdecken dabei, Schnuller in den Mund und ab ging es. Zuerst waren beide hellwach, aber zum Glück nicht knatschig. Nach 200 Kilometern waren sie eingeschlafen und wachten erst wieder nach circa 1.000 Kilometern wieder auf, das war dann auch schon kurz vor Barcelona. Wir gingen in einer Autobahnraststätte frühstücken und zogen die Kinder dort auch um.

Dann fuhren wir von der Autobahn runter und suchten uns für zwei Nächte ein Hotel am Strand. Im Zimmer stellten wir zwei Reisebetten auf, die wir mitgenommen haben. Mit dem Schlafen gab es darin nie Probleme. Am Strand war der Tag trotz unserer Müdigkeit einigermaßen erholsam.

Nach zwei Tagen sind wir mittags dann weiter in Richtung Benidorm gefahren. Mit vielen Pausen und Spaziergängen waren wir abends 350 km weiter südlich. Wir übernachteten in einem Autobahnhotel, wo die Kinder bei uns im Bett schliefen, da es uns zuviel Umstand war, die Reisebetten ganz unten aus dem Kofferraum zu holen. Die Nacht war allerdings sehr unruhig. Am nächsten Morgen hatten wir dann nur noch ein kurzes Stück zu fahren und dann waren wir am Ziel. Meine Tante, die dabei war, ging mit den Kindern spazieren, während ich das Auto aus- und die Wohnung einräumte.

Und dann ging der Urlaub richtig los. Wir fanden es alle ganz toll und Spanien ist auch mit kleinen Kindern kein Problem, da man Gläschen, Pampers, Brei, wirklich alles im Supermarkt bekommt. Auch deutschsprechende Ärzte sind in der Nähe. Der Strand in Benidorm ist sehr flach, breit und feinsandig. Dadurch muss man auf die Kinder nicht so sehr aufpassen. Mittags holten wir die Gläschen mit ins Restaurant, aber später wollten die zwei auch lieber Paella.

Auf der Rückfahrt fuhren wir wieder abends los und die Kinder waren so müde, dass wir die 1.800 Kilometer an einem Stück tagsüber, natürlich mit vielen Pausen, fahren konnten. Um 16 Uhr nachmittags kamen wir wieder zu Hause an.

Wegen unserer Kinder mussten wir laufend unser Auto wechseln. Als unser erstes Kind auf die Welt kam, mussten wir unseren Sportwagen verkaufen und haben uns einen Audi gekauft. Als sich allerdings die Zwillinge ansagten, stellten wir fest, dass drei Kindersitze nebeneinander nicht hinten in den Audi passten. Also sahen wir uns nach einem größeren Auto um. Dieses fanden wir auch, als die Zwillinge etwa 15 Monate alt waren. Glücklicherweise konnten wir dann unser Traumauto, einen Renault Espace, günstig von privat ergattern. Nun haben wir ein großes, praktisches und empfehlenswertes, aber leider nicht ganz billiges Auto. Die Sitze im Espace kann man einzeln im Auto verteilen. Unser Großer sitzt ganz hinten alleine; die Zwillinge sitzen einer rechts in seinem Sicherheitssitz und einer links. Somit kann keiner den anderen stören und wir haben noch genügend Platz für Gepäck.

Wir waren in diesem Jahr das erste Mal mit den Kindern im Urlaub. Durch eine Bekannte haben wir ein Ferienwohnung empfohlen bekommen. Und zwar waren wir in der Nachsaison in Heiligenhafen an der Ostsee. Wir waren in einer sehr kinderfreundlichen Ferienwohnung, die ich jederzeit weiterempfehlen kann. Zudem waren wir nahe zum Stadtzentrum und auch schnell am Strand, obwohl die Wohnung in ruhiger Wohnlage war. Die meiste Zeit waren wir mit den Fahrrädern und dem Fahrradanhänger unterwegs. Die Kinder konnten auch sehr gut am Strand spielen. Man brauchte nicht gleich hinterherlaufen, da der Strand sehr flach war. Außerdem war es nicht mehr so heiß, dass man Angst vor einem Sonnenbrand haben musste.

Die erste Reise unternahm ich, als die Kinder 2 1/2 Monate alt waren. Ich bin nach Österreich zu Freunden »geflüchtet«. Ein Freund hat mich in München zum Bahnhof gebracht, meine Freunde in Österreich haben mich vom Bahnhof abgeholt. Ich hatte ein Abteil fast für mich allein - alle waren abgeschreckt wegen der Babys.
Die nächste Reise machte ich circa einen Monat später: mit dem Flugzeug zu den Kanarischen Inseln. Auf dem Hinweg war der Vater der Kinder dabei, es ging ganz prima. Den Rückweg (allerdings erst nach 2 1/2 Monaten) habe ich allein angetreten und ich war ganz überrascht, wieviele hilfreiche Hände es gab.
Also, um es kurz zu machen, ich habe viele Reisen mit den Kindern unternommen auch allein, und ich kann sagen, dass es immer verhältnismäßig gut geklappt hat.

Bei unserem ersten Urlaub als Familie waren Jochen und

Elke anderthalb Jahre alt. Oma und Opa fuhren auch mit. Wir hatten zwei nebeneinanderliegende Ferienwohnungen gebucht. Unsere war etwas größer, damit wir die mitgebrachten Reisebetten stellen konnten. Wir hatten in unserer Wohnung einen großen Wohn- und Schlafraum und wenn Jochen und Elke mittags oder abends schliefen, hielten wir uns in der Nachbarwohnung meiner Eltern auf.

Während unseres Urlaubs bekamen Jochen und Elke mittags ein Gläschen gewärmt (zu Hause gab's meist Selbstgekochtes). Beide aßen die Gläschen aber ohne Probleme. Zur gewohnten Zeit ging es dann ins Bett zum Mittagsschlaf. Inzwischen waren meine Eltern essen gegangen und wenn sie zurückkamen, gingen mein Mann und ich essen. Auf diese Weise war immer einer bei den Kindern und ich musste nicht für die anderen Urlauber kochen. Nach dem Mittagsschlaf gingen wir dann spazieren und unser Abendbrot nahmen wir alle sechs in der Ferienwohnung ein.

Wenn Jochen und Elke dann im Bett waren, sind mein Mann und ich zu meinen Eltern in die Ferienwohnung gegangen und später haben wir uns leise in unsere Betten geschlichen. Jochen und Elke sind aber an keinem Abend aufgewacht. Morgens haben sie immer über den Rand der Reisebetten geschaut und geguckt, ob Mama und Papa auch schon wach sind. Die Schlafgewohnheiten von Jochen und Elke haben sich im Urlaub nicht geändert. Sie haben ihren Mittagsschlaf zu gleichen Zeit gemacht wie zu Hause und sind auch abends wie immer ins Bett gegangen.

Fünf Monate später haben wir mit Jochen und Elke allein Winterurlaub gemacht. Wir hatten die beiden Ferienwohnungen wie im Herbst gemietet. In der einen schliefen und spielten die Kinder, in der anderen wurde gefrühstückt, Abendbrot gegessen und mein Mann und ich schliefen darin. Mittags sind wir essen gegangen und haben die Kinder dann zum Mittagsschlaf gelegt.

Bis heute waren Jochen und Elke zehnmal in Urlaub. Nach dem zweiten Urlaub haben wir immer eine Ferienwohnung mit zwei Schlafräumen gebucht. Wir haben damit nur gute Erfahrungen gemacht, aber diese Wohnungen sind meist für vier Erwachsene gedacht und damit natürlich auch etwas teuer.

Im August dieses Jahres waren wir im Bayerischen Wald. Dort waren alle Gaststätten und Restaurants auf Kinder eingestellt und sehr kinderfreundlich. Es gab zum Beispiel ohne Aufpreis von allen auf der Karte stehenden Gerichten eine halbe Portion für Jochen und Elke. Die beiden wollten sich natürlich kein Gericht teilen, sondern aßen jeden Tag unterschiedliche Gerichte. In vielen Restaurants gab es aber auch extra Speisekarten für Kinder.

Als sie klein waren, haben wir uns noch nicht so recht getraut, in Urlaub zu fahren. Zwei Jahre später waren wir gleich zweimal auf einer holländischen Insel. Die Hin- und Rückfahrt mit dem Auto und zwei Stunden Fähre haben uns einige Nerven gekostet. Am besten fährt man mit kleinen Kindern nachts, die Chance, dass sie dann schlafen und ruhig sind, ist erhöht. Wir hatten ein Ferienhaus von Bekannten gemietet, leider ohne jeglichen Komfort. Zwei Reisebettchen haben wir mit-gebracht. Weder Kindersicherung in Steckdosen noch Wasch- oder Spülmaschine waren vorhanden und Marius bekam im ersten Urlaub einen einwöchigen Durchfall. Wir mussten zum Arzt, der allerdings gut deutsch konnte. Tipps: Auf mehr Komfort der Einrichtung in Ferienwohnungen/häusern achten, die das Leben im Urlaub erleichtern, sonst ist es kein Urlaub. Und am besten in zivilisierte, eventuell deutsch-sprachige Länder fahren, falls ein Kind krank wird und das werden die Kinder erfahrungsgemäß gerne im Urlaub.

Wir haben Urlaub an der Ostsee und im Harz gemacht, jeweils in einer Ferienwohnung, und haben uns gut erholt. Wir hatten viel Zeit zum Lesen, wenn die Kinder im Bett waren und den Tag haben wir mit den Kindern verbracht. Sehr positiv war unser Aufenthalt in Hohegeiß (Harz). Es war ein Schwimmbad in der Anlage vorhanden, das wir häufig frequentiert haben.

Wir waren bisher zweimal mit unseren Kindern für eine Woche an der Ostsee. Wir haben aber mit dem Verreisen solange gewartet, bis sie fast drei Jahre alt waren. Bei unseren Kindern wäre es vorher nicht sehr sinnvoll gewesen. Es gab keine Probleme bei der Autofahrt und am Strand haben sie sich sehr wohl gefühlt. Nur beim erstenmal waren die Nächte wesentlich unruhiger als später, wo sie schon 3 1/2 Jahre alt waren. Sie fragen auch heute schon, wann wir wieder in Urlaub fahren.

Zum ersten Mal waren wir mit den Zwillingen in Urlaub, als sie zehn Monate alt waren. An der Ostsee in der Nähe von

Stralsund bei Verwandten. Wir fahren immer nachts, da schlafen die Kinder. Allerdings würde ich nicht nochmal mit so jungen Babys fahren. Es war doch noch ziemlich stressig. Das zweite Mal war ich zusammen mit meiner Mutter für zehn Tage im Schwarzwald, mein Mann kam am Wochenende nach und dann nochmal, um uns abzuholen, da waren die beiden 12 Monate alt und es ging schon besser. Noch besser klappte es, als sie fast 14 Monate alt waren und wir ins Salzburger Land zu unserem Stammurlaubsdomizil fuhren.

Mein Tipp: Besser erst fahren, wenn die Zwillinge mindestens ein Jahr alt sind. Klima-Umstellungen können sich oft auch negativ auf den Stoffwechsel der Kinder auswirken. Marvin bekommt auch heute noch jedesmal Durchfall, wenn wir in Urlaub sind. Auf jeden Fall in vertraute Gebiete fahren, wo man schon mal Urlaub gemacht hat, wenn schon Ausland, sollte man sich vorher erkundigen, ob es die vertraute Nahrung dort zu kaufen gibt, sonst mitnehmen. Es fällt leichter, wenn man sich am Urlaubsort auskennt, als wenn man sich mit zwei schreienden oder quengeligen Kindern noch neu orientieren muss.

Wir waren bisher zweimal mit den Kindern in Holland. Wichtig war, dass wir ein Haus gemietet hatten und dass die Anreise nicht so weit war. Maximal drei Stunden Autofahrt halten wir zum jetzigen Zeitpunkt für vertretbar. Die Häuser in Holland (Cadzand und Oostburg) waren komplett ausgestattet. Reisebetten kann man vor Ort noch ausleihen.

Unser Tipp für andere Eltern: Wenn man die Möglichkeit hat, sollte man noch einen Freund oder Freundin mitnehmen, die einem ein bißchen helfen. Wir hatten unsere Anne mit (Nachbarin und Freundin, die unsere Kinder von Geburt an kennen). So konnten mein Mann und ich auch mal etwas allein machen oder nur mit einem Kind.

Abends haben wir uns immer abgewechselt. Mal bin ich mit Anne nochmal ans Meer gegangen, mal mein Mann. Dann auch mein Mann und ich alleine bzw. mit unserem »Großen«, Philipp. Mal haben wir auch abends alle zusammen Gesellschaftsspiele gespielt. Zu dritt lassen sich doch Zwillinge wesentlich besser versorgen, jeder hat ein bißchen mehr Freiraum für sich und merkt dann auch, dass man in Urlaub ist. Und Anne, die alleinstehend ist, braucht nicht allein in Urlaub fahren.

Als die Zwillinge gut 1 1/2 Jahre alt waren, waren wir erstmals wieder im Urlaub in einem sogenannten Babyhotel, was wir nur empfehlen können. Man braucht nur das Nötigste mitnehmen und hat auch mal eine Stunde Ruhe dank der angebotenen Kinderbetreuung,

Das Mobil-bleiben ist ein großes Problem für mich. Ich empfinde jede Aktion als umständlich und fühle mich sehr gehemmt in meinen Aktivitäten. Erst die Vorbereitungen, und dann noch das Geschrei der beiden! Bis vor kurzem hassten sie sowohl das Spazieren- als auch das Autofahren. Während andere Kinder nach wenigen Minuten einschlafen, fingen unsere zwei regelmäßig an zu plärren. Längere Autofahrten waren für unsere Ohren unerträglich. Auch das Einkaufen war unmöglich, da die beiden nicht still im Wagen sitzen wollten. Ich blieb also wohl oder übel die meiste Zeit daheim, um diesen Strapazen zu entgehen. Jetzt endlich scheint sich das zu bessern - hoffentlich dauerhaft.
Bisher haben wir keine Erfahrungen mit Zwillings-Urlaub. Unser Tipp ist, erst mal ohne die Zwillinge in den Urlaub zu fahren, wenn das irgend möglich ist. Wir konnten die beiden, ein Jahr alt, bei meinen Eltern gut unterbringen, und zwei Wochen mit dem großen Bruder in Italien genießen. Das war traumhaft schön und ich fühlte mich noch monatelang danach erholt und gekräftigt. Wichtig für die Zwillinge war, dass wir zur Eingewöhnung bei den (unbekannten) Großeltern erst mal ein paar Tage dabeiblieben und und ihnen somit zeigten, dass diese Leute keine Fremden sind. Die Kleinen hatten dann keine Schwierigkeiten, auch ohne uns dort zu bleiben.

Zum Glück habe ich mir das Buch »Reisen mit Babys« (über Ihr Buchshop) zugelegt, wo doch so manch guter Tips enthalten ist. Bisher waren wir immer mit dem Wohnwagen in Urlaub gefahren, auch mit unseren beiden älteren Töchtern damals im zarten Babyalter von viereinhalb und fünfeinhalb Monaten. Aber mit den Zwillingen zusätzlich wäre es uns doch zu eng geworden. Außerdem schreckten uns zwei Säuglinge und ein Kleinkindern doch etwas ab, auf große Fahrt zu gehen. Wir wollten kein Risiko eingehen; ist das Leben nicht ohnehin schon schwer genug für uns?!
So einigten wir uns auf das Bauerndorf Seeleitn am Faaker See in Kärnten. Mit Kindergarten (für unsere Älteste) und gemäßigtem, eher milden Klima auch noch im September. Ich weiß nicht - lag es an uns (routinierte Eltern) oder hatten wir nur einfach Glück (nicht nur mit dem Wetter: nur ein Regentag von 14 Tagen) - unsere Kinder schliefen gleich in ihren Reisebetten (auf ihren Lammfellen mit den üblichen

Kuscheltieren) und hatten und machten auch keine Probleme. Mein Tipp: Beim Urlaub mit Säuglingen und Kleinkindern so viel wie möglich gleich wie zu Hause machen. Den Rhythmus ja nicht ändern und nicht allzu weit fortfahren. Unser Ziel lag wohl - mit vier Kindern - gerade so an der Grenze.

Oft aber ärgerte ich mich über die zugeparkten Gehwege. Ich musste notgedrungen fast immer den gleichen Weg gehen, auch konnte ich in kein Geschäft hinein. Das Ordnungsamt stellte sich ziemlich gleichgültig. Da ich keine Magengeschwüre bekommen wollte und auch kaum Zeit hatte, mich auf rechtlichem Weg mit dem Ordnungsamt zu streiten, kaufte ich, als die Mädchen fünf Monate alt waren, einen Geschwistersportwagen. Es war herrlich. Ich kam überall durch und rein. Nur Busfahren geht nicht. Es findet sich nicht immer jemand, der einem beim Heben hilft. Genauso ist es mit dem Türaufhalten.

Mein größtes Glück war, als ich es geschafft hatte, mit den Kindern allein rauszugehen. Wir hatten überhaupt keine Hilfe, und als mein Mann wieder arbeiten musste, saß ich zwei Tage allein mit den Kindern in der Wohnung - und am dritten Tag habe ich dann die Kinder eingepackt und sie vier Stockwerke runtergetragen, dort musste ich erstmal die Karre aufschließen (sie war mit einer Kette angeschlossen wegen Diebstahlsgefahr) rauswuchten, dann wieder eine Treppe hoch und die Kinder, die dort in ihren Taschen lagen, runterschleppen und in der Karre verstauen.

Mit dem Laufen haben sich unsere Kinder auch sehr viel Zeit gelassen: mit gerade noch 18 Monate fingen sie an zu laufen. Das war für mich erstmal eine riesige Umstellung - obwohl ich mich sehr darauf gefreut hatte und mir davon auch eine Entlastung (nicht mehr so viel tragen) versprochen hatte. Aber es war erstmal eine zusätzliche Belastung. Wenn wir draußen waren, dann wollten die Kinder sofort aus der Karre - ich konnte aber nicht gleichzeitig zwei Kinder an die Hand nehmen und die Karre schieben. Ganz abgesehen von den vielen Autos, die es in Hamburg nun mal gibt. Es gab in der Zeit sehr viel Geschrei unterwegs, und ich bin eine ganze Weile nur sehr ungern allein mit den Kindern rausgegangen. Irgendwann wurde es dann langsam besser, und ich habe die Kinder mit viel Mühe dazu bekommen, dass sie an Straßen an der Hand gehen bzw. sich an der Karre festhalten.

Dann sind wir - als die Kinder acht Monate waren - für drei Wochen nach Dänemark gefahren. Dort hatten wir uns ein Ferienhaus gemietet. Es war ein toller Urlaub, auch wenn das Wetter nicht so gut war. Wir wollen nächstes Jahr wieder mach Dänemark fahren, weil wir einen Urlaub im Ferienhaus am besten finden - für Kinder und Eltern. Diesmal wollen wir aber mit einer befreundeten Familie fahren, weil man dann auch mal die Möglichkeit hat, etwas allein - ohne Kinder - zu unternehmen.

Unsere Zwillinge waren sechs Monate alt, als wir für zehn Tage mit dem Wohnmobil nach Norddeutschland fuhren. Positiv: Man hat immer alles dabei. Schlafen und Fahren klappt prima. Wenn das Wohnmobil einen Alkoven-Aufbau hat, so kann dieser wunderbar als Spielwiese »missbraucht« werden. Negativ: Man hat denselben Stress wie zu Hause, nur auf engeren Raum. Trotzdem ist so ein Urlaub zu empfehlen - wegen der Abwechslung, die man sich beschert.

Im letzten August waren wir für zwei Wochen in Masuren. Dieser Masurenurlaub war ein Eltern-und-Kind-Urlaub, angeboten von der »Wilden 13«, einem Bus- und Reisekollektiv aus Fuldatal bei Kassel. Diese Eltern-Kind-Urlaube werden von verschiedenen alternativen Reiseveranstaltern angeboten, (Turtle Tours, Lahntours, In Natura). Eltern wie Kinder sollen auf ihre Kosten kommen. Gemeinsamer Urlaub, aber auch Entspannung für die Großen, während die Kleinen betreut werden: an sechs Tagen in der Woche, circa fünf Stunden täglich findet Kinderbetreuung statt. In Masuren waren eine ausgebildete Erzieherin und ein zweiter Betreuer dabei. Sie haben mit den Kindern kleine Ausflüge gemacht, es gab zwei Kutschfahrten, Baden im See, Malen, Basteln. Der Bus war nicht voll belegt, wir hatten viel Platz. Insgesamt waren wir elf Kinder und neun Erwachsene (plus Betreuer/In). Natürlich wurde im Bus nicht geraucht. Die lange Fahrt (circa 24 Stunden) war weit weniger anstrengend, als erwartet. Mindestens alle zwei Stunden wurde eine Pause gemacht. Außerdem waren ja nur Eltern mit Kindern dabei, da wurden die ersten Kontakte geknüpft, schon gemeinsam gespielt. Fahrradtransport war übrigens im Preis inbegriffen. Unser Domizil für die Zeit war Karwik (am Spirdingsee), wir hatten ein Ferienhaus mit zwei Schlafzimmern, großer Wohnküche und kleiner Terrasse. Was auch noch wichtig ist: das Gelände war sehr weiträumig, drumherum Wiesen und Wälder, ein Reiterhof mit Storchennest nebenan und die Straße etwas weiter weg. Unsere Kinder konnten es morgens nie erwarten, sofort nach dem Frühstück rauszukommen, um mit den anderen Kindern zu spielen. Für die Großen wurden einige Ausflüge teilweise mit den Kindern (dann mit Kinderbetreuung) angeboten. Alles in allem war es ein schöner Urlaub für alle, teilweise sicher auch anstrengend, aber Manfred und ich hatten die Möglichkeit, mal wieder etwas gemeinsam ohne die Kinder zu unternehmen und sie derweil in guten Händen zu wissen. Und wir haben viele Kontakte zu anderen Eltern mit Kindern geknüpft.

Der erste Urlaub, die Kinder waren gerade fünf Monate alt und wurden noch voll gestillt, machte keine Probleme. Wir machten Urlaub mit dem Wohnwagen. Während der Hin- und Rückreise fuhren wir tagsüber und nie länger als drei bis vier Stunden pro Tag und viel Zeit für Pausen. Die Möglichkeit zum Wäschewaschen am Urlaubsort ist äußerst wichtig.
Den zweiten Urlaub verbrachten wir in einem Ferienhaus. Man sollte sich einen Bungalow aussuchen. Unser Haus hatte mehrere Ebenen, also unsichere Treppen!

Unser erster Urlaub war stressig, man ist halt doch nicht mehr so beweglich wie früher ohne Zwillinge. Das fing schon beim Essengehen an, meistens hat mein Mann Essen vom »Spanier« geholt oder ich habe selber gekocht. Da wir eine Ferienwohnung hatten, ging das ganz gut. Nur mit dem Schlafen klappte es nicht so gut - die Umstellung - also haben wir die Zwillinge im Schlafzimmer untergebracht und selbst im Wohnzimmer auf der Couch geschlafen. Nun kam noch dazu, dass unser Johannes in dieser schönen Urlaubszeit gerade Zähne bekam, deshalb wurden die Nächte umso anstrengender.

Bei Ausflügen wurde dann eine Thermoskanne mit heißem Wasser und die mit Pulver vorbereiteten Fläschchen mitgenommen. Wir haben immer mehr mitgenommen, als wir brauchten, denn es ist mir schon passiert, dass mir ein fertig angerührtes Fläschchen umgekippt ist. Wenn es möglich war, habe ich den Kinder während der Fahrt im Auto die Flasche gegeben. Sie lagen dabei in ihren Sitzen und ich hatte mich dazwischen gesetzt.

Sehr empfehlenswert ist ein Kurzurlaub ohne Kinder. Wir

haben glücklicherweise eine Oma, die es wagte, die beiden eine Woche lang zu betreuen. So konnten wir wieder richtig Kraft tanken, wieder ruhiger werden und geduldiger und nachsichtiger zu reagieren - und nicht zuletzt waren wir seit langem wieder einmal nur zu zweit.

Die Zwillinge waren elf Monate alt, als ich mit ihnen und meiner Mutter mit dem Auto nach Österreich fuhr. Mein Mann konnte nicht mit, und ich wollte sehen, ob ich die fremde Umgebung noch genießen kann. Wir waren in einem für Babys geeignetem Hotel. Die zwei waren so beschäftigt, dass sie es nicht einmal merkten, dass sie nicht in ihren Bettchen lagen. Wir machten Spaziergänge durch die Wälder, saßen am Bach, wo sie ihre Füßchen nass machen konnten, fuhren mit der Sesselbahn und machten Picknick auf den Bergen, besuchten Freibäder ... usw. Probleme gab es nur beim Abendessen, es zog sich über zwei Stunden und da wurden sie natürlich müde und quengelig. Für mich war es eine tolle Abwechselung.

Als Transportmittel, wenn ich alleine mit ihnen bin, bewährt sich der Doppelbuggy von McLaren auch heute noch. Ich komme damit sogar allein Treppen hinunter und im Notfall auch hinauf. Damit die Kinder nicht durchgerüttelt werden beim Treppen hinunterfahren, lasse ich zuerst das rechte Hinterrad die Stufe halb runter und so an der Treppe »eingehängt« lasse ich das mittlere und linke Hinterrad runterrollen. Wir waren erst einmal im Urlaub (Kinder 14 Monate). Wir sind 1.200 Kilometer mit dem Auto gefahren, maximal vier Stunden/Tag. Wir haben bei den Autobahn-Raststätten Zimmer mit zwei Kinderbettchen vorbestellt. Das hat gut geklappt. Sobald die Kinder quengelig wurden, sind wir stehen geblieben und haben eine längere Rast gemacht. Sicherheitsgurte für die Hochstühle mitnehmen. Was uns auch sehr geholfen hat, ist ein Fläschchenwärmer, den man am Zigarettenanzünder anschließen kann.

Sicherheit draußen und drinnen

Zeitweise hatte ich große Bedenken, ob ich Maxi und Conny jemals lebend ins schulfähige Alter bringen könnte! Die beiden überraschten mich stets mit allerlei Unfug - sie steckten alles, vor allem gern Beeren, Zimmerpflanzen und draußen gefundene Zigarettenkippen in den Mund.
Schwierig ist das entdeckungsfreudige Alter bei Zwillingen vor allem deshalb, weil zwei kleine Kinder einfach schwerer zu beaufsichtigen sind. Ich empfehle allen Zwillingsmüttern und -vätern: Seid wachsam, plant das Unmögliche mit ein, rechnet mit der Findigkeit und Schnelligkeit Eurer Kinder. Sichert vieles ab und bleibt trotzdem vorsichtig.

Zum Speicher und zum Keller haben wir jeweils ein Türgitter angebracht. Blumenübertöpfe haben wir mit Pappkarton abgedeckt. Diese festgeklebten Abdeckungen habe ich neulich wieder abgemacht, weil die Kinder jetzt besser verstehen, dass sie nicht an die Blumenerde rangehen sollen. Bis zu einem gewissen Gefährlichkeitsgrad dürfen unsere Kinder ihre Erfahrungen selbst machen. Svenja wollte die Aussentreppe vorwärts runtergehen und sich am Geländer festhalten. Anfangs blieb ich dicht hinter ihr und sagte ihr, dass sie sich gut festhalten solle. Angst, dass sie runterfallen, habe ich keine mehr. Runterfallen kann man sowieso in jedem Alter.

Das Laufen draußen ist ein Thema für sich. Einer will nach rechts, der andere nach links. Hat man Glück, dass es in der Nähe einen Platz ohne Autos und Radfahrer gibt, kann es ja losgehen. Denkste! Der rechtslaufende steht vor oder mitten in einem Hundehaufen, der Linksläufer liegt in der nächsten Pfütze oder sammelt Müll auf. Leider soll ja auch alles in den Mund.

Nicht viel »Nein!!!« schreien, sondern lieber von vornherein wegräumen. Die unteren Regalfächer sind inzwischen für Spielzeug da, die oberen quellen mit kindergefährlichem bzw. wichtigen oder wertvollen Gegenständen über.

Mit 10 Monaten konnten sie laufen. Im Haus war das kein Problem, nur draußen, wenn immer einer nach rechts und einer nach links lief. Ich fand dabei besonders schlimm, dass sie nie gingen, immer nur rannten. Ich habe mir dann oft 11- oder

12jähriges Mädchen mitgenommen. Zu zweit war es dann doch einfacher.

Die Umgebung der Kinder wird im Sicherheitsgrad den Kleinen angepasst, und zwar von unten nach oben. Schlüssel werden abgezogen, was nicht kaputt gehen soll, hochgeräumt. Räume, die von vornherein nicht für kleine neugierige Kinder geeignet sind, wie Arbeitszimmer, werden einfach zugemacht. Den Gang zum Wohnzimmer werden wir mit einem Gitter absichern, weil dort soviele Pflanzen rumstehen, dass ich gar nicht so schnell hinterher könnte, wie ich müsste. Neben der Küche haben wir einen Raum, den wir als Spielzimmer nutzen wollen und später als zweites Kinderzimmer. In den Türrahmen werden wir ein Gitter spannen und den Raum als großen Krabbelstall gebrauchen.

Mein Mann ist glücklicherweise handwerklich sehr begabt. Zum Absperren von Treppen und zum Abteilen des Wohnzim-

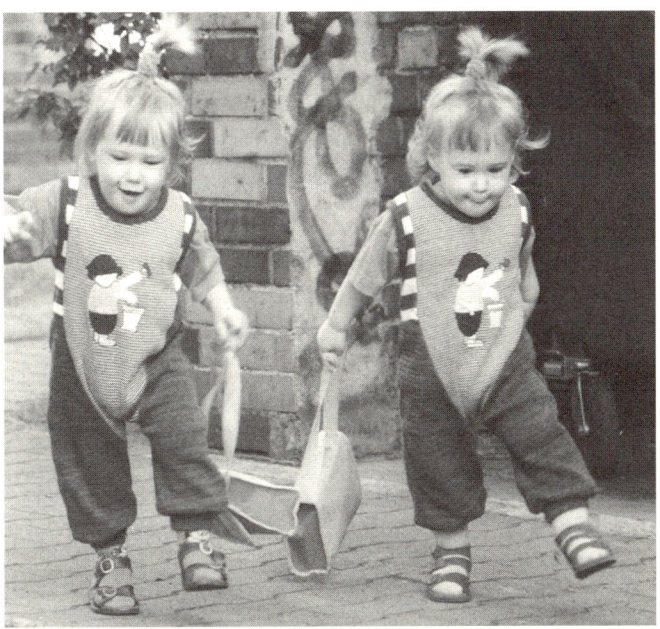

Na, wo soll's denn hingehen? Maxine und Charline on tour.

mers (in einer Hälfte stand der Kachelofen und alle Sachen, die für die beiden gefährlich werden konnten) baute mein Mann aus Latten Zäune, teilweise mit Türen, die man je nach Bedarf versetzen konnte. Die Höhe der Zäune war circa 75 Zentimeter, so dass man als Erwachsener gemütlich noch drübersteigen konnte. Überall in unserem Haus waren diese Lattenzäune und man war sicher, dass den Kindern eigentlich nichts passieren konnte. Unser großer Sohn konnte mit seinen anfangs drei Jahren ebenfalls schon drüberklettern.

Zur Absicherung des Hauses: Ich habe versucht, die Kinder in einen und auch manchmal in zwei Laufställe zu setzen. Aber sie waren nicht begeistert und konnten es nur kurz aushalten. Ich bekam zwei gebrauchte Schaukeln, die ich im Zimmer (Haken in der Decke) und am Türrahmen befestigen konnte. Hier konnte ich die beiden manchmal beruhigen, wenn ich keinen Rat mehr wusste. Ich habe Steckdosensicherungen angebracht, ums Bett wurde eine Bettumrahmung gebaut (circa 70 Zentimeter hoch), so dass die Kinder sicher im Bett blieben. In den Schränken habe ich die Gegenstände nach unten geräumt, die sie gefahrlos ausräumen konnten. Ich habe auch extra einen Schrank eingerichtet mit ihrem Spielzeug, den sie täglich dreimal ausgeräumt haben. Ich habe mir ein Tür-Gitter angeschafft, weil ab einem bestimmten Zeitpunkt waren die Kinder vor der Tür und ich konnte kaum noch hineinkommen. Mit dem Türgitter konnten sie in den Flur schauen und hatten für sich zwei Zimmer, in denen sie krabbeln konnten.
In den Kindersitzen von Ikea konnte der motorisch weitere Sohn nicht lange sitzen: einmal saß er auf dem Tisch einen Zentimeter vorm Abgrund - ich war nur kurz aus dem Raum gegangen, um etwas zu holen. Da hat mir der Tipp einer anderen Zwillingsmutter geholfen: ein Sitzverkleinerer im Sitz lässt Dylan eng genug drin sitzen, dass er nicht mehr ohne weiteres hinauskrabbelt.

Wir hatten in unserer Küche eine Schublade (die unterste) für Jochen und Elke zum Spielen freigegeben. Darin befanden sich Kochlöffel, Holzbrettchen, Rührbesen und Teigschaber usw. Diese Schublade wurde auch manchmal als Aufbewahrungsort für Bauklötze oder kleine Autos genutzt. Schubladen die große Fleischmesser, Schnitzelklopfer, Weinflaschenöffner enthielten, haben wir nicht mit Kindersicherungen versehen. Wir haben Jochen und Elke von

Anfang an erklärt, dass es bestimmte Dinge im Haushalt gibt, mit denen man sich ganz große Auas zufügen kann. Beide haben auch nie diese »gefährlichen« Schubladen ausgeräumt. Unsere Steckdosen haben wir natürlich mit Kindersicherungen versehen. Diese sind heute noch drin, da wir ständig Besuch von Kleinkindern haben. Die Treppe ins Erdgeschoss (Marmor) haben wir von Anfang an geschlossen. Als Jochen und Elke den Türgriff erreichten, haben wir diesen für einige Monate senkrecht eingebaut und wenn es mal brenzlig wurde, haben wir die Tür auch schon mal zugeschlossen. Man kann Kinder nicht von allen Gefahren des täglichen Lebens fernhalten. Sie müssen Gefahren auch erkennen lernen und natürlich auch gewisse Verbote beachten.

Seitdem die beiden mobil waren, mussten wir auch unsere Wohnung etwas umrüsten. Vor dem Kinderzimmer und oben an der Treppe im 1. Stock haben wir jeweils ein Türgitter angebracht. Alle Steckdosen sind mit Kindersicherungen versehen, Schutzdraht einen Meter hoch am Balkon, da die Gitterstäbe nicht kindernormgerecht sind. Kindersicherungen an Schubladen, besonders am Anfang (bis circa 2 3/4 Jahre) im Kinderzimmer, so waren alle Pflegeartikel unter Verschluss und die Kinder konnten sich nicht an den Schubladen klemmen. Damit sie sich auch nicht ihre Finger an der Kinderzimmertür klemmen, haben wir einen Hacken an der Wand, oberhalb der Tür (wenn sie offen ist) angebracht, mit dem wir die Tür dann oben einhängen, so bleibt sie offen und sie können nicht damit spielen.

Ein Problem waren allerdings meine zahlreichen Pflanzen, denn Blumenerde schmeckt so gut und Blätter lassen sich so schön zerfetzen und landen allzu leicht doch im Mund. Die Blumentöpfe kann man in alte Nylonstrumpfhosen stecken und oben zubinden. Die Erde kann nicht mehr gemampft werden und trotzdem kann man die Blumen von oben noch gießen, ohne die Strumpfhosen entfernen zu müssen.

In der Schwangerschaft haben wir unser Haus im Erdgeschoss ganz auf kleine Kinder eingestellt. Wir haben unten Küche und Esszimmer sowie natürlich Flur und Bad. Esszimmer und Küche sind mit PVC bzw. Holzboden ausgestattet. Es stehen nur die nötigsten Sachen darin. Großer Tisch, zwei Bänke, zwei Stühle und natürlich die Kuschelecke sowie eine kleine

Bank mit Spielzeug. Ein Schrank zum Abschließen steht auch noch darin. In der Küche ist ein Schrank so eingeräumt, daß die Kinder ihn ruhig ausräumen können.
Im Garten haben wir einen großen Sandkasten gebaut und jetzt wird auch der Teich eingezäunt. Nachdem Katharina vor drei Wochen fast ertrunken ist. Die beiden sind nie dran gegangen. Ich habe immer geglaubt, uns passiert das nicht. Mein Rat an alle Teichbesitzer: Sichert ihn früh genug ab.

Mittlerweile wurden die normalen Türgriffe gegen runde, drehbare ausgetauscht, damit die Kinder insbesondere nicht mehr unbeobachtet ins Bad gelangen können. Dort haben sie uns nämlich zweimal die Toilettenschüssel inspiziert und den Hygienestein genüsslich verspeist, bzw. abgelutscht. Ganz abgesehen von der Klobürste, mit der man so toll den Boden aufwischen kann, wenn man sie zuvor ins Toillettenbecken tunkt!

Jana fing mit 14 Monaten an zu laufen und Marius mit 18 Monaten. Natürlich war dies nicht einfach, jeder lief mal in eine andere Richtung, besonders auf Spielplätzen. Da ich in der Zwischenzeit jede Menge Mütter (auch durch Miniclub) kennengelernt hatte, bin ich meistens auf den gleichen Spielplatz gegangen und Mütter größerer Kinder halfen mir, meine beiden einzufangen.
Sicherheit in der Wohnung wurde zu dieser Zeit besonders groß geschrieben. Alle unteren Schubladen wurden zugeklebt oder die Griffe abmontiert, auch im Kinderzimmer, da Klemmgefahr. Die unteren Regale räumten wir aus und stellten dort Dinge hin, die sie erreichen durften. Auch die Stereoanlage wurde zugeklebt. Am Anfang stellten wir im Garten einen großen Zwillingslaufstall auf. Aber als sie gut laufen konnten, wollten sie natürlich darin nicht mehr bleiben. Wir trennten den Vorder- und Hintergarten mit Zaun und Tür, so konnten sie sich nur hinten aufhalten auch mal alleine, da ich sie direkt vom Küchenfenster aus beaufsichtigen kann.

Als unsere Zwillinge mit nicht mal zwei Jahren im dritten Stock am offenen Fenster erwischt wurden, hat mein Mann die Hebel abmontiert, so dass die Fenster nur noch gekippt werden konnten. Alles, was man sonst rumstehen hat, wurde weit hoch gepackt. Keine Blumen, keine Vasen und keine Tischdecken ... Gekrabbelt sind unsere zwei mit etwa 10

Monaten, gelaufen mit 15. Da ich blind bin, habe ich halt immer die Ohren gespitzt und wusste durch ihr Atmen immer, wo sie waren. Alles, was gefährlich sein kann, muss halt weggeräumt sein.

Tischdeckenschutz, Steckdosenschutz, Türgitter, Gurte für Kinderwagen und Hochstuhl. Ansonsten empfehle ich, sich auch mal auf den Boden zu legen und zu sehen, was aus dieser Position alles noch greifbar wäre.

Überall Steckdosensicherungen, eventuell Türgitter, giftige Pflanzen entfernen. Auf dem Balkon nie Stühle stehen lassen oder Möglichkeiten zum Hochklettern entfernen. Am besten nie unbeaufsichtigt ein Kind auf den Balkon lassen. Fenster nie in Kippstellung geöffnet mit einem Kind allein lassen. Schnell ist mal der Hebel herumgedreht. Waschmittel-, Putz- und Spülmittel immer wegschließen oder -stellen. Nie Creme oder Parfum herumstehen lassen. Scheren und Messer außer Reichweite räumen und trotz aller Vorsichtsmaßnahmen immer Fuchs und Hase sein, denn Kinder sind sehr einfallsreich, phantasievoll und oft unberechenbar.

Keine Tischdecken (jetzt mit 2 3/4 kann man ihnen erklären, warum sie nicht ziehen sollen), von allen Schranktüren im Wohnzimmer die Griffe abschrauben und mit Paketband zugekleben (unseren Möbeln konnte das nicht schaden). Blumen, Heizlüfter etc. kamen in den Laufstall. Zum Kochen: Mikrowelle, da kann sich keiner verbrennen. Herd: Extra Sicherung zum Abschalten und feuerfeste Abdeckplatten. Die finde ich zwar nicht schön, aber die Platten glühen nicht so schnell.

Ein Vormittagsablauf vor einigen Tagen: Lisanne fegt Jennys Frühstückskakao vom Tisch. Zwei Stunden später verdächtige Stille bei den Zwillingen: Alex hat sich dank seiner Kletterkünste ein Usambaraveilchen vom Fensterbrett geholt, pult fröhlich die Erde vom Blumentopf, während Lisanne den Wurzelballen spazieren trägt. Eine Stunde nach Beseitigung aller Erdspuren haben beide in Gemeinschaftsarbeit einen Vorhang heruntergerissen. Zum Glück ist es jetzt Zeit für den Mittagsschlaf! Und Zeit zum Aufatmen ... Aber meistens herrscht nur das normale Spielzeugchaos, von Zeit zu Zeit garniert mit ausgeräumten Schränken oder im Ehebett versteckten Straßenschuhen.

Auch an »vergessene« Steckdosen denken, die man nicht benutzt (zum Beispiel am Herd oder eine nie benutzte Steckdose hinter einer Tür). Abschließbare Fenstergriffe: Da wir im höheren Stockwerk wohnten und die Kinder durch Hinausklettern auf Stühle u.ä. an die Fenstergriffe kamen, wollten sie die Fenster aufmachen, um dem Vater bei der Arbeit im Garten zuzusehen.

Mit einem Dreivierteljahr begannen sie zu krabbeln und erreichten in kürzester Zeit Höchstgeschwindigkeiten. Nichts war mehr sicher, erst recht, als sie mit einem Jahr das Laufen gelernt hatten. Ich habe sie möglichst viel selbständig üben lassen, so gewannen sie recht schnell Sicherheit über das, was sie sich zutrauen können. Türen und Schränke haben wir gesichert und trotzdem noch ein paar Möglichkeiten zum Neinsagenüben offengehalten (anstrengend!).

Was ebenfalls für mich eine unnötige Geldausgabe war, ist der Laufstall. Meine Kinder waren so gut wie nie darin. Sie konnten sich nicht richtig bewegen und auf Entdeckungsreise gehen. Allerdings musste ich das Haus gut sichern, damit ihnen nichts passieren konnte. Bei mir gibt es keine Tischdecken zum Herunterziehen mehr. Alles was in Kinderreichweite war, wurde weggeräumt. Blumenstöcke existieren nur noch auf dem Fensterbrett (nur wie lange noch?), da die Erde lockt und anscheinend auch sehr gut schmeckt. Sämtliche Treppen wurden mit Türschutzgittern abgesichert und Türen zum Bad, WC, Schlafzimmer und neuerdings auch zum Wohnzimmer (die Couch läd zum Klettern und Kraxeln ein) bleiben geschlossen. In den unteren Schränken der Küche stehen keine Putzmittel und auch keine Sachen, die bei eventuellem Fall kaputt gehen könnten.

Wir haben an unserer Treppe schwingbare Holzgitter angebracht, den Garten haben wir ringsum eingezäunt, in der Küche haben wir vom Herd die Knöpfe abgezogen, die nur aufgesteckt werden, wenn wir kochen und uns somit in der Küche aufhalten. Messer sind alle in einem Oberschrank aufbewahrt, Schränke haben wir teilweise mit speziellen Riegeln gesichert, teilweise haben wir Sachen aus den unteren Regalen ausgeräumt. Die Kellertür ist bei uns prinzipiell verschlossen.

Die Zwillinge

Hier hätten wir gern alle Kinder berücksichtigt, deren Mütter sich soviel Mühe gemacht hatten, unsere Fragen zu beantworten. Aber: Aus Platzgründen müssen wir uns auf wenige Beispiele beschränken. Sie geben jedoch trotzdem einen Einblick in die Besonderheit von Kindern, die als Zwillinge geboren wurden.

Marie und Wibke wurden am 25.10. um 21.05 und 21.19 Uhr geboren. Sie sind zweieiig. Ich finde das prima, denn so werden sie (zumindest jetzt) nicht verwechselt und auch als eigenständig behandelt. Da alle drei Mädchen rotblonde Haare haben, wurden die Kleinen im ersten Lebensjahr von vielen Leuten verwechselt. Inzwischen haben sie sich jedoch so unterschiedlich entwickelt, dass viele Leute sogar fragen, wieviel Abstand denn zwischen beiden ist.
Im Wesen sind die Zwillinge stark verschieden. Marie ist ruhiger und reservierter Fremden gegenüber. Sie lernt viele Dinge sehr schnell durch konsequentes Üben, zum Beispiel Schaukeln mit zweieinhalb, Dreiradfahren mit zweieinhalb, Kassettenrekorder, Verstärker etc. bedienen mit knapp drei Jahren. Beim Spiel ist sie oft sehr wild und wehrt sich vehement.
Wibke probiert alles sofort und fällt oft auf die Nase. Allerdings machte sie die Dinge, die ihr wichtig sind, auch so lange, bis sie so gut ist wie Marie. Fremden gegenüber ist sie zuerst sehr scheu und taut nur langsam auf. Dann aber ist sie freundlich und zugänglich.

Jennifer ist die Erstgeborene; sie wurde am 24.12. um 20.24 Uhr geboren, 2.920 Gramm, 49 Zentimeter, Kopfumfang 34 Zentimeter, sie lag richtig. Dominik ist der Zweitgeborene; er wurde um 20.28 Uhr geboren, 2.480 Gramm, 50 Zentimeter, 34 Zentimeter Kopfumfang, lag in Beckenendlage und wurde trotzdem »normal«, allerdings mit dem Popo zuerst, geboren.
Sie sind natürlich zweieiig. Ob sie sich ähnlich sehen und von wem sie was geerbt haben, wem in der Verwandtschaft sie am meisten gleichen - da scheiden sich die Geister! Für mich sind sie total unterschiedlich, nicht nur von Aussehen her.
Ich habe mir zweieiige Zwillinge gewünscht, weil ich gern drei unterschiedliche Kinder haben wollte, nicht eines doppelt. Das mag zwar ganz lustig sein, aber ich hätte Angst

gehabt, dass sie zu sehr zu einer Einheit verschwimmen, keine echten Individuen werden. Ich glaube, schon allein durch das unterschiedliche Geschlecht haben sie es mal einfacher, werden nicht ständig miteinander verglichen und müssen daher auch nicht notwendigerweise miteinander konkurrieren.

Jennifer ist neugierig, aufgeweckt, vorwitzig, abgeschlagen, wehleidig (kreischt bei jeder Kleinigkeit gleich los!), will gern unterhalten werden, sie ist insgesamt schneller in ihrer Entwicklung und sehr kontaktfreudig.

Dominik ist abwartend, vorsichtig, guckt sich alles und jeden erst einmal an, wenn sein Inneres okay sagt, legt er los, er guckt sich vieles von seiner Schwester ab, er ist geduldig, friedfertig, braucht lang, bis er aus der Fassung zu bringen ist, er ist geradeheraus (nicht so abgeschlagen wie Jennifer), schmusig, kann sich von allen drei Kindern am besten allein beschäftigen, ist aber nicht so einfallsreich und erfinderisch wie Jennifer. Körperlich ist Dominik seiner Schwester überlegen, er ist größer, schwerer und erstaunlich kräftig. Jennifer ist dafür schneller und wendiger in ihren Bewegungen. Eines sind sie aber beide: fröhlich!

Sabine (44 Zentimeter, 2.170 Gramm) wurde zuerst geboren, Yvonne (47 Zentimeter, 2.610 Gramm) sieben Minuten später. Wir haben bewusst Namen mit verschiedenen Vokalen gewählt. Vermutlich sind sie eineiig. Zweieiige Zwillinge wären mir lieber gewesen, da man durch die optischen Unterscheidung wohl eher ihre anderen Wesenszüge und Eigenschaften akzeptiert. Eineiige Zwillinge werden zu sehr als Einheit betrachtet, wobei man bewusst gegensteuern muss (Kleidung).

Nur der enge Bekanntenkreis kennt die beiden auseinander. Seit Yvonne eine Brille trägt, haben es auch die Kinder leichter.

Sabine ist insgesamt lebhafter, ideenreicher. Yvonne hat dahingehend aufgeholt. Anfangs war Sabine sehr dominant, Yvonne fügte sich, gab nach. Dann fiel Sabine durch Krankheit zurück, was Yvonne guttat. Zur Zeit dominiert Sabine wieder, es sind wohl immer wieder verschiedene Phasen.

Die Kinder streiten oft, in meinen Augen meist um Kleinigkeiten. Ich glaube aber nicht, dass sie mehr streiten als andere Geschwister. Seit sie im Kindergarten sind, gehen sie für eine gewisse Zeit nachmittags auch einmal eigene Wege. Das

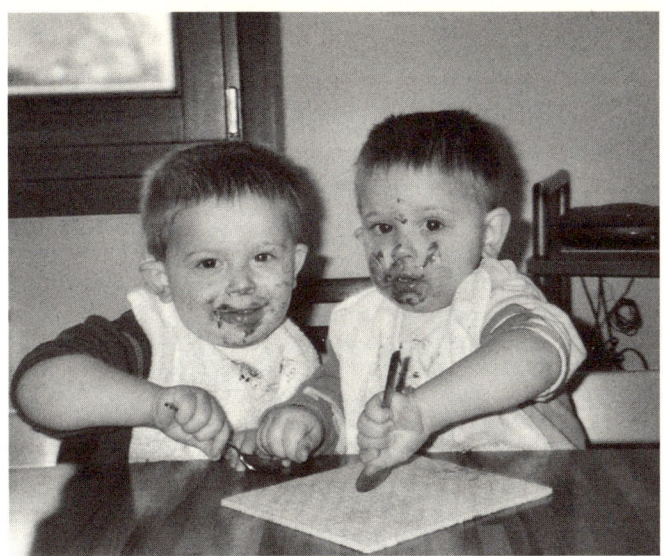

Zu zweit fällt Zwillingen jede Menge ein ... Erik und Lars Gönnheimer.

Kind, das allein bei mir bleibt, genießt das offensichtlich. Im Nachhinein denke ich, ich hätte die Kinder bereits von klein auf öfter trennen sollen, da dies allen gut tut.

Torben und Malte wurden am 8.12. geboren, sie wogen 3.550 und 3.100 Gramm und waren beide 54 Zentimeter groß. Sie sind zweieiig und das finde ich gut. Torben und Malte sehen sich nicht ähnlich, aber ihre Entwicklung verlief parallel. Ich bin mit eineiigen Zwillingen in die Schule gegangen und mir war es eigentlich egal, mit wem ich spielte, sie waren austauschbar für mich.

Anna und Maximilian sind die unterschiedlichsten Zwillinge, die ich je gesehen habe. Anna ist ein dunkelhaariges Kind mit blaugrünen Augen und Maximilian ist blond mit himmelblauen Augen. Auch das Gesicht und der restliche Körper der Kinder sind grundverschieden. Genauso unterschiedlich wie das Aussehen ist auch der Charakter. Anna ist eher ruhig und eigenwillig, Maximilian ist hysterisch und anhänglich. Vielleicht liegt es an den unterschiedlichen Charakteren, dass sie so gut miteinander auskommen, denn sie streiten sich selten und sind wenig eifersüchtig.

Mara und Lisa wurden am 5.10. geboren. Mara: 1.160 Gramm, 37 Zentimeter; Erstgeborene um 19.35 Uhr, Lisa: 1.130 Gramm, 37 Zentimeter; um 19.37 Uhr. Sie sind eineiig. Ich hätte lieber zweieiige Zwillinge gehabt, da sie sich dann in ihrem Wesen unterscheiden - zwei Individuen sind.

Einerseits sehen sie sich ähnlich, andererseits auch wieder nicht. Es gibt Augenblicke, wo sie sich sehr ähnlich sehen, aber dann gibt es wieder Situationen, wo es ganz eindeutig ist, wer wer ist. Es passiert mir aber auch heute noch, dass ich sie verwechsele, obwohl wir eigentlich jeden Fitzel Unterschied als Unterscheidungsmerkmal überbetonen. Andere können sie gar nicht unterscheiden.

Lisa hat früher gebrabbelt, isst »pflegeleichter« und kann stundenlang Gegenstände oder kleine Schnipsel etc. untersuchen. Mara ist »führend« in der Grobmotorik und Lisa in der Feinmotorik. Zunächst war Mara die »Stärkere«, seit Lisa sich aber ebenso wie ihre Schwester bewegen kann, ist das Verhältnis ausgeglichen (mal die eine, mal die andere).

Ich finde es gut, wenn Zwillinge zweieiig sind. Es handelt sich um zwei Individuen mit eigener Persönlichkeit, eigener Geschichte, eigenen Empfindungen ect. Um jedem Zwillingsmädchen seine Individualität zuzugestehen, ziehen wir sie konsequent unterschiedlich an, trennen sie auch einmal für ein paar Stunden (Einkauf o.ä.) und gehen auf die unterschiedlichen Bedürfnisse (wild toben oder lieber ruhig bauen usw.) ein.

Sie haben eine enge Bindung zueinander. Sie sehen sich lange tief in die Augen, strahlen und jauchzen sich an. Allerdings fängt es jetzt an, dass sie sich an den Haaren ziehen, beißen und mit Spielzeug auf den Kopf der anderen hauen, wenn sie nicht das erwünschte Spielzeug erhalten. Ich greife ein und ziehe die Kampfhennen auseinander, nehme das begehrte Spielzeug erst einmal weg. Mein Mann wartet ab und lässt die beiden ihren Streit alleine ausmachen, was ich im Alter von nur einem Jahr zu früh finde. Das ist ein ewiger Streitpunkt zwischen uns.

Die Zwillinge heißen Nino und Danny. Geboren sind sie am 16.12. Nino war 2.700 Gramm schwer und Danny 2.900 Gramm. Nino war der erste mit einer Länge von 50 Zentimetern, Danny, der zweite war 52 Zentimeter lang. Sie wurden im

Abstand von 16 Minuten geboren. Es sind zweieiige Zwillinge, was mir ganz recht war, da ich glaube, dass es für die Kinder einfacher ist, wenn auch Leute, die sie nicht so oft sehen, sie mit ihrem Namen ansprechen können, ohne sie zu verwechseln.

Die Kinder sind grundverschieden im Aussehen. Nino ist dunkelhaarig mit braunen Augen und Danny blond mit blauen Augen. Aber beide haben dieselbe Figur und Größe.

Die Kinder sind schon jedes anders im Wesen, aber beide sind extrem lebhaft. Jetzt, im Alter von drei Jahren, merkt man schon, dass die Interessen auseinandergehen. Nino puzzelt sehr gerne, Danny interessiert sich mehr für Musik. Manches ist noch gleich, aber ich denke, das liegt daran, dass die Kinder nun mal im selben Alter sind.

Die Entwicklung war fast immer gleich. Nino konnte zuerst krabbeln, zwei Tage später konnte Danny es auch. Auch beim Laufen war es ähnlich, Danny konnte es zuerst, und eine Woche später zog Nino nach. Auch mit den Zähnen gab es kaum Unterschiede. In der motorischen Geschicklichkeit war Nino allerdings fast immer circa vier Wochen voraus.

Man merkt schon, dass sie sich sehr mögen und auch aufeinander angewiesen sind, aber Streit und Kämpfe sind doch immer wieder da. Solange nicht die Gefahr besteht, dass sie sich verletzen, greife ich nicht ein. Bei anderen Kindern verhalten sie sich viel rücksichtsvoller als untereinander. Dort geben sie bereitwillig alles her. Doch zusammen wird erbittert um jedes Teil gekämpft.

Ich habe probiert, sie zu trennen, aber nach spätestens 15 Minuten fragen sie nur noch nach dem anderen und weinen solange, bis sie wieder zusammen sind und sich glücklich umarmen können.

Unsere Zwillinge, Wiebke und Dörte, sind am 1.12. geboren. Wiebke, die Erstgeborene, wog 1.990 Gramm, war 45 Zentimeter lang und hatte einen Kopfumfang von 32 Zentimetern. Dörte kam 15 Minuten später, wog 2.500 Gramm, war 47 Zentimeter lang und hatte einen Kopfumfang von 32,5 Zentimetern. Bei der Geburt ist mir nicht gesagt worden, ob die beiden Mädchen eineiig sind. Auf jeden Fall war nur eine Plazenta vorhanden, so dass ich zuerst an eineiige Zwillinge gedacht habe. Mit eineiigen Zwillingen hatte ich überhaupt nicht gerechnet, da das weder in meiner, noch in der Familie meines Mannes vorgekommen ist. Irgendwie bin ich froh, dass wir gleichgeschlechtliche Zwillinge haben, zumindest im nachhinein. Vor der Geburt habe ich die Hoffnung auf ein Pärchen gehabt. Äußerlich sehr unterschiedliche Zwillinge finde ich immer noch komisch. In der Beziehung hänge ich wohl an dem Mythos von Zwillingen. Wiebke und Dörte ähneln sich schon, aber meiner Meinung nach könnte das genausogut auch starke Geschwisterähnlichkeit sein. Außerdem ist Dörte immer die zwei Zentimeter größer und 500 Gramm schwerer geblieben. Sie hat auch die größeren Augen und das vollere Gesicht, obschon Wiebke im Lauf der Zeit im Gesicht auch sehr zugenommen hat und somit anderen, vor allem Fremden das Unterscheiden etwas schwer macht. Von hinten kann man sie auch gut unterscheiden, da Dörte am Hinterkopf oben zwei gegenläufige Wirbel direkt nebeneinander hat. Wiebke hat nur einen auf der linken Seite.

Die Verwandtschaft, die die beiden nicht so oft sieht, hat auch anfangs Schwierigkeiten, sie zu unterscheiden. Wenn es nötig ist, gebe ich Eselsbrücken, wie Wiebke - winzig und Dörte - dick (obwohl sie nicht dick ist, sondern nur etwas mehr Masse hat).

Mit den jetzt 11 Monaten kann man schon unterschiedliche Charakterzüge ausmachen. Dörte ist jähzorniger und kann todbeleidigt sein, sich auf den Boden schmeißen (aus dem Sitzen) und fürchterlich brüllen. Wiebke ist dafür der kleine Schlingel. Sie nimmt der Schwester mit Vorliebe das Spielzeug oder den Schnuller weg. Sie scheint auch die etwas unternehmungslustigere zu sein und macht mehr den Fummelkram, während Dörte mehr auf Kraft geeicht zu sein scheint. Sie werden wohl ein perfektes Duo abgeben und unsere Wohnung gemeinsam unsicher machen. Im Moment halte ich Wiebke, trotzdem sie die Kleinere ist, für die Dominierende, da bei einer Gegenüberstellung meist Dörte anfängt zu weinen oder sich von Wiebke gestört fühlt.

Ich finde es gut und richtig, wenn Zwillinge sich im Wesen unterscheiden. Meiner Meinung nach sind sie nur Geschwister, deren Besonderheit es ist, zur gleichen Zeit auf die Welt gekommen zu sein. In zwei Körpern müssen auch zwei Seelen stecken. Ob man nun wegen der fast gleichen Geburtszeit an den gleichen Charakter denkt, wegen astrologischer Daten, scheint fragwürdig zu sein, wenngleich einige Zeitgenossen genau das immer wieder belegen möchten.

Felix war der erste mit 2.690 Gramm und 49 Zentimetern. Er wurde am 23.10. um 6.36 Uhr geholt. Fabian wog 2.130

Gramm und war 46 Zentimeter groß. Er erblickte um 6.37 Uhr das Licht der Welt.

Wir wissen nicht genau, ob die beiden eineiig sind. Während der gesamten Schwangerschaft war sonographisch nur ein Fruchtsack zu sehen. Nach der Geburt meinte die Ärztin allerdings, dass eine Art Trennwand in der Gebärmutter zu sehen war. Vom Aussehen sind sie genau gleich, aber vom Charakter sehr verschieden, was aber immer wechselt.

Blutuntersuchungen haben wir nicht durchführen lassen, denn eigentlich ist es ja egal, ob sie eineiig oder zweieiig sind. Lustig ist es aber immer wieder mit anderen Leuten, wenn sie die beiden vertauschen. Sogar Oma und Opa, die die beiden nicht jeden Tag sehen, haben öfter Schwierigkeiten, die beiden zu unterscheiden. Sogar meinem Mann passiert es manchmal. Meine Mutter und ich, die jeden Tag mit ihnen zu tun haben, können sie an Stimme, Bewegungen und Konstitution erkennen. Meistens sind sie unterschiedlich. Einer ist immer sehr wild, der andere will dann schmusen und das ganze immer abwechselnd. Man kann bei den beiden nie sagen, der ist ruhig und der ist wild.

Auch wenn sie wahrscheinlich eineiige Zwillinge sind, darf man sie nicht gleich behandeln. Jeder ist eine Persönlichkeit für sich und muss auch so behandelt werden.

Felix, der Erstgeborene, war Fabian mit allem zwei Wochen voraus. Egal ob Zähne, Krabbeln, Stehen oder Laufen. Der einzige Unterschied war der, dass Felix zuerst den linken unteren Zahn bekam und Fabian zuerst den rechten unteren Zahn. So bekamen die beiden alle Zähne nur jeweils seitenverkehrt.

Bis vor circa 12 Wochen war ihre Aussprache sehr undeutlich und das Bilden von ganzen Sätzen fiel ihnen oft noch sehr schwer. Doch seit unserem ersten Sommerurlaub haben Felix und Fabian deutliche Fortschritte gemacht.

Sie streiten zwar sehr oft, aber die Versöhnung ist danach um so schöner. Wenn sie mit ihrem großen Bruder spielen und der eine von beiden etwas antut, verteidigt der eine Zwilling sofort den anderen. Wenn die »Schlägerei« nicht allzu gefährlich wird, lasse ich sie in Ruhe, passe aber auf, dass sie sich nicht verletzen. Meistens kommt aber einer nach kurzer Zeit zu mir gerannt und sucht Trost. Ich versuche aber immer, dass sich die beiden untereinander wieder versöhnen und trösten. Die Zauberpuste wirkt dann immer Wunder.

Mit anderen Kindern verstehen sie sich sehr gut, wobei Felix kontaktfreudiger ist als Fabian. Er sitzt lieber alleine in einer

Ecke und spielt für sich. Felix versteht sich auch besser mit Daniel und die beiden spielen oft alleine in einem Zimmer. Fabian beschäftigt sich dann wieder alleine.

Dylan wurde am 25.12. um 18.26 Uhr und Floyd um 18.32 Uhr geboren. Dylan wog 2.190 Gramm, war 45 Zentimeter lang. Floyd wog 2.090 Gramm und war 44 Zentimeter lang. Sie sind zweieiig, sahen sich am Anfang ähnlich - aber wurden immer unterschiedlicher. Ich verfolge mit Begeisterung ihre unterschiedliche Entwicklung - aber es wäre für mich kein Handicap gewesen, wenn sie eineiig gewesen wären.
Ich ziehe sie selten gleich an, weil ich auch nicht so viele ähnliche Sachen habe. Außerdem ist der eine ein Kilo schwerer als der andere, das heißt, dass dem einen die Sachen des anderen manchmal zu klein sind.
Die Entwicklung der Zwillinge verlief schon unterschiedlich. Der Erstgeborene war dem Zweitgeborenen motorisch lange Zeit voraus. Er konnte krabbeln, alleine sitzen, hat sich an Stühlen, Tischen und Sofas hochgezogen. Der Zweitgeborene hatte mehr Interesse daran, zu reden (bzw. zu brabbeln). Als der Ältere allerdings eine Weile gesundheitlich sehr angeschlagen war - er bekam die ersten Zähne, hatte Fieber, Schnupfen und war sehr geschwächt, hat der Jüngere einen enormen Entwicklungsschub gemacht. Jetzt schaut es so aus, als würde der Jüngere zuerst allein stehen können - aber er hat noch keinen einzigen Zahn; und vielleicht wird der Jüngere dadurch auch eine kleine Pause machen in der motorischen Entwicklung.

Der erste Zwilling heißt Jana Jasmin, ihre Schwester heißt Melanie Mirka. Sie sind zweieiig und sehen sich nicht sehr ähnlich. Früher wollte ich immer Zwillinge, die gleich aussehen. Heute bin ich ganz froh, dass das nicht so ist.
Am Anfang sahen sie sich schon ähnlich. Mit einem Jahr dann gar nicht mehr. Jetzt, zweieinhalbjährig, werden sie sich wieder ähnlicher, aber man kann sie gut auseinanderhalten. Unser Sohn hatte nie Probleme damit, allerdings ist Jana seine »Lieblingsschwester«, weil sie ihm von der Art her ähnlich ist.
Jana ist ein eher geduldiger Mensch. Sie kann auch schon mal warten. Sie weint öfter, schläft mehr und hat oft den Finger im Mund. Melanie, die zweite, kann manchmal ein richtiges Biest zu ihrer Schwester sein (Schubsen, Zwicken), aber in letzter Zeit wehrt sich Jana immer besser. Melanie ist

ein Papakind, sie kann jeden Mann um den Finger wickeln. Melanie war bis zum Alter von zwei Jahren die dominantere von beiden. Jana machte nur das, was ihre Schwester auch tat. Jetzt ist es ein bißchen besser geworden.
Bei Jana und Melanie verlief die Entwicklung sehr oft parallel. Sie lachten uns bewusst mit zweieinhalb Monaten an. Beim Krabbeln war Jana mit acht Monaten schneller. Melanie robbte noch lange mit den Ellbogen und zog die Beine nach. Sie ärgerte sich immer, wenn sie der anderen nicht nachkam. Mit elf Monaten krabbelte sie auch richtig. Jana lief mit 14 Monaten relativ sicher. Melanie im September. Der erste Zahn kam bei Jana mit acht Monaten, bei Melanie mit sieben.
Mit dem Sprechen haben beide Probleme. Mit zwei Jahren sagten sie nur ein paar Worte (Jana nur das, was Melanie auch sagte). Melanie spricht deutlicher als Jana. Heute mit zweieinhalb sprechen sie schon etwas mehr. Es dauert nur etwas länger als bei Einzelkindern, glaube ich. Miteinander quatschen sie in ihrer Sprache munter drauf los.
Sie spielen viel zusammen, teilen ihre Brezen. Wenn ich Jana etwas zu trinken gebe, sagt sie: »Jana auch.« Sie meint damit Melanie, schafft es aber nicht, deren Namen auszusprechen. Melanie sagt zu sich selbst auch nichts, kann aber Janas Namen aussprechen. Für mich ist es manchmal ein Problem, wenn ich eine rufe, kommen nämlich alle beide.

Jochen wurde am 22.3. um 5.31 Uhr (53 cm, 3.700 Gramm), Elke wurde um 5.47 Uhr (51 cm, 3.000 Gramm) geboren. Zweieiige Zwillinge sind meiner Meinung nach Geschwister, die zufällig den gleichen Geburtstag haben. Die Kinder haben oft auch verschiedene Charaktere. Bei eineiigen Zwillingen ist die Gefahr der »Gleichschaltung« etwas größer. Gleiche Kleidung unterstreicht oft noch das ohnehin schon gleiche Aussehen. Ich glaube, hier ist die Gefahr groß, dass einer den Ton angibt und der andere folgt (eventuell sein ganzes Zwillingsleben lang).
Jochen und Elke sahen und sehen sich nicht ähnlicher als Geschwister, die mit zwei oder drei Jahren Abstand geboren wurden. Beide haben sehr unterschiedliche Wesen. Jochen ist etwas ruhiger. Er bevorzugt Puzzles, Bilderbücher, malen und Lego bauen. Elke dagegen ist ein unruhiger »Geist«. Sie ist agiler und zappeliger. Sie schiebt oft Puppenwagen durch die Wohnung, kegelt manchmal alleine im Flur und liebt Ballspiele. Im Laufe der Zeit wurde Elke etwas ruhiger

und seit circa acht Monaten puzzelt sie mit Jochen gemeinsam oder beide bauen Lego zusammen.
Am Anfang verlief ihre Entwicklung etwa gleich, sitzen können, laufen lernen und sprechen. Im Alter von dreieinhalb bis vier Jahren war Elke in manchen Dingen Jochen voraus (Schuhe binden, auf einem Fuß hüpfen). Das Fahrrad fahren ohne Stützräder konnte Elke eine Woche früher als Jochen. Um den fünften Geburtstag herum war Jochen wieder geschickter im Bildermalen, Puzzeln.

Die Zwillinge heißen Jana und Marius und wurden am 29.05. geboren. Sie sind zweieiig, ein Pärchen, dies hatte ich mir von Anfang an gewünscht. Ich wollte immer zwei Kinder verschiedenen Geschlechts. Warum ich keine eineiigen Zwillingen haben wollte, kann ich nicht so recht sagen, vielleicht weil mir persönlich zwei ganz verschiedene Menschen besser gefallen.
Meine Kinder sehen sich auch überhaupt nicht ähnlich. Auch im Wesen sind sie sehr unterschiedlich. Jana ist ein echtes Mädchen, sie spielt gerne mit Puppen, ist ruhig, zielstrebig, konzentrationsfähig und eitel, auch schon eine kleine Idee vernünftig. Marius hingegen ist ein kleiner Chaot, wild, streitet gerne, hat als kleines Kind (anderthalb bis drei Jahre) viel zerstört und liebt »Jungenspielzeug«.
Ich finde es gut, wenn Zwillinge so unterschiedlich sind. So muss man sich auf jeden einstellen. Jeder von ihnen gibt mir das Bewusstsein, einen einmaligen, kleinen, eigenwilligen Menschen vor mir zu haben.
Die Entwicklung verlief nicht parallel. Jana war in allem die Erste. Sie krabbelte mit neun Monaten, Marius mit 14 Monaten. Jana stand mit 13 Monaten, Marius mit 16 Monaten. Sie lief mit 14 Monaten, Marius erst mit 18 Monaten, dafür hatte er Höchstgeschwindigkeit im Krabbeln erreicht. Nur die Zähne (erster Zahn zwischen dem 7. und 8. Monat) bekamen die beiden ungefähr gleich.
Beim Sprechen waren die Unterschiede relativ groß. Jana sprach mit zwei Jahren schon sehr perfekt und ganze Stäze. Marius konnte nur ein paar Worte und fing erst ein halbes Jahr später erst richtig damit an. Selbst heute noch hat er einige Schwierigkeiten, was die Aussprache betrifft.
Die ersten beiden Jahren konnte man sagen, sie haben sich sehr lieb. Jetzt wo sie älter sind, streiten sie oft. Jeder hat nun seine eigenen Spielfreunde, aber dennoch spielen sie auch gerne zusammen. Wir versuchten, sie schon früh zu trennen,

mal nahm ich den einen, mal den anderen in die Stadt mit. Heute geht jeder zu seinen Spielfreunden. Eine zwangsweise Trennung war für drei Tage das Krankenhaus. Marius war dort und Jana und die kleine Schwester zu Hause. Auch das ging ohne Probleme. Aber dennoch fragt jeder nach dem anderen und ob er bald wiederkäme.

Carsten wog bei seiner Geburt am 18.Oktober 3.180 Gramm (53 Zentimeter), Nils 2.810 Gramm (50 Zentimeter), der Geburts-abstand betrug 39 Minuten. Sie sind eindeutig zweieiig, das war mir völlig egal, Hauptsache sie sind gesund. Sie ähneln sich wie normale Geschwister, heute etwas mehr als am Anfang. Sie sind aber auch für Fremde gut zu unterscheiden.
Auch im Wesen sind sie sehr unterschiedlich. Carsten ist etwas ruhiger und besonnener, manchmal auch der unterlegenere. Nils ist sehr zappelig und hampelig (wie in der Schwangerschaft), er ist einfach schneller und dadurch auch immer wieder der überlegene Zwilling.
Eine enge Bindung untereinander ist vorhanden. Gegen andere Kinder, die zu Besuch kommen, halten sie zusammen. Sie streiten sich fast ständig. Mal heftig, mal weniger heftig. Ich schreite nur ein, wenn sie sich verletzen könnten oder einer von beiden zu brutal wird. Manchmal gelingt auch ein Ablenkungsmanöver.
Ich trenne die Kinder fast nie. Anläßlich eines kurzen Krankenhausaufenthaltes von Carsten hat sich gezeigt, dass die Kinder sehr unglücklich sind, wenn der Bruder nicht da ist. Unseren Zwillingen tut es nicht gut, sie zu trennen. Obwohl bei uns im Zwillingstreff auch immer wieder das Gegenteil behauptet wird.

Alleen (= Erstgeborene) wog 3.030 Gramm und war 49 Zentimeter groß. Jennifer wog 2.970 Gramm und war 48 Zentimeter groß. Sie wurden am 27. April im Abstand von 17 Minuten geboren. Sie sind zweieiig - das ist für die Kinder sicher angenehmer, dass sie unterschiedlich aussehen. Ich stelle es mir nervig vor, wenn man ständig mit seiner Schwester verwechselt wird. Sie sehen sich ähnlich wie andere Geschwister auch - aber nicht mehr. Ich hatte zwar am ersten Tag in der Klinik Schwierigkeiten, die beiden auseinanderzuhalten, aber da war ich wohl etwas durcheinander. Alleen sieht mir ähnlich, Jennifer meinem Mann.
Sie sind im Wesen sehr unterschiedlich. Alleen ist sehr sen-

sibel, aber auch andererseits sehr energisch, wenn es darum geht, etwas erreichen oder verteidigen zu wollen. Jennifer macht gerne den Clown und freut sich, wenn sie alle zum Lachen bringt. Sie wehrt sich so gut wie nie, wenn sie von ihrer Schwester oder anderen Kindern geärgert wird.
Die Zwillinge streiten sich schon des öfteren. Wenn der Streit handgreiflich wird, greife ich ein und trenne die Streithähne. Sie halten aber anderen Kindern gegenüber jedoch oft zusammen, da »beschützt« Alleen dann ihre Schwester. Ich finde es wichtig, dass die Zwillinge auch Kontakt zu anderen Kindern haben. Deshalb gehen wir auch zu einem Spielkreis und zum Mutter-Kind(er)-Turnen.

Marvin wurde am 26.07.1990 um 1.30 Uhr mit 3.390 Gramm und 52 Zentimetern geboren. Eine dreiviertel Stunde später kam durch Kaiserschnitt Viviane mit 2.670 Gramm und 47 Zentimetern zur Welt.
Sie sind natürlich zweieiig, Junge und Mädchen, was mein allergrößter Wunsch war. Ich hatte einen absoluten Horror vor eineiigen Zwillingen. Ich wollte sie immer auseinanderhalten können, ich hatte die Vorstellung, dass bei eineiigen Zwillingen in der ersten Zeit dauernd die Namen vertauscht werden, ja die Zwillinge selbst, zum Beispiel, dass einer ein Fläschchen zweimal bekommt und der andere nicht usw.
Sie sind absolut unterschiedlich, im Aussehen, vor allem im Wesen. Marvin ist der flottere von beiden, er lächelte als erster, er gurrte als erster, er sprach und lief als erster, also ganz und gar untypisch für einen Jungen. Viviane ist eher langsam und faul. Er lief mit 11 Monaten, Viviane erst mit 17 Monaten, es waren keine organischen Gründe, sie hatte keine Lust, sie krabbelte nicht, sie rutschte auf ihrem Popo durchs Zimmer oder über die Wiese, sah ihrem Bruder beim Laufen zu, es war für sie absolut kein Ansporn.

Am Sonntag, dem 11.8., wurden sie im Abstand von fünf Minuten fünf Wochen zu früh geboren. Martina, die erste, 2.750 Gramm, Manuela 2.550 Gramm, beide 48 Zentimeter groß. »Ganz klar zweieiig« war der Kommentar des Chefarztes, da jede ihre eigene Fruchtblase und Plazenta hatte. Für mich ist dies nicht so eindeutig, die Familie und nähere Verwandte können sie unterscheiden, aber alle, die sie nicht regelmäßig sehen, sogar Nachbarn, haben ihre Schwierigkeiten. Ich wiederum habe diese Schwierigkeiten bei bekannten, auch (angeblich) zweieiigen Zwillingen, die ich

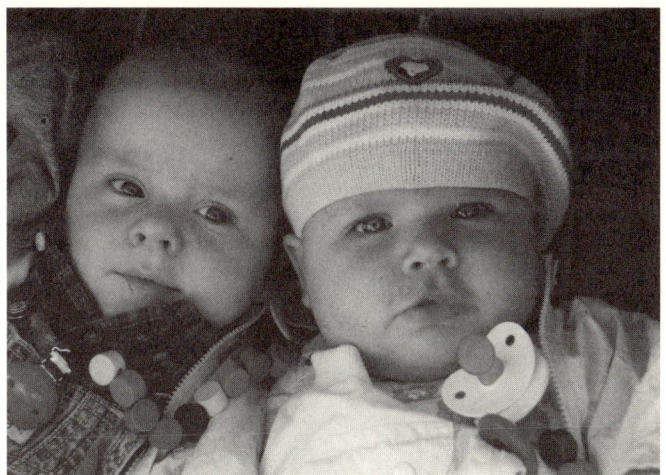

Pärchenzwillinge sind Geschwister, mit zufällig gleichem Geburtstag. Hier Felix und Olivia Theede.

nicht regelmäßig sehe. Anfangs sahen sie sich nicht so ähnlich, da die 200 Gramm Gewichtsunterschied damals mehr auffielen als heute.
Oft suchen sie sich, da sie immer gemeinsam unterwegs sind und oft mit gleichen Sachen zum Beispiel Ball spielen. Wer wen sucht, das wechselt sich ab, auch gibt es keine Stärkere oder Schwächere.

Unsere Zwillinge Henning und Hauke wurden am 25.1. geboren. Henning kam 10 Minuten eher zur Welt als sein Zwillingsbruder Hauke. Sie wogen 2.220 und 2.310 Gramm und waren 45 bzw. 48 Zentimeter lang.
Sie sind zweieiig und sehen sich überhaupt nicht ähnlich. Niemand verwechselt die beiden, es sei denn, er hat sich nicht die Mühe gemacht, genau hinzusehen und sich einmal zu merken, wer wer ist. Aber das kommt wirklich nur bei entfernten Bekannten vor. Innerhalb der Familie sind die beiden von Anfang an nie verwechselt worden, auch von den Geschwistern nicht.
Sie sind nicht nur äußerlich, sondern auch in ihrem Wesen sehr verschieden. Schon als sie noch im Bauch waren, hatte ich das Gefühl, dass das »untere« Kind viel lebhafter sei als das »obere«. Es hat sich bestätigt. Hauke ist in allem wesent-

lich gelassener und ruht mehr in sich. Henning sprüht nur so vor Lebensfreude, ist aber auch leicht zu verunsichern und reagiert deutlich ängstlicher als Hauke. Er dominiert nahezu immer innerhalb der Zwillingsbeziehung. Nach außen wirkt Hauke oft sicherer. Andererseits ist Henning offener und kontaktfreudiger. Er lässt sich leichter auf Leute ein. Hauke ist reservierter.

Ich denke schon, dass die beiden eine besondere Beziehung zueinander haben. Sie stecken den ganzen Tag zusammen; nachts sowieso. Sie schlafen am besten, seitdem beide Betten ganz dicht nebeneinander stehen. Es gibt seltene Situationen, in denen der eine irgendwohin mitfahren will und der andere nicht. Offenbar können das beide aber nicht genießen, sondern sprechen unentwegt voneinander und verwenden ihre ganze Energie darauf, wieder zusammenzukommen.

Natürlich streiten sie sich auch. Meistens setzt Henning sich durch. Wenn es sein muss, auch gewaltsam. Hat Hauke allerdings endlich einmal gesiegt und den umkämpften Gegenstand erobert, kann er Hennings fassungsloses Geschrei nicht aushalten. Es dauert nicht lange, und er gibt ihn freiwillig ab.

Unsere Söhne heißen Kai und Christian. Kai: 1. Kind, 2.100 Gramm, 45 Zentimeter, Christian: 2. Kind, 2.000 Gramm, 46 Zentimeter, kam vier Minuten nach Kai auf die Welt.

Sie sind eineiig. Ich hätte nur gerne zweieiige Zwillinge gehabt, wenn es ein Pärchen geworden wäre. Ansonsten ist es mir egal.

Ich finde, dass meine Kinder unterschiedlich sind, sowohl vom Charakter als auch vom Aussehen. Außenstehende sind da verschiedener Meinung. Viele fragen mich, wie ich es schaffe, beide auseinanderzuhalten, andere behaupten, einen Unterschied zu erkennen. Christian hat mit einem halben Jahr ein ganz kleines Muttermal über dem Auge bekommen.

Charakterunterschiede: Kai ist sehr anhänglich, schmust gerne und jammert viel. Christian: Ihm lacht der Schalk aus den Augen. Ärgert seinen Bruder gern. Ist der etwas stärkere. Für mich besteht die ganz besondere Beziehung der beiden lediglich darin, dass beide zur gleichen Zeit aufwachsen. Würde man zwei Kinder zur gleichen Zeit im selben Alter (als Säuglinge) adoptieren, hätten auch sie diese ganz besondere Beziehung zueinander.

Sie heißen Steffen Daniel und Sonja Franziska, sind also zweieiig. Sie wurden am 25. Februar im Abstand von sieben Minuten geboren. Sonja ist die jüngere. Wir sind froh, ein Pärchen zu haben, vor allem wegen unserer älteren Tochter, die gerne Bruder und Schwester haben wollte.
Die beiden sind auch im Wesen sehr unterschiedlich. Sonja ist - obwohl ihrem Bruder körperlich unterlegen - meistens die dominantere der Zwillinge. Sie ist viel schneller und ruheloser als ihr Bruder, ein sehr frohes, lebhaftes Kind.
Steffen ist heute noch drei Zentimeter größer und fast drei Pfund schwerer als Sonja; er ist robuster, ruhiger, verhält sich abwartend (die Fehler und das Hinfallen überlässt er seiner Schwester!), weint aber auch schneller als seine Schwester. Er kann auch ausdauernder spielen als sie. Mittlerweile hat es Steffen auch gelernt, sich auch mal gegen seine Schwester durchzusetzen. Meistens geht allerdings die Initiative von Sonja aus.
Die Entwicklung verlief eigentlich stets parallel, wenn auch Sonja vier Wochen früher laufen lernte als Steffen. Schon relativ früh, mit circa einem halben Jahr haben sie sich miteinander »unterhalten« und an den Händen angefasst. Wenn auch Steffen seiner älteren Schwester Juliane näher steht als Sonja, so haben die Zwillinge doch eine sehr enge Bindung. Sie sind auch selten getrennt. Gehe ich mit dem einen Kind allein mal zum Arzt, so sucht der andere seinen Zwilling. Hole ich die erwachte Sonja aus ihrem Bett, so weint Steffen prompt ein paar Augenblicke später. Beim Spielen mit anderen Kindern ist Steffen zurückhaltender als Sonja, die gleich auf die fremden Kinder zugeht.

Max und Katharina wurden am 28.3. geboren. Sie waren 2.810 Gramm und 50 Zentimeter (Max) und 2.880 Gramm und 49,5 Zentimeter (Katharina) schwer, bzw. lang. Katharina wurde zwei Minuten vor Max geboren. Ich bin sehr glücklich, ein Pärchen zu haben, denn so hat sich unsere Familienplanung erledigt. Ich glaube, die Zwillingsproblematik ist bei einem Pärchen einfach nicht so gegeben.
Die Zwillinge ähneln sich wie andere Geschwister auch. Beide haben blonde Haare und braune Augen. Max kommt mehr nach meinem Mann und Katharina mehr nach mir. Im Wesen sind sie sehr verschieden. Max ist sehr lebhaft und entwickelt sich altersgemäß. Bis auf die Zähne, er hat erst acht Stück. Katharina dagegen hat schon 16 Zähne, aber kann immer noch nicht allein laufen. Obwohl - gestern hat sie

die ersten sechs Schritte ganz allein gemacht. Katharina spricht schon einige Wörter mehr als Max und kann sich auch viel besser allein beschäftigen. Am liebsten guckt sie Bilderbücher an. Max ist eher ein Schelm und hat immer irgendeinen Unsinn im Kopf. Er schmust unheimlich gern, Katharina dagegen überhaupt nicht.

Mit fünf Monaten haben sie sich ziemlich bewusst wahrgenommen und versucht, sich zu berühren. Auch lächelten sie sich gegenseitig an. Die Bindung untereinander ist schon recht stark. Sie geben sich gegenseitig zu essen und zu trinken. Sie spielen auch recht viel miteinander (Fangen, Verstecken und natürlich auch Schlagen). Wenn ich sehe, dass die Kinder sich beißen, gehe ich schon dazwischen.

Unsere Zwillinge heißen Julian und Sebastian. Sie wurden per Kaiserschnitt geboren. Julian, der erste und kleinere Zwilling, wog 1.700 Gramm und war 40 Zentimeter groß. Sebastian wog 2.400 Gramm und war 42 Zentimeter groß. Sie sind aller Wahrscheinlichkeit nach eineiig, was mit hundertprozentiger Sicherheit aber erst durch eine komplizierte Blutuntersuchung im Alter von drei bis vier Jahren festgestellt werden könnte.

Julian und Sebastian sehen sich sehr ähnlich. Außenstehende können sie wenn überhaupt nur auseinander halten, wenn sie nebeneinander stehen. Julian hält allerdings noch immer die Gewichtsdifferenz. Sebastian ist etwas stabiler und robuster. Julian gleicht das durch Zähigkeit, etwas mehr Temperament und Gelenkigkeit aus. Julian hatte schon im Mutterleib mit eine etwas dünnere Nabelschnur.

Im Charakter sind sie grundverschieden. Julian ist der Außenminister und Sebastian der Innenminister. Julian geht auf alle, egal ob Kind oder Erwachsener, ohne Hemmungen zu. Sebastian muss sich die Situation erst einmal betrachten. Zu Hause sind sie eigentlich gleichberechtigte Partner. Mal dominiert der eine, mal der andere.

Die Entwicklung der Kinder verlief teilweise unterschiedlich. Aufgrund Julians weniger schönen gesundheitlichen Problemen, lachte er erst etwa im Alter von drei Monaten. Mit fortschreitendem Alter wurden die Zeitabstände in der Entwicklung immer geringer. Mit dem Sprechen fingen beide gleichzeitig an und sprachen auch dieselben Worte. Man kann sich jetzt schon fast mit ihnen unterhalten (sie sind zwei). Wir erziehen unsere Kinder zweisprachig, denn mein Mann spricht so gut wie nur Italienisch mit ihnen und ich Deutsch.

Unsere Töchter heißen Nora und Lisa. Sie sind am 9.10. geboren worden. Nora hatte 3.500 Gramm und Lisa 3.250 Gramm gewogen. Nora war 52 und Lisa 51 Zentimeter groß. Nora ist die Erstgeborene. Die beiden wurden in einem Abstand von einer Minute geboren.

Unsere Töchter sehen sich überhaupt nicht ähnlich! Die Unterschiedlichkeit hat sich im Laufe der Zeit eher verstärkt. Fast jeder Außenstehende ist beeindruckt von der Tatsache, dass eine Locken hat und die andere glattes Haar: »Was, das sind Zwillinge?!« Die beiden unterscheiden sich auch im Wesen sehr. Ich habe manchmal das Gefühl, »zweieiigere« Zwillinge gibt es bestimmt gar nicht. Ich kenne Geschwisterkinder, die sind sich ähnlicher sind als unsere Zwillinge. Als Neugeborene hat die eine immer geschrien und die andere immer geschlafen. Jetzt ist es so, dass eine den besseren Außenkontakt hat. Ängstlich sind sie allerdings beide. Es gibt eine Stärkere. Diese Position war bis vor vier Wochen von Nora besetzt. Jetzt hat sich das Blatt gewendet. Lisa setzt sich zur Wehr, und Nora versteht die Welt nicht mehr.

Unsere Mädchen heißen Sandra und Nicole. Sie kamen am 27.11. um 18.13 und 18.14 Uhr per Kaiserschnitt auf die Welt. Sandra, die Erstgeborene, wog 2.450 Gramm und maß 47 Zentimeter. Nicole wog 1.890 Gramm und maß 43 Zentimeter.

Ob die Mädchen ein- oder zweieiig sind, konnten die Ärzte nicht genau sagen. Uns ist es ehrlich gesagt auch egal. Äußerlich sehen sich sich aber sehr ähnlich. Da aber Nicole heute mit einem Jahr noch 400 Gramm leichter ist, kann man sie noch gut unterscheiden. Außerdem ziehe ich sie meistens verschiedenfarbig an.

Vom Wesen sind sie sich auch sehr ähnlich. Dennoch gibt es Tage, da kommen sie mir wie zwei ganz verschiedene Kinder vor. Das hängt dann davon ab, ob ein Kind gut oder schlecht gelaunt ist. Ein dominanteres Kind gibt es heute nicht mehr. Anfangs war es Sandra, da sie in der körperlichen Entwicklung immer zwei bis drei Wochen weiter ist. Nicole ist dann an manchen Tagen sehr frustriert. Heute aber sind beide gleichberechtigt, so dass es ständig wechselt, wer gerade den Ton angibt.

Beide lieben sich heiß und innig. Das war nicht immer so. Als Nicole nämlich nach acht Wochen Klinikaufenthalt auch nach Hause kam, war Sandra sehr eifersüchtig. Das gab sich nach zwei Wochen. Heute ist es für beide selbstverständlich, eine Zwillingsschwester zu haben.

Unsere Zwillinge wurden am 15.8. im Abstand von sieben Minuten geboren. Zwilling I war Lisanne mit 2.680 Gramm und 48 Zentimeter Länge, Zwilling II Alexander mit 2.800 Gramm und 50 Zentimeter Länge. Die beiden sind äußerlich verschieden, Alex ist auch fünf Zentimeter größer. Alex ist körperlich etwas stärker, aber die beiden gleichen sich aus, so dass ich nicht von einem »stärkeren« und einem »schwächeren« Zwilling reden kann. Nimmt Alex Lisanne etwas weg, so wehrt sie sich meist nicht und schreit nur entrüstet. Sie ist ein wenig flinker als Alex. Diesem wiederum fallen eine Menge Dummheiten ein (zum Beispiel auf's Rutscherauto klettern und Türen aufmachen), die Lisanne begeistert nachahmt. Die beiden hängen aneinander, wo der eine hingeht, läuft der andere hinterher. Trennt man sie, finden sie es aber auch nicht weiter tragisch. Das Streiten hält sich bei den beiden in Grenzen, ab und zu gibt es schon mal Geschrei, aber nicht allzu oft. In schlimmeren Fällen, wenn zum Beispiel ein Auto auf den Kopf des anderen gedonnert wurde, greife ich schon mal ein und schimpfe mit dem Übeltäter. Aber meistens vertragen sie sich gut. Mehr Geschrei gibt es, wenn Jenny noch mitspielt und als überlegene »Bestimmerin« auftritt. Dann ist der Lärmpegel kaum zu ertragen. Anderen Kindern gegenüber ist besonders Alex sehr aufgeschlossen und begeistert, wenn er mit ihnen spielen kann. Ab und zu nehme ich zu Besuchen oder Einkäufen problemlos nur einen Zwilling mit.

Sie heißen Tilman Constantin und Philip Emanuel und wurden am 15.6. geboren. Tilman war der Erstgeborene (1.890 Gramm, 44 Zentimeter), Philip ist eine Minute jünger (1.990 Gramm, 43 Zentimeter). Sie sind eineiig, aber dennoch gut zu unterscheiden, da Philip immer etwas dicker ist als Tilman. Im ersten Lebensjahr betrug der Gewichtsunterschied zeitweise mehr als 500 Gramm. Tilman trank bzw. aß von Anfang an weniger, bewegte sich aber viel rasanter. Ich finde die Kombination - sehr ähnlich und doch unterscheidbar - optimal.
Sie sind im Wesen unterschiedlich. Philip ist der Stärkere; er zieht sofort alle Aufmerksamkeit auf sich. Er hat ein ausgeprägtes Durchsetzungsvermögen, ist gleichzeitig gefühlsbetont und sehr schmusebedürftig. Er holt sich alles, was er

braucht. Tilman hält sich eher im Hintergrund und wirkt kühler, gefühlsmäßig unbeteiligter. Seine Art, Aufmerksamkeit zu gewinnen, ist die Rolle des Clowns, die er schon mit wenigen Monaten spielte und bis heute beibehalten hat. Seit wir gemerkt haben, dass er meist hinter seinem dominanten Bruder zurücksteht, versuchen wir, durch vermehrte Zuwendung sein Rückgrat zu stärken, und das klappt. Er lernt zur Zeit endlich, sich gegen Philip durchzusetzen. Auf unbekanntem Terrain ist Tilman wagemutiger als Philip und geht auch aufgeschlossener auf fremde Personen zu.

Mona (die Edle) und Sara (die Fürstin) wurden am 22.2. geboren. Mona mit 48 Zentimeter, 2.980 Gramm, dann Sara mit 46 Zentimeter, 2.400 Gramm, 19 Minuten Abstand. Sie sind eineiig. Sie »wachsen« sich gleich. Gleiches (spiegelbildliches) Gebiss, gleiche Finger- und Fußnägel, gleiche spiegelbildliche Kopfform, gleiches spiegelbildliches Nabelmuster, gleiche Haar und Augenfarbe, aber vier verschiedene Ohrmuscheln, wobei jedoch die Ohrläppchen gleich sind.
Sie sind im Wesen wenig unterschiedlich, mehr im Temperament. Wer stärker oder schwächer ist, wechselt oft. Wenn Sara etwas kann und Mona noch nicht, sieht Mona sich das einige Zeit an und irgendwann kann sie das einfach so auch. Umgekehrt, wenn Mona etwas kann , übt Sara und übt und übt, bis sie es kann.
Ich finde es sehr wichtig, dass jedes Kind ein »Ich«, ein Selbst finden und entwickeln kann und sich nicht nur für eine »Hälfte« hält! (Furchtbarer Gedanke: 80jährige Zwillinge, eigleich, händchenhaltend?!)
Schon im ersten Monat wollte Sara nicht allein im Bett liegen, wenigstens Mona sollte da sein. Mona wollte mit dem Schreihals absolut nichts zu tun haben und hat immer den Kopf weggedreht. (Ich hatte beide nebeneinander quer im Kinderbett neben meinem Bett.) Im zweiten Monat haben sie versucht, aneinander zu trinken. Ab dritten Monat hat Sara hartnäckig versucht, mit Mona zu lachen. Mit fünf Monaten reagieren sie aufeinander, lachen sich auch über einen bis zwei Meter an, greifen nacheinander, klauen Nukkel- und Teeflaschen.
Im dritten Monat hat Sara schon vor Wut gebrüllt, wenn sie sah, dass ich Mona stillte, selbst wenn sie gerade getrunken hatte. Mit fünf Monaten gegenseitig alles klauen. Kaum dass sie beißen konnten, gab es wüste Beißereien, bis heute! (32

Monate). Mona »gehört« der Papa, Sara »gehört« die Mama, dadurch wird Eifersucht abgemildert (vermute ich!). Zeitweise spielen sie zusammen, zunehmend öfter und länger je älter sie werden und mit zunehmenden Kommunikationsmöglichkeiten.

Am 1.10. kam zuerst Alexandra, 44 Zentimeter, 2.000 Gramm, eine Minute später Angelika, 47 Zentimeter, 2.300 Gramm. Sie sind eineiig. Im Aussehen gibt es geringe Unterschiede, so dass sie innerhalb der Familie kaum verwechselt werden. Außenstehende, die sie öfter sehen und sich, was sehr wichtig ist, die Mühe machen, richtig hinzusehen, können sie auch unterscheiden. Oft, und gerade bei Leuten, die sich mit ihrer Erfahrung und ihrem Wissen im Umgang mit Kindern groß tun, erlebe ich jedoch, dass sie nicht bereit sind, auf diese Unterschiede bei den Zwillingen zu achten.

Tatjana (2.550 Gramm, 48 Zentimeter) und Alexander (2.600 Gramm, 48 Zentimeter, vier Minuten später) wurden am 7.5. per Kaiserschnitt geboren. Ich bin sehr glücklich über ein Mädchen und einen Jungen, das empfinde ich als optimal. Tatjana: braunes Haar, braune Augen, Stupsnase; Alexander: karottenrotes Haar, blaue Augen, große Nase, schmalerer Kopf als Tatjana. Von Ähnlichkeit kann inzwischen nur hinsichtlich Körperlänge und Gewicht gesprochen werden. Sie sind sehr unterschiedlich im Wesen: Tatjana - fixer, agiler, beweglicher, isst sehr schnell, eher unzufrieden, macht sich lautstark bemerkbar, beobachtet genau und ruhig, testet viel alle Varianten ihrer Stimme aus. Alexander - ruhiger, ausgeglichener, isst langsamer, träumt oft vor sich hin, beschäftigt sich ausgiebig mit einem Spielzeug, hat sehr früh begonnen, laut zu lachen. Ich bin mir noch nicht recht sicher, wer von den beiden der Stärkere oder Schwächere ist, da jedes Kind bei bestimmten Dingen in der Entwicklung vor dem anderen ist.

Die erste: Antonia, um 9.00 Uhr, 1.890 Gramm und 42 Zentimeter; die zweite: Diana, um 9.15 Uhr, 1930 Gramm und 42 Zentimeter. Sie lagen in zwei Fruchtblasen und teilten sich eine Plazenta, die auch zusammengewachsen sein konnte - ich weiß nicht, ob sie eineiig sind. Für zweieiig spricht wohl die unterschiedliche Sehkraft, Diana trägt eine recht starke Brille gegen ihre Weitsichtigkeit, Antonias Sehkraft hält sich innerhalb der Toleranzwerte.

Von den beiden ersten Zähnchen, zum Laufen oder Sprechen-können oder den Gang zum Pipitopf machen sie alle Entwicklungsstufen ziemlich gleichzeitig durch. Sie sind beide gleich stark, die Führungsposition wechselt ständig.
Etwa seit sie zweieinhalb Jahre alt sind, kann man die verschiedenen Interessen und Begabungen deutlich erkennen. Dennoch spielen sie fast nur zusammen, und so oft sie spielen, so oft streiten sie sich auch. Ich greife nur ein, wenn sie beißen oder mit »Werkzeug«, das verletzen kann, aufeinander losgehen. Da braucht man schon manchmal starke Nerven.
Sind andere Kinder dabei, verläuft in der Regel alles friedlicher. Jeder sucht sich dann einen anderen Spielpartner. Wenn die beiden getrennt sind, habe ich wohlerzogene kleine Engelchen als Kinder, die mich immer wieder mit ihrer Freundlichkeit und ihrem Verständnis verblüffen! (Ich glaube, dass sich die beiden einfach manchmal nicht mehr sehen können und auch einmal eine Stunde allein sein wollen.) Oft vergleiche ich die beiden mit jungen Hunden, die oft Gassigehen müssen: den ganzen Tag nur in der Wohnung sind sie manchmal unerträglich. Bitten oder Anweisungen muss ich dutzendmal wiederholen, bis sie Beachtung finden. Mit Trotz- und Tobsuchtsanfällen habe ich mich fast täglich herumzuärgern.
Allerdings habe ich bemerkt, dass sie ein gewisses System in ihrem Verhalten haben. Sie scheinen tage- oder wochenweise neu zu bestimmen, wer im nächsten Zeitabschnitt die Rolle des bösen und wer die des guten zugeordnet bekommt. Wahrscheinlich haben sie sich zu dieser Lösung entschieden, damit ich nicht völlig ausflippe.

Andreas und Michael wurden am 17.07. geboren. Zuerst erblickte Andreas um 19.20 Uhr das Licht der Welt. Sein Bruder kam zwei Minuten später um 19.22 Uhr. Andreas wog 2.510 Gramm und war 47 Zentimeter groß(!) und Michael war 2.550 Gramm schwer(!) und 49 Zentimeter lang. Aufgrund der Untersuchung der Nachgeburt wurde festgestellt, dass es sich um zweieiige Zwillinge handelt. Da die Ähnlichkeit jedoch verblüffend ist und ich bis heute die einzige bin, die die Kinder auseinander halten kann, glauben die Ärzte, dass sich die Eizelle so früh geteilt hat, dass die Kinder wie zweieiige Zwillinge herangewachsen sind, jedoch eineiig sind. Mir persönlich ist es egal. Mir war viel wichtiger, dass sie in Ordnung waren und groß und kräftig genug, um bei mir zu bleiben.

Benita, 2.780 Gramm, 50 Zentimeter, 14.9.; Amelie, 1.750 Gramm, 46 Gramm, 14.9., 16 Minuten jünger. Sie sind zweieiig, sie haben dieselbe Blutgruppe, aber unterschiedlichen Rhesusfaktor.

Auch charakterlich sind sie sehr verschieden. Benita ist die Stärkere von beiden: von Anfang an traute sie sich mehr zu; sie probiert gerne neue Dinge aus; sie ist aufgeschlossen für alles neue; sie ist auch in ihren Aktionen wagemutiger, forscher etc. Sie wird oft als keck bezeichnet.

Amelie ist ängstlicher, schmerzempfindlicher, sie braucht eher die Sicherheit von Manfred und mir, wenn Besuch kommt, (den sie nicht so gut kennt), ist sie oft auf einem Schoß oder in unserer Nähe. Amelie hat ziemliche Angst vor dem Kinderarzt, dies liegt bestimmt auch an ihren Erfahrungen vom Krankenhaus (sie hasst Abhorchen, in den Hals schauen usw.). Sie weint und meckert viel mehr als Benita. Aber sie blüht auf, wenn es Benita schlecht geht.

Dies ist mir schon zweimal aufgefallen: Benita hatte sehr schlimm Scharlach, Amelie war während des Scharlachs fit. Benita war ausschließlich bei Manfred oder mir: Schoß, herumtragen, nicht spielen wollen und Amelie immer am Herumflitzen. Ebenso war es letzte Woche: Benita hatte wieder hohes Fieber und Grippe, nur schlecht gelaunt und Amelie derweil vergnügt und fit. Wenn es Benita schlecht geht, geht es Amelie gut. Aber Amelie lacht sich auch ganz oft kaputt wegen Kleinigkeiten.

Die Zwillinge wurden Ende der 35. Schwangerschaftswoche am 19. Dezember im Abstand von zwei Minuten per Kaiserschnitt geholt. Der Erstgeborene war unser Sohn Fabian Marius. Er wog 2.105 Gramm und war 47 Zentimeter lang. Unsere Tochter heißt Fiona Sarina. Sie wog 1.740 Gramm und war 46 Zentimeter lang. Natürlich sind sie zweieiig. Damit ging ein Wunschtraum in Erfüllung. Ein Zwillingspärchen lässt sich nur schlecht unifomieren, und so wurden vor allem die Omas daran gehindert, alles doppelt zu kaufen. Aber sie geben sich große Mühe, wenigstens einen Partnerlook zu erreichen. Manchmal greife ich allerdings selbst genauso zu, achte aber sehr auf unterschiedliche Farben.

Sie sehen sich nicht besonders ähnlich; wie normale Geschwister. Auch Fremde können sie recht gut unterscheiden. Fabian ist ein »Kraftbolzen«. Er nimmt sich einfach alles, was er will. Fiona ist geduldig und sehr aufmerksam, ein winziger, günstiger Augenbück und schwupp ... folgt die

Retourkutsche. Es macht großen Spaß, ihre Unterschiedlichkeit zu beobachten. Ich denke, dass diese Unterschiede es ermöglichen, ihre eigenen Fähigkeiten zu entwickeln oder vom Geschwisterchen lernen können. Die Entwicklung verläuft fast parallel. Fabian ist meist ein paar Tage schneller, Fiona dafür geschickter.

Unsere zwei Mädchen heißen Joan (geboren am 23.2., 11.51 Uhr), 46 Zentimeter lang, 2.210 Gramm, und Kathi (geboren um 11.52 Uhr), 46 Zentimeter lang, 2.140 Gramm. Da sich die beiden gar nicht ähnlich sehen, werden sie wohl zweieiig sein. Das ist uns auch lieber so, denn dann kann man sie besser auseinanderhalten, und sie haben die Chance, sich auch individuell zu entwickeln. Ansonsten ist eigentlich für uns das Wichtigste, dass sie gesund geboren wurden.
Auch im Wesen sind unsere beiden sehr unterschiedlich. Joan ist ruhiger, schlief auch schon ganz früh durch, während Kathi sehr viel anspruchsvoller ist, mehr Zuwendung braucht und auch die dominantere ist. Kathi war auch in der Entwicklung immer etwas weiter als Joan, die »ihre Zeit zu verschlafen schien«. Seit einigen Wochen hat sich das aber grundlegend geändert. Joan krabbelt schon sehr viel länger als Kathi, ist auch ansonsten viel beweglicher. Man kann also gar nicht mehr sagen, wer dominanter ist - außer, dass Kathi immer noch öfter und lauter schreit ...

Maren und Sascha Daniel wurden am 9.3. geboren. Maren wog 3.110 Gramm und war 51 Zentimeter groß, Sascha wog 3.420 Gramm und war 53 Zentimeter groß. Sascha wurde zuerst geboren. Natürlich sind sie zweieiig. Ich bin ganz froh über ein Pärchen. Ich glaube, dass wir beide so sein lassen können wie sie sein möchten, ohne den anderen gleichsetzen zu wollen.
Unsere Kinder sahen sich nie ähnlich, auch wenn es viele meinten. Es hatte nie jemand Schwierigkeiten, sie auseinanderzuhalten. Die beiden sind sehr unterschiedlich, insofern man das in dem Alter schon sagen kann. Maren ist sehr skeptisch ihrer Umwelt gegenüber, braucht sehr lange, sich mit jemandem anzufreunden. Sie lacht nur dann ausgiebig und herzhaft, wenn ihre engsten Bezugspersonen um sie herum sind, ansonsten ist sie munter, in ihrer Entwicklung sehr weit. Sascha dagegen ist ein durch und durch freundliches Kind, er lacht so herzhaft und laut, dass alle Leute überrascht sind. Er macht da auch keine Unterschiede, er lacht selbst

solche an, wo ich es mir gar nicht so sehr wünsche. Sascha ist in seiner Entwicklung circa drei Monate hinter seiner Schwester zurück, was allerdings auf seine starken Hirnblutungen in der sechsten Lebenswoche zurückzuführen ist. Doch er holt den Rückstand jetzt gut auf, bedingt durch eine sehr liebe und doch konsequente Krankengymnastin.

Die Zwillinge heißen Michael und Thomas. Michael wog bei der Geburt 3.370 Gramm und war 54 Zentimeter groß. Thomas wog bei der Geburt 3.100 Gramm und war 52 Zentimeter groß. Sie sind in einem Abstand von 15 Minuten geboren. Sie sind eineiige Zwillinge. Ich hatte mir immer eineiige Zwillinge und zwar Jungs gewünscht. Sie sehen sich sehr ähnlich. Manche Verwandte sagen, sie können sie auseinanderhalten, können es aber doch nicht.
Michael und Thomas liegen meist so im Wagen oder Bett wie der jeweils andere. Sie haben zum Beispiel beide den Kopf in die gleiche Richtung gedreht, oder sie haben beide die Ärmchen nach oben, oder nur eines, usw.
Michael und Thomas kommen meist sehr gut miteinander aus. Sie spielen auch sehr schön zusammen, aber sie streiten auch. Meist will der eine gerade das haben, was der andere hat. Auch bei Sachen, die doppelt vorhanden sind.
Michael war am Anfang meist der Stärkere und Thomas hat ihm dann das Spielzeug kampflos überlassen. Ich habe mich auch meist nicht eingemischt. Thomas hat mittlerweile gelernt, dass, wenn er was haben will, er auch was dafür tun muss und sich notfalls auch wehren.

Daniela und Claudia wurden am 30.5. geboren. Daniela wog 2.890 und Claudia wog 2.940 Gramm. Daniela, die Erstgeborene, war 50, Claudia war 51 Zentimeter lang.
Sie sind zweieiige Zwillinge. Sie sehen sich schon ähnlich, aber inzwischen erkennt jedermann, dass sie nicht genau gleich sind. Im Wesen sind sie sehr unterschiedlich. Daniela kann sich lange mit einem Spielzeug beschäftigen. Außerdem folgt sie gleich, wenn man ihr etwas sagt. Claudia ist genau das Gegenteil. Alle zwei Minuten was anderes, folgen tut sie überhaupt nicht. Schwächer ist eigentlich keine von beiden. Wenn sie sich um etwas streiten, gibt keiner so schnell nach.
Die Entwicklung verlief eigentlich nicht genau gleich. Daniela konnte vier Wochen früher laufen, Claudia hat mehr Zähne, aber dafür viel weniger Haare. Sprechen können sie

etwa gleich viel. Die Bindung ist nicht so eng, dass keine einen Schritt ohne die andere tut. Daniela war vor vier Monaten für drei Tage im Krankenhaus, da kam es schon vor, dass sie mal nach ihrem Schwesterchen rief.

Erstgeborene: Sarah, 20.8., 16.34 Uhr, 2.820 Gramm schwer und 52 Zentimeter lang; Tamara, 16.37 Uhr, 2.930 Gramm schwer und 53 Zentimeter lang. Sie sind eineiig. Mein Mann hatte befürchtet, dass er sie nicht auseinander halten könnte. Mir war's egal, ob ein- oder zweieiig, denn im Wesen sind alle unterschiedlich. Sie ähneln sich sehr, Tamara schielt leicht und das ist das Unterscheidungsmerkmal; als sie ganz klein waren, hat mein Mann oft die Betten verwechselt. Sarah ist viel ruhiger, während Tamara ständig high life braucht. Tamara schmust auch öfter, und bekommt auch immer, was sie will, wenn nötig, mit »Gewalt«. Sarah wehrt sich überhaupt nicht.
Ich finde es gut, dass sich Zwillinge unterscheiden, es sind zwei eigenständige Personen; ich bedauere Zwillinge, die sich mit 80 Jahren immer noch gleich kleiden und ständig zusammen sind.

Marcel wurde am 21.11. mit 1.809 Gramm, 45 Zentimeter um 5.33 Uhr, Manuel mit 1.400 Gramm, 41 Zentimeter, um 5.37 Uhr geboren. Im Krankenhaus meinten sie, dass sie mit großer Wahrscheinlichkeit eineiig wären. Manchmal sehen sie gleich aus, dann wieder total verschieden.
Wenn ich sie gleich kleide, können die anderen sie nicht auseinanderhalten, ziehe ich sie aber unterschiedlich an, sagen die Leute, sie sehen total verschieden aus. Man merkt aber schon, dass der Erstgeborene größer und schwerer war.
Sie sind in ihrer Art unterschiedlich, Manuel ist der mit mehr Charme, er geht leichter auf Fremde zu, kann sich besser allein beschäftigen. Marcel hängt sehr an mir, geht nicht mit anderen, braucht mich oder den Bruder zum Spielen.
Sie streiten sehr viel, ich mische mich dann ein, wenn sie sich wehtun oder meine Nerven es nicht mehr ertragen. Ich habe beobachtet, wenn sie sich um ein Spielzeug streiten, dass derjenige, der dieses Spielzeug unbedingt haben will, dem anderen Sachen anbietet, solange bis der mit ihm tauscht.

Mein »Ältester« heißt Benjamin. Florian kam zwei Minuten später zur Welt. Geboren sind sie am 1.5. Benjamin: 2.370 Gramm, 48 Zentimeter. Florian: 2.430 Gramm, 43 Zentimeter.

Sie sind zweieiig. Irgendwie bin ich froh darüber. Es reicht doch schon, den gleichen Geburtstag zu haben, da muss man ja nicht gleich aussehen. Andererseits ist es schon putzig, wenn man Eineiige sieht. Meine Maikäfer haben die gleichen Augen. Ansonsten hat Benjamin einen größeren Kopf und wiegt ein Kilo mehr. Das sieht man natürlich.
Die beiden sind total unterschiedlich. Florian ist sehr neugierig und quirlig. Benjamin ist ein Schmuser und gemütlicher. Er schreit auch nicht soviel. Florian ist ein »Zornbinkel«. Florian ist dadurch auch der Stärkere. Er holt sich sein Spielzeug schon von Benjamin. Aber nimmt Benjamin ihm etwas weg, gibt das Terror. Ich versuche aber, Benjamin nicht immer gleich zu helfen oder loszurennen, wenn er weint.

Arnaud und Laurent wurden am 16. Juli geboren; um 14.03 Uhr Arnaud, 17 Minuten später, um 14.20 Uhr, Laurent. Ob sie ein- oder zweieiig sind, konnte man mir nicht genau sagen. Ich hatte schon während der Schwangerschaft das Gefühl, dass es eineiige wären. Als Neugeborene sahen sie sich nicht so ähnlich, durch den Gewichtsunterschied bedingt. Ich meine, sie sehen sich immer ähnlicher, ich kann sie sehr gut auseinanderhalten. Andere haben damit manchmal Probleme. Manche meinen aber auch, sie seien gar nicht gleich.
Im Wesen sind sie sehr unterschiedlich. Schon während der Schwangerschaft spürte ich die Kinder auf verschiedene Art. Arnaud machte immer sanfte, runde Bewegungen - er hatte sich auch relativ früh das beste Plätzchen reserviert: vor dem Ausgang, Kopf nach unten. Und so blieb er auch. Laurent hingegen strampelte viel und kräftig, hatte sehr häufig Schluckauf und schien nach einem ebenso guten Plätzchen zu suchen.
Jetzt ist es eigentlich auch eher so, dass Arnaud der ruhigere von beiden ist und Laurent mehr der nervösere. Aber es kommt auch tageweise vor, dass es genau umgekehrt ist. Da kommt dann Laurent ganz schmusig an und Arnaud saust durch die Gegend. Ich glaube, sie sind beide gleich stark. Manchmal gibt der eine nach und dann wieder der andere. Und an manchen Tagen will keiner so richtig.

Wie gleich behandeln Zwillingseltern ihre Kinder?

Wie kann man Zwillingen gerecht werden? Indem man sie gleich behandelt? Wohl kaum. Schließlich sind sie zwei Menschen mit unterschiedlichem Charakter, wenn schon fast gleichem Aussehen. Leichter tun sich Eltern, deren Kinder auch äußerlich ganz unterschiedlich sind.
Wir taten und tun uns trotzdem schwer. Constantin war immer derjenige, der zurückstecken musste. Wie sollte man ihm auf die Sprünge helfen, ohne Max zu ducken? Ein schwieriger Fall und während der Schulzeit kaum zu lösen.
Als sie klein waren, musste Conny meist warten. Seine Genügsamkeit hat unser Überleben gesichert. Er wollte auch nicht unbedingt Zärtlichkeiten. Heute ist er derjenige, der mich immer noch herzlich in den Arm nimmt.

Meine Meinung: Jedes Kind nach seinen Bedürfnissen. Kleidung: Manchmal ziehe ich sie gleich an, manchmal nicht, wie mir gerade danach ist. Allerdings fängt jetzt das Alter an, wo sie unbedingt das Gleiche anziehen wollen - ich tue Ihnen dann den Gefallen, wenn möglich. Wenn ich neue Sachen kaufe, versuche ich, das Gleiche zu bekommen, aber in unterschiedlichen Farben und jedes Kind bekommt seine bestimmte Farbe.

Wenn es den Bedürfnissen der Zwillinge entspricht, versuche ich, sie gleich zu behandeln. Sie wollen halt öfter gleichzeitig auf den Arm, das ist jedesmal ein Problem. Oft kleide ich sie gleich, achte aber nicht immer darauf, zumindest zu Hause nicht. Unterwegs kleide ich sie gern gleich oder gleichartig (unterschiedliche Farben) erstens, weil's mir Spaß macht und zweitens, weil ich sie gern als Zwillinge kenntlich mache. Wenn die Kinder groß genug sind, selbst zu entscheiden, was sie anziehen wollen, ist es mit der »Zwillingskleidung« bestimmt eh vorbei.

Ich behandle sie bewusst unterschiedlich. Ganz gleich kann man sie nicht behandeln, ich versuche, jeder in ihrer Eigenart gerecht zu werden. Sie möchten oft gleich behandelt werden: »Spiel mit mir genau dasselbe wie mit Yvonne.« Sie beobachten dabei sehr genau und wünschen auch dieselben Worte, die ich vielleicht nicht mehr weiß, was schwierig ist.

Seit drei Monaten kleide ich sie gern unterschiedlich, weil sie ihre Sachen so besser unterscheiden können. Gestern wollte ich zum Beispiel Erik einen Schlafanzug anziehen und nahm ihn von oben weg. Er protestierte: »Nein, Senja«. Schuhe wollte ich prinzipiell verschiedene. Nur Jacken kaufe ich noch gern gleiche, dann behalte ich sie besser im Auge, wenn mehrere Kinder zusammen sind.

Ich versuche, ewig gerecht zu sein und überlege es mir gut, was ich tue. Wer das letzte Mal im Einkaufswagen saß oder im Auto in der Mitte, wessen Cassette nun angehört wird und wer das nächste Mal dran ist. Immer alles abwechselnd, damit Frieden ist.

Beim Schlafritual und immer, wenn die beiden es wollen, zum Beispiel, wenn ich mit einer schmuse oder Obststücke verteile und die andere abwartend guckt u.ä. behandeln wir sie gleich.
Keine Gleichbehandlung: wir gehen auf die unterschiedlichen Temperamente unserer Töchter verschieden ein (Toben, Schmusen ect.); wir gehen immer mal wieder nur mit einer raus und die andere bleibt beim anderen Elternteil zu Hause; sie werden unterschiedlich gekleidet.
Gleichbehandlung, um keine zurückzustellen und dadurch zu verletzen - keine Gleichbehandlung, weil es sich um zwei verschiedene Personen handelt (Geschwister behandelt man auch nicht ganz gleich, sondern man passt sich ihrer Persönlichkeit, ihrem Alter etc. an.)

Ich behandle die zwei schon gleich, damit keine Eifersucht entsteht. Ich probiere aber auch, die Eigenheiten zu fördern, zum Beispiel in dem ich mit dem einen mehr singe und mit dem anderen mehr puzzle.
Anfangs habe ich die Kinder bewusst gleich angezogen, da ich das schön fand. Im Moment bestehen sie sogar darauf, aber ich denke, wenn sie im Kindergarten sind, gibt sich das. Wenn sie dann verschieden aussehen wollen, ziehe ich sie dann natürlich verschieden an.

Im Groben versuche ich die Kinder gleich zu behandeln, da sich aber zum Teil schon Charakterunterschiede zeigen, differenziert sich das schon etwas. Ich hoffe, dass ich meine Zuneigung und Aufmerksamkeit beiden in dem Maße zukommen lasse, wie sie sie brauchen. Sicher sein kann man da

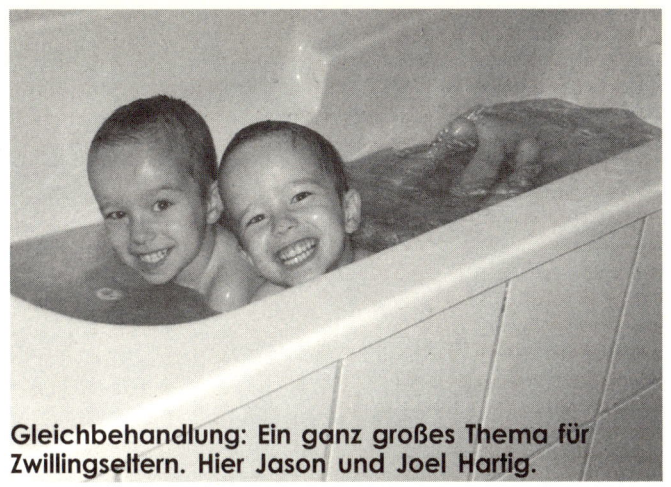

Gleichbehandlung: Ein ganz großes Thema für Zwillingseltern. Hier Jason und Joel Hartig.

nicht. Fehler in diesem Punkt bekommt man ja erst Jahre später mit, wenn die Kinder einem Vorhaltungen darüber machen. In punkto Kleidung versuche ich, gleiche Sachen in unterschiedlichen Farben zu bekommen, was nicht immer klappt. Oft wurden wir mit genau gleicher Kleidung beschenkt, die wir natürlich angezogen haben. Den Mythos vom »doppelten Lottchen« finde ich zwar verstaubt, aber so ganz unterschiedliche Kleidung finde ich schon komisch. Wenn die beiden Mädchen alt genug sind, um mitzureden, können sie sich natürlich unterschiedliche Sachen aussuchen. Um sie besser unterscheiden lassen zu können, würde ich sie bestimmt nicht unterschiedlich kleiden. Das ist albern.

Wenn jemand versucht, die Zwillinge zu gleich zu machen, sage ich demjenigen, dass Zwillinge lediglich Geschwister sind, die zufällig am gleichen Tag geboren worden sind. Jeder ist und bleibt ein Individuum für sich. Wer das nicht akzeptieren kann, tut mir ehrlich ein bißchen leid.

Ich versuche, sie gleich zu behandeln. Wenn eine bei mir sitzt, will die andere auch gleich kommen. Schwieriger ist es, wenn mein Mann auch zu Hause ist. Melanie ist ein richtiges »Papakind«, sie kann ihn mit einem Blick zum Springen bringen. Jana ist etwas zurückhaltender, deshalb glaube ich, dass er Melanie schon manchmal bevorzugt.

Die Zwillinge sind öfter mal gleich gekleidet, ich bekomme viel gleiches geschenkt. Ich versuche jetzt, sie immer öfter auch verschieden anzuziehen. Wenn sie einmal selbst den Wunsch haben, sich unterschiedlich zu kleiden, können sie selbst entscheiden.

Wir achten auch darauf, dass andere sie als eigenständige Personen sehen. Nur gibt es Menschen, die das einfach nicht verstehen und einsehen wollen. Oft heißt es auch heute noch »die Zwillinge kommen«. Ich sage dann meist: »Nein, Elke und Jochen kommen!« Wir haben im Bekanntenkreis einen fünfjährigen Jungen, der sagt heute manchmal noch »Elkejochen sind zum Spielen bei mir«. Ich habe ihm schon oft erklärt, dass es »Elke *und* Jochen« heißt, aber er will es scheinbar nicht verstehen, denn vor kurzem sagt er zu mir: »Elkejochen ist heute beim Kinderchor nicht ruhig sitzengeblieben.« Eigentlich hatte er aber nur Jochen gemeint.
Im Kindergarten hingegen gab es keine Probleme. Beide sind zwar in einer Gruppe, sie gehen aber getrennte Wege. Die Erzieherinnen haben Jochen und Elke von Anfang an auch innerhalb der Gruppe getrennt. Elke ging mit einem Kind in die Puppenecke, während Jochen mit einem anderen Kind am Maltisch saß. Hatte aber einer Streit mit einem Kind, so war sofort Bruder oder Schwester zur Stelle um zu helfen. Die Kindergartenkinder haben auch noch nie gesagt »die Zwillinge«, es waren von Anfang an Elke und Jochen.

Unsere Zwillinge sind eher Geschwister, die zufällig am gleichen Tag geboren wurden. Am Anfang habe ich die gleichen Kleidungsstücke in unterschiedlichen Farben gekauft. Bei preiswerten Stücken auch mal das Gleiche (dann musste Marius auch mal rosa tragen). Schon mit drei Jahren hatte Jana ihren eigenen Geschmack und trug vorwiegend Kleider und Röcke.
Ich brauche nicht darauf zu achten, dass meine beiden Kinder als zwei eigenständige Wesen behandelt werden, da beide so unterschiedlich sind, dass nie einer auf die Idee kommt, dass sie überhaupt Zwillinge sind.

Gleichbehandlung wird bei uns groß geschrieben, obwohl das besonders in den ersten Monaten viel Schwierigkeiten bereitet hat. Es ist eben schwer, zwei gleichzeitig schreiende Säuglinge zu beruhigen, wenn man nur zwei Arme hat (ein dritter Arm sollte für Zwillingseltern sowieso

vorgeschrieben sein!). Im Säuglingsalter haben wir die Kinder sehr unterschiedlich gekleidet. Das wird heute von den Kindern nicht mehr akzeptiert. Besonders problematisch wird es, wenn der Pullover zwar gleich, aber in unterschiedlicher Farbe vorhanden ist. Es wird besonders kritisch, wenn nur ein rotes oder rosa Kleidungsstück vorhanden ist, dann gibt es auch schon mal Tränen. Trotzdem versuchen wir immer, farbungleiche Kleidung zu kaufen, um es uns und vor allem anderen leichter zu machen, die Mädchen zu unterscheiden.
Wir betrachten beide Kinder als individuelle Persönlichkeiten. Das wird schon dadurch deutlich, dass wir den Begriff »Zwillinge« kaum verwenden. Bei uns sind es immer Leevke und Gesa oder die Kinder.

Ich versuche, in allen Situationen gerecht zu sein. Das ist mir sehr wichtig und belastet mich immer, wenn es nicht gelingt. Ich weiß, es ist nicht normal. Man kann nicht immer gerecht sein, aber trotzdem habe ich manchmal ein schlechtes Gewissen. Ich ziehe die Kinder immer unterschiedlich an. Ich möchte die Eigenständigkeit unserer Zwillinge auch nach außen dokumentieren. Sie sind nicht die Hälfte von etwas, sondern zwei vollwertige Menschen. Jeder für sich ein einmaliges Individuum. Ich hoffe, sie können sich auch weiterhin eigenständig entwickeln.

Sie werden möglichst nicht gleich gekleidet bzw. ich kaufe gleiche Kleidungsstücke in unterschiedlichen Farben. Wenn die Kinder später selbst den Wunsch äußern sollten, gleich gekleidet zu werden - o.k. Ich werde es aber nicht unbedingt fördern. Meine Schwester und ich sind zwei Jahre auseinander und wurden fast immer gleich gekleidet. Ich fand es blöd. Es ist eigentlich auch selten bei uns zu Hause von Zwillingen die Rede, sondern von Alleen und Jennifer.

Da meine Zwillinge nicht gleichgeschlechtlich sind, auch vom Charakter her total unterschiedlich, somit auch unterschiedliche Bedürfnisse haben, kann es keine Gleichbehandlung geben. Viviane wollte als Säugling keinen engen Körperkontakt, die Enge im Bauch war wohl noch zu gegenwärtig, Marvin brauchte dagegen sehr viel Körperkontakt. Außerdem regeln die beiden das selbst, oft wollen sie gleichzeitig auf meinem Schoß sitzen. Auch haben wir ein Papa- und ein Mamakind.

Ich bin auch total gegen gleiche Kleidung. Da wir einen Jungen und ein Mädchen haben, ergibt sich das auch gar nicht, bzw. gar nicht mehr, ich habe allerdings sogar gleiche unterschiedlich farbige Strampler nie am gleichen Tag angezogen. Anfangs fällt man durch den Zwillingswagen schon genug auf. Später kam dann oft die erstaunte Aussage »Ach, das sind Zwillinge?« Anscheinend sind nur gleichgekleidete Zwillinge »echte« Zwillinge.

Wir versuchen es stets zu vermeiden, von »den Zwillingen« zu sprechen. Wir nennen sie beim Namen und Juliane gegenüber »die Kleinen« oder »Geschwister«, auch mal scherzhaft »unsere 2/3-Mehrheit«. Das gleiche erwarten wir von unserem engeren Verwandten- oder Freundeskreis. Bekommen die Kinder zum Beispiel zwei Tafeln Schokolade geschenkt, so wird sie durch alle drei Kinder geteilt und nicht eine Tafel für Juliane und eine für die Zwillinge.

Bei uns stellt sich das Thema der Gleichbehandlung gar nicht so. Denn dadurch, dass es zwei grundverschiedene Kinder sind, werden sie auch ganz unterschiedlich behandelt. Natürlich dürfen und bekommen sie dasselbe. Aber auf die Bedürfnisse wird halt ganz unterschiedlich eingegangen.
Von Gleichkleidung halten wir gar nichts. Bei uns kommt das durch das unterschiedliche Geschlecht sowieso nicht in Frage. Aber selbst, wenn wir zwei Mädchen oder zwei Jungs hätten, würden wir sie immer unterschiedlich kleiden. Ich finde, man macht sich damit unnötigen Stress, denn die Kinder verschmutzen ja nicht zum selben Zeitpunkt. Was macht man denn dann? Wenn die beiden später einmal gleich gekleidet sein wollen, dürfen sie das natürlich. Für die Kinder finde ich es sehr wichtig, dass sie nicht immer ein Spiegelbild vor sich haben, wenn sie Bruder oder Schwester ansehen. Von erwachsenen Zwillingen habe ich gehört, dass sie sehr darunter gelitten haben, wenn sie sich wie ein Ei dem anderen gleichen müssten.
Ich glaube, jeder Mensch hat ein Recht darauf, egal mit wievielen Geschwistern er zufällig zur gleichen Zeit auf die Welt kommt. Es ist doch auch sehr wichtig für die persönliche Entwicklung, dass man später mal als eigenständiger Mensch mit seinem ganz persönlichen Stil leben kann.

Ich kleide sie gerne gleich und ich persönlich finde es auch praktisch, denn man überlegt doch (je nach Wetterlage) »was zieht man an?« Wenn man die Sachen doppelt hat, braucht man doch nur einmal überlegen, was man anzieht und das zweite Baby bekommt dasselbe an und los geht's ...

Uns ist es schon einige Male passiert, dass wir die beiden verwechselt haben, zum Beispiel, wenn man beide gleichzeitig nur von hinten sieht. Ich kleide die Kinder möglichst unterschiedlich. Gleiche Kleidungsstücke in verschiedenen Farben. Geschenkt bekomme ich eigentlich zu 90 Prozent gleiche Sachen. Nur einige sehr enge Freunde berücksichtigen meinen Wunsch nach unterschiedlicher Kleidung und auch unterschiedlichem Spielzeug.
Ich finde es sehr wichtig, dass jeder von den beiden als eigenständige Persönlichkeit behandelt wird. Dem Miteinander-Vergleichen unterliegt man als Eltern schon oft genug und manchmal muss man sich bremsen.

Beide werden immer - so gut wie's geht - gleich behandelt. Anfangs haben wir sie gleich angezogen (wir bekamen viele gleiche Klamotten geschenkt), heute nicht mehr. Die meisten Leute können die beiden nicht unterscheiden und wenn wir irgendwo zu Besuch sind, ziehe ich sie deshalb verschieden an, damit nicht jeder fragt, wer ist dies und wer ist das. So soll sich jeder merken, welche Kleider Felix anhat und welche Fabian. Ich könnte mir nämlich vorstellen, dass es auch den Kindern »auf den Geist geht«, wenn sie dauernd gefragt werden: »Wie heißt Du denn?« Jeder ist eine Persönlichkeit für sich und kann auch verlangen, so behandelt zu werden.
Jacken habe ich allerdings die gleichen gekauft, damit ich sie auf dem Spielplatz oder beim Einkaufen gleich erkennen kann. Irgendwelche Aufkleber und besonders auffällige Mützen helfen auch, seine Kinder von anderen schnell zu unterscheiden.

Natürlich versuche ich, beide gleich, das heißt, gerecht zu behandeln. Das ist aber nicht immer möglich. Die beiden sind nun mal unterschiedliche Wesen, und ich bin schließlich auch kein gefühlloser Roboter. Manchmal fühle ich mich mehr zu Tilman, manchmal mehr zu Philip hingezogen und dazu stehe ich auch. Nur gegen die Dominanz von Philip gehe ich manchmal ganz bewusst vor.
Ich kleide sie je nach Laune, meistens unterschiedlich. Ab

und zu habe ich Lust, sie gleich anzuziehen, und dann tue ich das auch und habe meinen Spaß daran. Warum auch nicht?! Ich mag das Dogmatisieren in diesem Punkt gar nicht. Selbstverständlich sollen beide Kinder später selbst über ihre Kleidungswünsche entscheiden dürfen.

Ich bin der Meinung, eine gelegentliche (besser noch regelmäßige) Trennung der Zwillinge ist unbedingt notwendig. Wir haben das Glück, dass unsere Nachbarin fast jeden Nachmittag einen der beiden für mehrere Stunden zu sich nimmt, am Wochenende auch über Nacht. Das ist für uns alle von Vorteil: die Zwillinge lernen andere Umgebungen, andere Menschen und andere Gewohnheiten kennen, und für mich bedeutet es eine enorme Entlastung, wenn ich mal nur zwei Kinder habe. Für die Zwillinge ist es selbstverständlich, dass sie regelmäßig getrennt werden. Sie konnten sich dadurch schon immer voll vom Zwillingsbruder abgrenzen und wissen genau, wer Tilman und wer Philip ist. Interessant ist, dass die beiden, sobald sie gleich angezogen sind, von Außenstehenden als eineiig eingestuft werden. Verschieden gekleidet hält man sie für ein Pärchen, wobei Tilman, der Zartere, als Mädchen gilt. Zur Zeit werden sich die beiden immer ähnlicher, aber der individuelle Gesichtsausdruck lässt keinen Zweifel aufkommen, wer Tilman und wer Philip ist.

Ich finde es gut, wenn sich die beiden innerlich als auch äußerlich unterscheiden, da ich mir denke, dass es dann leichter ist für die Kids, Eigenständigkeit zu entwickeln und Individualiät. Auch die Umwelt vergleicht nicht ganz so stark und vor allem nicht ganz so einengend wie bei eineiigen Zwillis. Andererseits vermissen sie dann vielleicht die Anerkennung als »echte« Zwillis. Meine Mutter hingegen ist ein eineiiger Zwilling und hat gerade die totale Gleichheit mit ihrer Schwester sehr genossen.

Ich kleide die Zwillinge mal gleich, mal unterschiedlich. Josefin hat oft Röcke oder Kleider an, damit ist's mit dem Gleichkleiden sowieso vorbei. Wenn ich aber ganz ehrlich bin, ziehe ich unseren Kindern, wenn wir irgendwo hingehen, doch lieber gleiche Sachen, aber in verschiedenen Farben an. Die Leute, die öfter was mit den Zwillingen zu tun haben, wissen, dass sie als eigenständige Personen behandelt werden sollen. Wir selbst reden nie von »den Zwillingen«. Fabian ist zum Beispiel viel anhänglicher als seine Schwester. Deswegen zählen wir trotzdem nicht die Küsse, um sie später wegen der Gleichberechtigung Josefin »zu verabreichen«. Ich glaube, dass diese Probleme bei einem »gemischten Doppel« nicht so gravierend sind.

Und sauer werden sie, wenn man sie verwechselt. Dadurch, dass wir sie verschieden anziehen und sie viele Spielsachen in unterscheidbarer Ausführung haben, haben sie Besitzdenken entwickelt. Dabei haben sie mittlerweile aber auch gelernt, zu tauschen, und über das Tauschen auch zu borgen.

Ich finde, dass es »Seelen-Zwillinge« sind. Sie trösten sich, sie helfen sich und sie streiten ... Allerdings im Moment nicht sehr oft. Wir hatten eine große Streitphase, die mit Haareausreißen einherging. Ich habe öfter eingegriffen und tue es auch jetzt noch manchmal, weil Lisa - zumindest früher - einfach keine Chance hatte, da Nora ihr körperlich so überlegen ist. Mittlerweile hat sich die Situation geändert: Nora ist zwar immer noch körperlich überlegen, aber Lisa ist jetzt gleichberechtigt.
Ihr Verhalten zu anderen Kinder (vor allem gleichaltrigen!) ist ein ganz großes Problem: Beide erstarren förmlich, wenn sich ein circa gleichaltriges Kind auf sie zubewegt. Nora ist da jetzt lockerer geworden, und es gibt mittlerweile auch Situationen, in denen sie zum Beispiel mit dem Sohn einer Freundin richtig toll spielt. Aber für Lisa ist das immer noch der reinste Stress! Ich habe lange mit der Kinderärztin darüber gesprochen. Sie sagte mir, dass das oft bei Zwillingen ein Problem wäre. Ich habe wirklich viel versucht: Eineinhalb Jahre bin ich in einer Krabbelgruppe gewesen und hatte bei jedem Treffen schreiende, schwitzende Kinder auf dem Schoß. Irgendwann habe ich es dann gelassen, weil ich einfach nicht mehr konnte.
Dann habe ich bei uns zu Hause eine kleine Gruppe aufgebaut, die sich wöchentlich getroffen hat, es war furchtbar! Na, und irgendwann hatte mich Lisa dann so weit, dass ich kaum noch Besuch hatte, weil sie bei dessen Betreten der Wohnung anfing zu schreien und erst wieder aufhörte, als der Besuch ging.
Zur Zeit bin ich gerade dabei, die Kinder bei meiner Schwägerin einzugewöhnen, die sie zwei Tage in der Woche bekommt, damit ich wieder ein wenig arbeiten kann. Auch hier macht Lisa sehr große Probleme, und ich leide jedes Mal die ganze Zeit und fühle mich wie eine Rabenmutter.
Aber unsere Kinderärztin hat sich sehr für dieses »Modell«

ausgesprochen, weil sie meinte, es wäre sehr wichtig, dass die Kinder ein wenig von mir wegkämen - und ich von den Kindern.
Ich trenne die Zwillinge eigentlich kaum. Warum, weiß ich eigentlich auch nicht. Es gab früher keine Gelegenheiten und jetzt sind sie nicht daran gewöhnt, getrennt zu sein. Wahrscheinlich würden sie gar nicht allein bei der Oma bleiben.

Eigentlich bin ich gegen eine Gleichbehandlung von Zwillingen, weil es ja schließlich zwei unterschiedliche Charaktere sind. Leider musste ich in den letzten zwei Jahren merken, dass ich sicherlich nicht immer jedem einzelnen Kind gerecht werde - aber ich bin auch nur ein Mensch und habe auch nur Nerven. Gerade in der letzten Zeit - bei uns beginnt zur Zeit die doppelte Trotzphase - sind meine Nerven sehr dünn geworden. Aber ich gebe mir Mühe, jedes Kind für sich zu sehen.
Unsere Zwillinge werden nicht gleich angezogen. Das ist für mich das Gleiche, wie mit der Gleichbehandlung. Es sind unterschiedliche Individuen und warum sollte ich sie gleich anziehen? Ich habe mich von Anfang an dagegen gewehrt und bin nicht immer auf Verständnis gestoßen. Zwillinge fallen doch sowieso noch genug auf, warum sollte ich sie zur Attraktion machen? Wenn sie sich später gleich anziehen wollen, dann sollen sie es ruhig tun. Aber für mich ist wichtig, dass es ihre Entscheidung ist.

Vor der Geburt hatte ich mir für die Zwillinge gleiche Kleidung, aber in verschiedenen Farben gewünscht. Es war schon klar, dass es zwei Mädchen werden und dass sie eineiig sind. Doch nach der Geburt machte es mich nervös, wenn sie nur verschiedene Socken anhatten. Natürlich müssen sich Zwillinge unterscheiden, denn jeder ist eine eigene Persönlichkeit. Wenn die Kinder mal den Wunsch nach verschiedener Kleidung äußern, bin ich sofort dafür. Aus Unterhaltungen mit erwachsenen Zwillingen, die auch immer gleich gekleidet waren, weiß ich, dass es keinem geschadet hat.

Ich versuche, beide Kinder gleich zu behandeln. Dies ist jedoch nicht immer einfach, da sich beide Kinder im Wesen unterscheiden. Katharina ist sensibler, da muss ich auch besser auf sie eingehen. Auch beim Spielen ist es unterschiedlich, da sich die Interessen unterscheiden. Ich versuche jedoch, beiden gerecht zu werden. Relativ schwer, denn beide brauchen mich meist zum gleichen Zeitpunkt (Eifersucht?). Zur Zeit ist es besonders schlimm; wenn ein Kind Wasser trinkt, kommt der andere auch, und es ist schlecht, wenn ein Kind ein paar Tropfen mehr im Glas hat als das andere.

Mit der Kleidung ist es bei Junge und Mädchen relativ einfach (Rock, Kleid, auf der anderen Seite Hosen). Manchmal tragen beide die gleichen Hosen und Pullis, jedoch andere Farben oder Muster. Manchmal suchen sich die Kinder ihre Sachen selber aus und diese sind immer verschieden. Ich glaube, es kommt auf die Eigenart der Kinder an, manche finden es lustig, wenn beide die gleiche Kleidung tragen, manche mögen es nicht sonderlich, wenn der andere die gleiche Kleidung trägt.

Ich achte darauf, dass meine Kinder als zwei eigenständige Wesen betrachtet werden, denn beide unterscheiden sich grundlegend. Was der Junge mag, davor hat Katharina manchmal Angst. Christian ist nicht für Katharinas Interessen zu begeistern. Es bringt nichts, ein Kind dazu zu zwingen, das gleiche wie die Schwester/der Bruder zu machen, nur weil sie Zwillinge sind.

Jedes Kind ist ein Individuum, mit eigenen Interessen, Neigungen, eigenem Charakter. Warum sollte man gerade Zwillinge gleich behandeln? Warum gleich anziehen? Meine Eltern haben meine um ein Jahr ältere Schwester und mich jahrelang gleich gekleidet. Wir wurden immer für Zwillinge gehalten, obwohl wir sehr unterschiedlich aussehen, total unterschiedlich sind. Die Fragen: »Seid ihr Zwillinge?« oder »sind das Zwillinge?« hängen mir zum Hals heraus. Irgendwann entwickelte ich meinen »Schlabbermodegeschmack«, der für meine Schwester nie in Frage kam, so ist es bis heute geblieben. Wir sind total unterschiedlich in unseren Ansichten, wie wir leben, wie wir gekleidet sind. Wir werden heute nicht mal mehr für Schwestern gehalten. Was die Kleidung alles ausmacht.

Für Manfred und mich war von Anfang an klar, unsere Zwillinge werden unterschiedlich gekleidet. Wir baten bereits während der Schwangerschaft darum, keine doppelte Kleidung geschenkt zu bekommen. Meine Eltern haben diesen Wunsch als Kritik an meiner Kindheit gesehen. Aber genauso, wie meine Eltern damals die Entscheidung zu gleicher Klei-

dung trafen, trafen wir die entgegengesetzte Entscheidung für unsere Kinder. Ich erwartete, dass unser Wunsch akzeptiert würde. Nur haben wir trotzdem fast immer doppelte Kleidung geschenkt bekommen (manchmal gleich dreifach).
Wir versuchen immer, alle drei Kinder als eigenständige Wesen zu behandeln. Manchmal merke ich aber, dass ich frage: »Habt ihr ...?«, spreche dabei alle drei Kinder an. Auch wenn wir ganz bewusst darauf achten wollen, der Umwelt fällt es schwer. Amelie und Benita werden ganz oft als eine Person gesehen. Beispiel: Bin ich mal nur mit Amelie unterwegs, werde ich sogleich gefragt »Wo ist denn das andere Kind?«. Meine Antwort »welches Kind denn?«, schließlich habe ich zwei weitere Kinder, aber an Fabian wird bei der Frage überhaupt nicht gedacht.

Wir achten möglichst immer auf die beiden verschiedenen Personen und versuchen, Pauschalisierung zu vermeiden (»Du« statt »Ihr«). Auf Gerechtigkeit achten sie schon selbst! Gleiche Kleidung vermeiden wir, es sei denn am Geburtstag oder Weihnachten zur Freude der Omas. Gleiche Kleidungsstücke, die ich von »meiner« Zwillingsmutter second hand kaufe, werden eigentlich nicht gleichzeitig getragen. Die Kinder fühlen sich ohne Duplikat wohler, und auch für andere ist die Unterscheidung einfacher und sie werden immer mit dem richtigen Namen angesprochen, worauf sie größten Wert legen.

Gleiche Kleidung - fast nie! Nur bei ganz wenigen geschenkten Kleidern. Ich finde es furchtbar!!! Mir würde es auch nicht gefallen, wenn jemand anderes immer das Gleiche anhätte wie ich. Und dann dauernd das Problem für Außenstehende: Wer ist wer? Es ist nicht möglich, bestimmte Sympathien für einen zu entwickeln, man kommt ständig durcheinander. Bei zweieiigen Pärchen ist gleiche Kleidung nicht so tragisch.
Ich rede äußerst selten von den »Zwillingen«, dieser Punkt ist mir sehr wichtig. Jeder wird namentlich erwähnt und über ihn erzählt. Was können die beiden dafür, dass sie gleichzeitig auf die Welt gekommen sind? Es könnten genauso gut zwei Jahre dazwischen liegen.

Zweieiigkeit finde ich schon gut. Die Mitmenschen erkennen, dass Zwillinge nicht wie ein Ei dem andern gleichen müssen, die Erwartung haben doch fast alle. Natürlich muss man eineiige Zwillinge nicht noch durch Kleidung, gleiche Frisur noch gleicher machen. »Richtige« Zwillinge sehen total gleich aus, sind gleich gekleidet, machen immer und überall alles zur gleichen Zeit ... das ist das, was die Umwelt immer erwartet.

Ähnlich sehen sie sich nicht, auch figurmäßig sind sie sehr unterschiedlich, Amelie ist jetzt die Dickere. Auch unser Sohn Fabian hatte nie Probleme, Benita und Amelie auseinanderzuhalten. Ich glaube, man kann sie gar nicht verwechseln. Allerdings habe ich oft den Eindruck, dass die Leute sich keine Mühe geben (wollen), die Kinder auseinanderzuhalten; sobald manche das Wort »Zwillinge« nur hören, tritt ein psychologischer »Zwillingseffekt« ein: Zwillinge kann man nicht auseinanderhalten.

Manchmal wäre ich sehr froh darüber, wenn sich meine Kinder unterscheiden würden. Ich selber kann sie zwar auseinanderhalten, doch von den anderen Leuten werde ich gefragt: »Wer ist denn wer? Wen habe ich jetzt gerade auf dem Arm? Welcher ist Andreas (Michael)?« So geht das ständig. Das nervt manchmal ganz schön. Mir gefällt es, die beiden gleich zu kleiden, weil es eben putzig aussieht. Doch ich überlege oft, ob ich sie nicht doch unterschiedlich anziehen soll. Zwillinge werden von Außenstehenden sowieso schon als eine Einheit angesehen und wenn sie sich dann noch haargenau gleichen, dann erst recht.

Es ist nur gut, dass meine Buben im Wesen doch recht unterschiedlich sind. Andreas ist eher der Unterlegene und Michael führt das große Wort. Er bekommt eigentlich immer, was er haben will und nimmt Andreas skrupellos die Sachen weg, die er möchte. Dafür kann Andreas sich viel besser alleine beschäftigen. Er betrachtet ewig seine Bücher oder fährt mit dem Auto in der Gegend herum. Er will auch nicht so gerne gedrückt oder liebkost werden. Und was das Zimperliche anbelangt, ist er recht abgebrüht. Beim Arzt lässt er sich widerstandslos untersuchen. Michael ist hier das ganze Gegenteil. Er plärrt und schlägt wie wild um sich. Auch wenn er sich stößt, kommt er gleich zu mir und lässt sich trösten. Er ist eine richtige Schmusekatze und was die Spielsachen anbelangt, braucht er Abwechslung. Doch seltsam ist bei dieser Sache, dass im Bauch mein Andreas fast durch die Bauchdecke hindurch gestampft hätte, während ich von Michael oft so wenig merkte, dass ich froh war, wenn wieder

Ultraschall gemacht wurde und alles in Ordnung war.

Ich muss ehrlich gestehen, dass ich meine Kinder sehr gleich behandle. Obwohl ich mich über mich selber dabei ärgere, tue ich es immer wieder. Meine beiden sehen sich so ähnlich, dass ich bei einem schnellen Blick mir oft selber nicht sicher bin, wer denn welcher ist. Die gleiche Kleidung bekommen meine beiden eigentlich nur deshalb an, weil ich es putzig und schön finde, wenn sie sich so ähnlich sehen. Allerdings habe ich in letzter Zeit damit angefangen, sie auch mal unterschiedlich zu kleiden und werde dies auch öfters tun. Der Grund dafür ist folgender: Wenn die beiden in den Spiegel geschaut haben, waren sie ihrer Meinung nach nicht selber da drinnen, sondern der Bruder. Und wenn man fragt, wo ist denn der Michael, dann zeigt er auf Andreas. Und so ist es auch umgekehrt. Deshalb versuche ich jetzt, ihnen durch unterschiedliche Kleidung zu zeigen, dass nicht einer wie der andere ist und dass im Spiegel er selber drinnen ist und nicht sein Bruder.

Was ich jedoch überhaupt nicht leiden kann ist, wenn die Leute sagen: »Da kommen die Zwillinge«. Mir wäre es viel lieber, wenn sie sagen würden: »Da kommen die beiden Kleinen« oder »Da kommen die zwei Buben«. Dann wäre wenigstens klargestellt, dass es sich um zwei Personen handelt und nicht um eine Einheit. Die Kinder sind schon im Krankenhaus in einen Topf geworfen worden. Die Entbindung zählte nur als eine Geburt mit derselben Nummer. Das finde ich nicht richtig. So wie sie sich im Charakter unterscheiden, so sind sie eben zwei eigenständige Menschen, die nur zufällig am gleichen Tag zur Welt kamen und sich recht ähnlich sehen. Leider fehlte mir bisher der Mut, die Leute auf ihren Fehler aufmerksam zu machen.

Ich kleide unsere Zwillinge sehr unterschiedlich - manchmal gleich, machmal auch verschieden. Da meine Nachbarin selbst Zwillinge hat, bekomme ich meistens ihre Bekleidung weitergereicht. Ich achte sehr darauf, dass Johannes und Katharina als zwei ganz eigenständige Persönlichkeiten behandelt werden. Umso leichter haben es die Kinder später im Leben. Wenn bei uns die Verwandschaft zu Besuch kommt, müssen diese als erstes die große Schwester begrüßen, erst dann sind die Zwillinge dran. Dadurch haben wir keinerlei Probleme mit Eifersüchtlereien.

Ich glaube, dass es wichtig ist, Zwillinge als zwei einzelne Kinder zu betrachten, da man doch nicht sagen kann, was für den einen gut ist, muss auch für den anderen gut sein. Einer muss auch ohne den anderen existieren können, darum finde ich es gut, wenn die beiden verschieden sind, und ich werde auch das meine dazu tun, sie leben und machen zu lassen, wie sie es wünschen, wie man es ja auch bei einem einzelnen Kind tun würde. Durch die Verschiedenheit der Kinder in Aussehen und Wesen wird es uns natürlich leichter gemacht, auch zu verstehen, dass es eigentlich nur zwei Kinder sind, die zufällig am selben Tag geboren wurden.

Ich behandle jeden für sich, aber stets so, dass es ausgewogen ist, für mich ist jedes ein einzelnes Kind, darum kleide ich sie auch unterschiedlich, zum einen aus diesem Grund, zum anderen weil ich sehr viel Kleidung von unserem ersten Sohn hatte und dieses natürlich alles Einzelstücke sind.
Auch unsere Bekannten sind - was die Gleichbehandlung anbelangt - ganz unserer Meinung und unterstützen uns da auch, in dem jedes Kind mal einzeln mit diesem oder jenem fortgeht, oder in dem man mal mit diesem Kind spielt oder mit dem, und mit jedem das, was es gern mag. Es sind ja ohnehin zwei Kinder, die nur zufällig während derselben Schwangerschaft heranwuchsen und am selben Tag geboren wurden.

Ich habe mich schon dabei ertappt, bei anderen Zwillingen, die gleich gekleidet sind, das ganz süß zu finden. Ich ziehe meine aber nie gleich an. Sie haben zwar einige Sachen gleich geschenkt bekommen, sie haben sie aber nicht am selben Tag an. Das Gleichkleiden mag ich übrigens auch bei verschiedenaltrigen Geschwistern nicht. Und ich selbst hätte es ja auch nicht gerne, immer jemanden mit den gleichen Klamotten vor mir zu sehen.
Ich hätte es gerne, dass sie auch von anderen als eigenständige Wesen behandelt werden, es ist aber wohl unvermeidlich, dass sie manchmal als Einheit behandelt werden. Beispiel: Der Weihnachtsmann kam in die Krippe. Die anderen Kinder wurden einzeln zu ihm gebracht, meine gemeinsam. Ich verstehe nicht, warum. So etwas ärgert mich.

Die Zwillingseltern

Wenn Paare Eltern werden, dann gibt es bei vielen Umstellungsprobleme. Das Leben als Paar unterscheidet sich schon sehr vom Leben als Familie, wo sich - vor allem in den ersten Jahren - alles nach den Kindern richtet. Umso mehr »haut da die Geburt von Zwillingen rein«. Vor allem müssen bei Zwillingen auch die Väter mit ran und das manchmal mehr, als ihnen lieb ist.
Bei uns standen seit der Geburt der Kinder die Zeichen oft auf Sturm. Wir kriegten uns wegen Kleinigkeiten in die Haare. Ach, es ging um ein paar Gramm Milch, die verschüttet oder zuwenig gemacht wurden, um verstopfte Sauger und viele Lächerlichkeiten mehr. Kein Wunder, dass wir so gereizt waren. Schließlich taten wir in den ersten zweieinhalb Jahren nachts kaum ein Auge zu.
Wir fuhren zur Erholung jedes Jahr ein paar Tage ohne Kinder in Urlaub. Diese Tage genossen wir sehr und holten uns dabei Kraft für den Alltag zu Hause. Richtig gut geht's uns allerdings erst, seit auch unser Jüngster aus dem Gröbsten raus ist.

Infolge der Arbeit mit drei Kindern und im ersten Jahr mit dem Nachtstress, hatten wir kaum noch Zeit füreinander. Oft waren wir beide zu müde, um über wichtige Dinge zu sprechen. Je älter die Kinder werden, vor allem seit auch ich nachts meist durchschlafen kann, hat sich die Beziehung wieder normalisiert.
Mein Mann hat immer geholfen, wo er konnte; natürlich musste ich den größeren Teil der Arbeit mit den Kindern übernehmen, da mein Mann zwölf Stunden täglich außer Haus war. Inzwischen hat er sich beruflich verändert, ist nur noch acht Stunden täglich weg, was sowohl den Kindern, als auch unserer Beziehung nur gut getan hat. Jeder von uns fühlte sich zeitweise überfordert, als die Zwillinge klein waren; mein Mann ging dann meist Besuche machen oder in den Keller, um seinem Hobby zu frönen.

Mein Mann hat mir schon bei ersten Kind viel geholfen, und das hat sich mit der Geburt der Zwillinge nicht geändert. Bis jetzt hatten wir wenig Anlass zum Streiten, weil jeder dem anderen ein gewisses Maß an Freiraum zugesteht. Mein Mann liebt unsere Kinder auch sehr, trotz aller Arbeit und manchmal nervenaufreibenden Abende oder Nächte. Die größte Hilfe meines Mannes besteht am Wochenende darin,

dass er sich um Florian kümmert. Ansonsten hilft er mir bei der Hausarbeit, zum Beispiel Putzen, Einkaufen und wenn im Fernsehen ein Fußballspiel kommt, bügelt er manchmal nebenbei.
Ich finde es für beide Elternteile wichtig, dass sie ab und zu mal rauskommen. Wobei wir uns einig sind, dass ich es am nötigsten habe! Wie vor den Kindern spiele ich immer noch Tischtennis im Verein, trainiere einmal pro Woche und habe öfters am Samstag ein Punktspiel. Hinterher gehen wir in der Regel noch was Essen. Es tut mir gut, hier abschalten zu können.

Durch das Eingespanntsein mit den Kindern und weil keine Oma in der Nähe war, wenig Kommunikation, wenig gemeinsames Ausgehen abends, das heißt, die Ehe leidet schon darunter. Der Vater packte schon mit an in den ersten sechs Wochen. Dann musste er wieder arbeiten, (fast) die ganze Arbeit blieb an mir hängen. Durch das Nicht-zur-Ruhe-kommen war ich schon manchmal frustriert, da ich für mich selbst keine Zeit mehr hatte. Nicht mal auf die Toilette konnte ich allein! Mir half nur die Durchhalteparole: Warten, bis sie im Kindergarten sind.

Unser Verhältnis hat sich sehr intensiviert. Sicher, man hat weniger Zeit für sich, aber damit haben wir gelernt umzugehen. Die Versorgung der Kinder war von Anfang an Sache von uns beiden. Ich habe auch gestreikt, wenn ich nicht mehr konnte, und irgendwie haben wir uns immer arrangiert. Klar, auch jetzt fliegen mal die Fetzen aufgrund schwacher Nerven, aber wo gibt's das nicht?!
Für uns war wichtig, dass wir beide unsere Hobbys nicht aufgeben. Ich spiele weiter Handball und habe zweimal die Woche Training von 20 bis 22 Uhr und am Wochenende oft ein Spiel. Und mein Mann geht weiterhin zum Schwimmen und zum Skatspielen.

Unsere Beziehung war seit der Geburt der Zwillinge strapaziert. Sexualleben fand nicht statt, da ich ständig k.o. und müde war. Das hat sich jetzt etwas gebessert. Sonst verstehen wir uns gut wie immer. Manchmal unternehmen mein Mann und ich etwas, gehen ins Kino oder Essen. Wir gehen auch ab und zu getrennt aus.

Unsere Ehe ist durch die Kinder nicht besser geworden. Wir hatten schon vorher Probleme. Durch die Kinder gibt es noch zusätzlichen Streit, meist wenn mal nicht alles so richtig klappt. Im Augenblick ist mir das alles nicht so wichtig, ich lebe zur Zeit viel für die Kinder. Später wird sich alles finden.

Traumhaft schöne Jahre hatte ich mit meinem Mann vor der Geburt unserer ersten und einzigen Kinder, der Zwillinge. Darum war der Fall um so härter. Ich habe einen sehr guten Mann und er hat mich soviel er konnte unterstützt, als die Kinder im Säuglingsalter waren. Es ging uns beiden dermaßen an die Substanz, besonders nervlich waren wir fix und fertig, konnten kaum schlafen und das zwei Jahre lang. Wenn um 22 Uhr das erste Kind mal ruhig war, hat sich jeder auf sein Bett gehockt und gelesen. Wir konnten uns gegenseitig nichts mehr geben. Wir haben aneinander vorbeigelebt und uns auseinandergelebt. Wir waren unfreundlich zueinander und erschöpft. Wir haben uns mindestens zwei Jahre lang wie ausgewrungene Putzlumpen gefühlt.
Ja, ab und zu sind wir schön Essen gegangen, haben dafür einen Babysitter genommen. Aber wenn man übermüdet ist, kann man so etwas nicht richtig genießen. Auf den Spaziergängen danach haben wir uns umarmt und sagten dabei, schade, dass wir nicht in ein Bett können, um uns auszuschlafen ... Die Kinder waren unser Mittelpunkt. Wir haben auch kaum noch miteinander geschlafen - uns fehlten alle Kräfte. Ab drei Jahren ging es bergauf. Die Kinder gehen gegen 19 Uhr ins Bett und wir haben schöne Abende miteinander. Unsere Ehe hat sich sehr gut wieder eingerenkt und mein Mann unterstützt mich noch. Wir sind wieder sehr glücklich.

Wir waren acht Jahre zusammen, bevor die Zwillinge kamen, und haben uns sehr wenig gestritten. In den zwei Monaten Krankenhaus-Zeit ging es auch noch gut. Sobald die beiden Mädchen zu Hause waren und wir keine Nacht mehr durchschliefen, haben wir uns täglich gestritten. Die körperliche Erschöpfung (Nächte, Geschrei ect.), der Mangel an Zeit füreinander und unterschiedliche Vorstellungen vom Umgang mit Säuglingen ließen uns häufig aufeinanderprallen. Ich habe öfter überlegt, ob ich nicht besser ohne ihn mit den beiden klarkäme, da ich ohnehin das Gefühl hatte, 99 Prozent der Kinder- und Haushaltsarbeiten zu machen.
Jetzt, wo das erste Jahr hinter uns liegt, und die beiden selbständiger werden und einigermaßen durchschlafen, wird unser Verhältnis auch wieder besser. Wir sind wieder ausge-

glichener, haben Zeit für Gespräche (siehe gemeinsamer Schlaf) und streiten uns nur noch über den Umgang mit Kleinkindern.

Ich fühlte mich eigentlich immer überfordert. Die körperliche Erschöpfung und der Lärmpegel (entweder schrie eine oder beide, wo meine Anspannung dazu kam, sie beruhigen zu müssen) haben mir enorm zugesetzt. Ich bin oft heulend ins Bett gegangen, habe die Kinder angeschrien und unsanft behandelt und war fix und fertig.

Ab und zu bin ich allein in die Stadt gegangen und habe die Kinder bei meinem Mann gelassen. Das war das einzige, wo ich mich erholen und Kraft tanken konnte. Als die beiden ein halbes Jahr alt waren, habe ich mein Studium wieder aufgenommen und bin dreimal in der Woche für zwei Stunden in die Uni gegangen: das war derart erholsam und kräftetankend (andere Gesichter, andere Gesprächsthemen, andere Anforderungen), dass ich gutgelaunt und mit neuer Energie nach Hause gegangen bin. Ich finde solchen Freiraum enorm wichtig! Ohne würde ich oft einen Koller kriegen und Windeln, Baby-Brei und brüllende Kinder nicht mehr sehen können.

Ich bin alleinerziehende Mutter. Das Problem ist, dass man nie Zeit für sich hat. Deshalb bin ich sehr froh, wenn die Kinder in den Kindergarten gehen. Damit man wenigstens noch mal etwas in Ruhe tun kann - Einkaufen, Arztbesuche etc. Freiraum habe ich nur abends, wenn die Kinder im Bett sind.

Unsere Beziehung ist anders und im Prinzip reicher geworden. Dass einige Dinge zurückstehen müssen, ist uns bisher noch gar nicht so schwer gefallen. Außerdem halten wir uns damit aufrecht, dass die Zeit, in der die Kinder einen fast ganz auffressen, auch vorbei geht. Im Moment haben wir kaum Zeit für uns allein, weil wenn die Kinder im Bett liegen, sind wir beide auch so kaputt, dass außer Fernsehen oder ein kurzes Patiencespiel meist nicht mehr rumkommt. Manchmal braucht man auch Ruhe vor allem und jedem und wir lassen uns gegenseitig in Ruhe. Das Zwillingsversorgungsteam steht im Vordergrund und das Paar irgendwo ganz hinten. Eine ruhige Schmusestunde hatten wir schon lange nicht mehr. Von Anfang an hat mein Mann voll mitangepackt. Morgens füttert und wäscht er ein Mädchen, während ich eines füttere und bade. Abends, wenn er wieder da ist, nimmt er mir wieder ein Mädchen ganz ab. An Wochenenden teilen wir uns den gesamten (Kinder-) Haushalt, so dass sich wenn möglich keiner überbelastet fühlt. Eigentlich, so müsste man denken, geht es mir für eine Zwillingsmutter sehr gut, dennoch fühle ich mich manchmal auch am Rande meiner Kraft und möchte mich nur noch in eine stille Ecke verziehen und nichts mehr hören und sehen. Die Zeit, in der ich tagsüber alleine bin, bezieht sich auf 10 1/2 Stunden und die sind manchmal furchtbar lang, wenn die Kinder oder ich einen schlechten Tag haben.

Unsere Beziehung hat sich nicht geändert. Sie war schon immer sehr gut. Wir sind eben noch stolzere Eltern geworden. Wir beide haben von Anfang an zusammen angepackt. Jeder hat alles gemacht, wie es gerade kam.
Meinen Frust, der manchmal aufkam, habe ich zweimal die Woche abends beim Handballtraining abreagiert. Außerdem konnte ich manchmal vormittags in einer Arztpraxis aushelfen, wo ich mal nichts mit Kindern zu tun hatte. Auch meine Schreibarbeiten, die ich in Heimarbeit ausübe, sind eine Erholung für mich.

Wir haben uns sehr auseinandergelebt, der Vater hatte vielleicht keine Ideen, sich einzubringen, wollte die Kinder nicht wickeln o.ä.; das Interesse - irgendwann dann auch von meiner Seite - war verloren. Er pflegte sein Hobby, Fotografieren und Kontakte zu jungen Mädchen. Ich begreife mich als alleinerziehend - obwohl ich es sicher besser habe, als viele andere alleinerziehende Mütter: Ich lebe in einer Wohngemeinschaft und habe dadurch viel Austausch und kann in katastrophalen Situationen meinen Nachbarn zu Hilfe rufen.
Immer wieder passiert es mir mal - glücklicherweise ist das selten -, dass ich denke, ich breche zusammen. Manchmal gehe ich mit den Kindern schlafen, esse gar nicht zu Abend - mein dringendstes Bedürfnis ist dann einfach der Schlaf und das Essen ist dann zweitrangig. Das gibt mir wieder Power für eine Woche.
Nachts weiß ich manchmal nicht, was ich machen soll, wenn die Kinder sich nicht beruhigen. Ich gehe dann aus dem Schlafzimmer, weil ich sehr starke Aggressionen bekomme und keine Geduld mehr habe, die Kinder zu beruhigen. Erst am nächsten Morgen bin ich wieder gelassener - aber da wünsche ich mir dann schon oft eine Person, die mir hilft und trösten könnte.

Ich schaffe mir Freiräume durch mehrere Dinge. Ich war sehr frustriert durch meine Situation, also beschloss ich, wieder zu arbeiten und dazu einen Fortbildungskurs zu besuchen. Seitdem fühle ich mich wieder viel wohler. Ich habe Babysitter, die während der Arbeitszeit meine Kinder betreuen.

Unsere Beziehung hat einige Zeit gebraucht, bis sie sich auf die Zwillinge eingestellt hatte. Der Papa hatte mit den Kindern aber kleinerlei Probleme. Das Eheleben lief einige Zeit auf »Sparflamme«, aber eines Tages hatten wir auch das wieder im Griff. Heute haben wir eine intensivere Beziehung zueinander, vielleicht weil wir uns gemeinsam um unsere Kinder kümmern und uns Gedanken um sie und um ihre Zukunft machen.

Mein Mann ging tagsüber arbeiten, aber nachts ist er mit mir aufgestanden und hat Flasche gegeben. Wenn nachts mal einer schlecht geträumt hatte und rief, oder wenn Elke ihren Schnuller aus dem Bett geworfen hatte, stand meist mein Mann auf, denn ich habe einen Schlaf wie ein Murmeltier. Freiräume habe ich mir unter anderem durch meine Eltern verschafft. Meine Eltern wohnen 25 Kilometer entfernt von uns und wir haben Jochen und Elke regelmäßig einmal pro Woche zu meinen Eltern zum Übernachten gebracht. So hatte ich einen ungestörten Tag für mich, meine liegengebliebene Haus- und teilweise auch Büroarbeit und einen Abend für meinen Mann. Wenn das Wetter es erlaubte, haben wir an diesem Abend oft einen Spaziergang gemacht, sind ins Kino oder Essen gegangen. Mein Tipp: Jedes Babysitterangebot sollten Zwillingseltern »hemmungslos« ausnutzen.

Unsere Beziehung zueinander hat sich durch die Geburt der Zwillinge vertieft, obwohl wir viel weniger Zeit füreinander haben. Aber jeder kann sich auf den anderen verlassen, jeder kann für den anderen einspringen (Haushalt, Kinder). Beide haben wir die Kinder von Anfang an versorgt, so gut es ging, da mein Mann beruflich sehr engagiert ist. Aber er scheut sich vor keiner Arbeit, auch wenn es ihm manchmal schwerfällt. Natürlich fühlten wir uns überfordert und heute mit den drei Kindern erst recht. Noch immer ist kein Land in Sicht! Wir haben uns sehr früh zweimal die Woche ein Kindermädchen (damals eine Bekannte) gesucht. Die Kinder waren circa vier Monate alt, als ich wieder einen Fitnessclub besuchen konnte. Auch eine Putzhilfe, die einmal die Woche kommt, ist eine große Hilfe. Da keine Großeltern mithelfen können, haben wir durch Zufall ganz liebe Ersatzgroßeltern gefunden, die auch in Notsituationen und abends einspringen. Aber so richtig Kraft schöpfen können wir dennoch bis heute immer noch nicht.

Die Beziehung durch die Geburt der Zwillinge hat sich dahingehend verändert, dass man viel weniger Zeit füreinander hat. Im ersten Jahr waren wir überwiegend »Eltern«, aber fast kein Ehepaar mehr. Mein Mann hat mir sehr geholfen und hat immer mitangepackt. Trotzdem habe ich mich oft überfordert gefühlt. Im ersten Jahr war es am schwersten für uns beide. Es gab oft Missverständnisse und Reibereien, aber ich habe mir damals immer schon gesagt, irgendwann wird es mal wieder besser. Im zweiten Jahr war es schon leichter, vielleicht, weil wir die Lebensumstellung dann schon besser verkraftet hatten.
Ich habe mir schon kurz nach der Geburt der Kinder einmal im Monat Zeit genommen für einen Besuch bei der Kosmetikerin und beim Friseur und dies immer besonders bewusst genossen. Meistens habe ich dies mit einem Stadtbummel verbunden und war so immer mal ein paar Stunden außer Haus. Entweder war meine Mutter Babysitter oder ich habe mich mal mit einer Freundin verabredet, meistens an den Tagen, wo mein Mann frei hatte. Da ist er mir auch sehr entgegen gekommen und hat die Kinder versorgt. Das war immer mein »Urlaub«. Ab und zu gingen wir abends gemeinsam weg (als sie zwei Jahre alt waren, schliefen sie auch schon mal auswärts - bei der Oma) und ein paar Wochenenden haben mein Mann und ich es auch schon geschafft, mal zu zweit zu verreisen. Nur für längere Zeit ist es den Großeltern zu anstrengend, die Kinder zu betreuen.

Ich hatte schon das Gefühl, dass mein Mann etwas eifersüchtig ist, da ich für ihn eigentlich gar keine Zeit mehr hatte. Ich habe die Kinder überwiegend alleine versorgt, da mein Mann nur am Wochenende zu Hause war (bis die Kinder 15 Monate alt waren). Ich fühlte mich zeitweise sehr überfordert, überhaupt wegen des Schlafmangels. Ich habe mich dann, wenn die Zwillinge zufällig beide schliefen, auch hingelegt. Mein Mann vertritt leider auch die Ansicht, dass er ja arbeiten geht - und das reicht.

Besser ist die Beziehung nicht geworden. Ich fühlte und

fühle mich oft im Stich gelassen. Eigentlich wollte ich nach meiner ersten Tochter kein zweites Kind mehr, da mein Mann mir schon damals kaum geholfen hat, er kann mit Babys nicht viel anfangen. Während der Schwangerschaft war mein Mann jedesmal sehr aufmerksam, machte auch die Geburtsvorbereitung mit, vor allem bei der Geburt war er immer eine große Hilfe, einfach phantastisch.

Da wir nun Zwillinge hatten, dachte ich, nun muss er ja mal mehr mitmachen. Aber ich kann nur sagen, ich weiß nicht, was ich ohne meine Mutter gemacht hätte. Mein Vater starb einen Monat bevor die Zwillinge zur Welt kamen, und meine Mutter war dankbar für diese neue Aufgabe.

Ich vermisse vor allem auch die Anteilnahme an der Entwicklung der Kinder von Seiten meines Mannes und psychische Unterstützung. Ich komme mir wie eine Alleinerziehende vor.

Da es unsere ersten und bis jetzt einzigen Kinder sind, hat sich die Beziehung zueinander schon geändert insofern, dass wir jetzt eine Familie sind mit neuen Aufgaben. Nach circa sechs Monaten haben wir uns an die neue Situation gewöhnt. Anfangs war das Verhältnis wohl öfters mal gespannt, da man ja oft am Rande seiner Kräfte ist, weil ich auch am Anfang vieles allein machen wollte.

Auch heute putze ich selten Fenster und mein Mann hat meist nur drei bis vier gebügelte Hemden zur Auswahl im Schrank. Für die anderen Sachen habe ich eine »Bügelfrau«. Meine ehemalige Kollegin kommt einmal in der Woche uns besuchen und will mich nicht »von meiner Arbeit abhalten«, so spielen wir mit den Kindern, baden und füttern sie und bevor wir gemeinsam noch eine Kleinigkeit essen, legt sie die Wäsche zusammen. Das ist so toll eingespielt, dass mich viele darum beneiden.

Zum Einkaufen nehme ich ab und zu ein älteres Ehepaar mit dem Auto mit (sie haben keines), von denen dann einer mal kurz mit den Kindern draußen bleibt, wenn ich in einen kleinen engen Laden will.

Es ist alles anders geworden!!! Die Babys stehen an erster Stelle. Wir sprechen uns bei allem ab. Mein Mann arbeitet Früh- und Spätschicht, so kann ich immer ohne die Babys einkaufen gehen. Ein Tipp: Vom Arzt Massagen verordnen lassen und Fangopackungen, das tut echt gut.

Die Beziehung zu meinem Mann hat sich schlagartig geän-

dert. Ich wollte ihn immer in alles miteinbeziehen, aber er wollte nicht, das heißt, die ersten zwei Wochen schon. Ihm war diese ewige Wickelei, Fütterei, Hinlegerei »zu blöde, zu stupide«. Und so begann unser Teufelskreis.
Er hat sich überhaupt nicht mehr um die Kinder gekümmert und ich mich um so mehr. Dann dauerte es auch nicht mehr lange, bis die Eifersucht dazu kam. »Du kümmerst dich überhaupt nicht mehr um mich. Früher, da war das Essen pünktlich auf dem Tisch. Wie sieht denn heute eigentlich wieder der Haushalt aus, was machst du eigentlich den ganzen Tag? Liegst wohl bloß mit den Kindern faul im Bett oder bist bei Kaffeekränzchen.«
Soweit es ging und mir die Kinder die Zeit dazu ließen, habe ich in aller Eile den Haushalt gemacht, bin Einkaufen gegangen und mit den Kindern spazieren. Da ich die ersten 13 Wochen nachts so gut wie überhaupt keinen Schlaf mehr hatte und dann höchstens drei bis vier Stunden, (wenn ich Glück hatte) am Stück, bis die Kinder 11 Monate waren, habe ich mich tagsüber, wenn sie schliefen, für circa eine Stunde hingelegt und geschlafen. In diesen schlaflosen Nächten - und das ist heute noch so (jetzt sind sie 13 Monate) - hat mein Mann mich nicht ein Wochenende oder auch nur eine Nacht lang abgelöst.
Im Gegenteil. Da unsere Beziehung immer kühler wurde, ich immer gefrusteter, ging mein Mann jeden Freitag in die Kneipe und kam erst nach Hause, wenn er total voll war (das war meist erst gegen 2.00 Uhr). Irgendwann fing er dann auch noch an, mitten in der Nacht Leute mit nach Hause zu nehmen. Ich war sofort wach und da sie so laut waren und ich mich maßlos ärgerte, war auch an Schlaf nicht mehr zu denken. Ich habe zwar versucht, die Leute zum Heimweg zu überreden, aber meist waren sie so besoffen, dass sie mich nicht für voll genommen haben und erst gegen 5.00 Uhr früh gegangen sind.
Wenn ich Glück hatte, haben unsere Kinderr trotzdem geschlafen und sind aber spätestens, wie sie es gewohnt sind, gegen 6.00 Uhr wach gewesen.
Habe ich dann aus lauter Wut, meinen Mann gegen 8.00 Uhr aus dem Bett geschmissen, war er den ganzen Tag über so ekelhaft, dass ich ihn mittlerweile ausschlafen lasse. Von meinen Schwiegereltern bekam ich diesbezüglich keine Unterstützung. Sie haben Angst, ihrem Söhnchen einmal die Meinung zu sagen.
Habe ich ihn mal gebeten, nicht wegzugehen und mich in

der Nacht abzulösen, weil ich krank war oder es mir wirklich nicht gut ging, hat er gesagt, er gehe trotzdem weg, käme aber vielleicht etwas früher nach Hause. Aber das war natürlich nie der Fall.

Auch haben oft genug meine Eltern abends auf die Kinder aufgepasst, damit wir auch mal gemeinsam was unternehmen können. Aber da unsere Kinder beide Kindstod gefährdet sind und an Monitore angeschlossen, konnten wir nur innerhalb unseres Ortes weg, also entweder ein paar Straßen weiter zu Bekannten oder gegenüber in die Stammkneipe, so dass meine Eltern uns im Notfall jederzeit erreichen konnten. Mein Mann war meist schon gegen 22.00 Uhr so voll, dass ich keine Lust mehr hatte und dann gegangen bin. Ich musste auf jeden Fall für Notfälle nüchtern sein.

Seine Eifersucht ging sogar soweit, dass er mir vorwarf, die Monitore seien an allem schuld. Ich solle die Kinder, als ein Jahr rum war, abkabeln, dann könnte ich nachts auch schlafen, da keine Fehl- und Elektrodenalarme mehr kämen. Ich bin noch immer nicht so weit, dass ich die Kinder nachts abkabeln kann.

Trotz all diesen negativen Erfahrungen muss ich sagen, dass er gut für uns sorgt. Ich bekomme sein ganzes Geld und brauche auch nicht auf den Pfennig zu achten. Er sagt auch nichts, wenn ich mir des öfteren was leiste. Und langsam merke ich, dass er sich auch zunehmend mit den Kindern nach Feierabend beschäftigt. Ich gebe die Hoffnung nicht auf, dass unsere Ehe irgendwann wieder so wird, wie sie vor den Kindern war.

Wir haben selten so viel gemeinsam unternommen wie jetzt. Einfach deshalb, weil uns seit der Geburt der Zwillinge so bewusst ist, wie nötig wir auch Zeit füreinander brauchen. Wir haben es natürlich leichter als viele andere Zwillingseltern, da wir noch drei größere Kinder haben, die bereitwillig und zuverlässig als Babysitter einspringen.

Da mein Mann mich bei der Versorgung der Kinder so gut wie nie unterstützen konnte, gab es schon immer wieder Zeiten, in denen ich mich hoffnungslos überfordert fühlte. Im zweiten Lebensjahr der Zwillinge verging fast keine Woche, in der ich nicht irgendwann einfach mitgeheult habe. Das war und ist für mich überhaupt das Schlimmste am Leben mit Zwillingen: es gibt Stunden, in denen gelingt es nicht, beide zufriedenzustellen. Einer jammert immer; mal lauter, mal leiser. Besonders schlimm wird es, wenn beide mich gleichzeitig

ganz für sich haben wollen.
Diese Schwierigkeiten, die es im Alltag zu bewältigen gibt, haben nicht nur mir, sondern auch allen anderen Familienmitgliedern klargemacht, dass ich dringend Zeit zum Auftanken brauche. Seit Jahren schon wollte ich in einem Chor singen. Erst jetzt, wo ich mir freie Zeit richtig organisieren muss, habe ich den Schritt geschafft. Auch sportlich wollte ich mich immer schon betätigen (und habe es doch immer wieder gelassen).
Jetzt ist es mir sehr bewusst, dass ich etwas für mich tun muss, auch um körperlich fit zu bleiben. Als die Zwillinge neun Monate alt waren, habe ich mich zum Jazztanz angemeldet, und das macht mir noch immer Spaß.

Wir leisteten uns zwei- bis dreimal pro Woche einen Babysitter. Außerdem kam ich zu dem Schluss: entweder ich kriege Haushalt und Kinder auf die Reihe und gehe dabei ein, oder ich tue etwas für mich. Also machte ich mir seitdem folgenden Spruch zu eigen: Bei uns ist es sauber genug, um gesund zu sein und schmutzig genug, um glücklich zu sein.

Anfangs gab es Dauerstress, der uns Eltern oft gewaltig an die Nerven ging. Da mein Mann schichtarbeitet, musste ich sehr oft allein mit allem fertigwerden, vor allem auch nachts. Tagsüber half mein Mann mit im Haushalt, ging auch mal allein mit allen Kindern spazieren. Das waren die Stunden, in denen ich die meiste Kraft schöpfen konnte, in denen ich aber auch mal wichtige Arbeiten erledigen musste. Wenn die Kinder ihren Mittagsschlaf hielten, ließ ich immer alles stehen und liegen und ruhte mich aus bzw. ging meinen Hobbys nach.

Ich glaube, unsere Beziehung hat noch nie so einem Härtetest unterlegen. Aber ich glaube auch, wenn man das schafft, Zwillinge gemeinsam groß zu kriegen, ist es bis zur goldenen Hochzeit nur noch ein Klacks. Diese ständige Belastung bindet auch irgendwie. Man muss soviel Verständnis für den Partner aufbringen, das grenzt schon an Wahnsinn, zeitweise.
Ich habe meinen Mann oft nur als zusätzliche Belastung empfunden. Hatte ich die Kinder endlich quitt abends, habe ich nur an mich gedacht. Endlich Ruhe, jetzt baden und dann ins Bett. Keinen Gedanken habe ich daran verschwendet, was mein Mann denn so vorhat. Ich wollte einfach in

Ruhe gelassen werden. Mittlerweile haben wir einige Streitereien hinter uns, wo wir unsere gegenseitigen Ansprüche versucht haben, auf einen gemeinsamen Nenner zu bringen. Es ist sehr schwer und ich bin, froh wenn mein Mann ab und zu am Abend mal weggeht. Da brauche ich kein schlechtes Gewissen haben, dass ich den Abend am liebsten mit mir alleine verbringe.

Samstag ist meistens mein Tag, ich »darf« eigentlich immer Samstags morgens nach dem Frühstück verschwinden, diese Zeit genieße ich dann wirklich. Bummeln, im Café rumsitzen, mit Freunden klönen oder mal auf die Sonnenbank und ins Schwimmbad. Ein wahrer Genuss, ich kann nur an die Männer appellieren, dass sie ihren Frauen so ein bißchen Freiraum gewähren. Sie profitieren auf jeden Fall auch davon.

Unsere Beziehung hat sich nach der Geburt nicht sehr verändert. Eine kleine Schwierigkeit war, dass sich mein Mann in der ersten Zeit etwas vernachlässigt gefühlt hat, weil mich die Zwillinge doch sehr beansprucht haben. Aber dasselbe Problem hatten wir auch bei den Einzelgeburten. Am Abend hat mein Mann immer voll angepackt. Nach sechs Monaten war mein Urlaub vorbei und ich musste wieder zur Arbeit gehen! Nun ist mein Mann wieder zu Hause und versorgt alle fünf Kinder.

Ich finde, der Sprung vom Paar zum Zwillingselterndasein ist gravierend. Gerade in der ersten Zeit wird die Beziehung zur Zweckgemeinschaft - man muss ja alles organisieren. Ich bin davon überzeugt, dass eine nicht intakte Beziehung »Zwillings«-stress (vor allem in den ersten Monaten) nicht aushält. Wir fühlten uns zeitweise beide überfordert. Als mein Mann nach seinem zweiwöchigen »Kinder«-Urlaub zurück in die Firma kam, wurde er von seinen Kollegen so begrüßt: »So schlecht hast Du ja noch nie ausgesehen!«

Ich fühlte mich - gerade in den ersten 10 bis 12 Wochen - ständig überfordert. Wenn ich es gar nicht mehr ausgehalten habe, dann habe ich die Kinder eingepackt und bin draußen rumgelaufen - das baut zumindest vorrübergehend den Stress ab. Ansonsten habe ich kein Mittel gegen diese Überforderung gefunden, weil sie ja - zumindest bei mir - im Kopf stattgefunden hat. Ich habe lange gebraucht, bis ich mich in die neue Situation eingelebt hatte - dann ging es besser. Ich musste erstmal akzeptieren, dass sich unser Leben - und vor allem mein Leben, ich war vorher berufstätig - 200prozentig verändert hatte. Wir haben kaum noch Zeit für uns. Nach zwei Jahren sind wir zur Zeit ganz schön ausgelaugt - wir waren in dieser Zeit einmal (!) gemeinsam im Theater -, und haben uns deshalb vorgenommen, dass wir ab und an mal wieder etwas ohne Kinder unternehmen wollen.

Wir sind nur noch Eltern, die die Bedürfnisse ihrer Kinder befriedigen. Abends fallen wir wie tot in unsere Betten, aber nicht zu laut, denn unsere Zwillinge schlafen ja auch im Schlafzimmer. Durch unsere wohnliche Situation gibt es ständig Reibereien zwischen den älteren Kindern und uns dann auch. Es kann nur noch besser werden ...
Mein Mann hat mir sehr viel geholfen. Nach Feierabend und am Wochenende, vor allem nachts, solange es nötig war. Ohne ihn hätte ich es nicht geschafft. Trotzdem bin ich noch immer permanent überfordert, da der Altersabstand der Zwillinge zu Hanna ja nur 13 Monate beträgt und Hanna sich voll in der Trotzphase befindet und anstrengend ist. Vor allem kann auch sie nicht auf ihr Essen etc. warten.
Kraft habe ich wieder - etwas - geschöpft, in dem ich wieder mit dem Saunieren begonnen habe. Erst unregelmäßig und kurz, mittlerweile wieder etwas regelmäßiger und länger (was die Stunden betrifft). Wir sind dort eine nette Gruppe von Frauen und der Gedankenaustausch zwischendurch tut gut.

Wir haben uns viel gestritten. Das liegt aber auch daran, dass wir beide sehr dickköpfig sind. Er hilft aber, so gut er kann und auch Zeit hat. Unternehmungen machen wir entweder alle zu viert oder getrennt. Merkwürdig ist ja, wenn ich allein weg bin, sind die Kinder viel braver als bei mir.

Wir hatten unsere Zwillinge gleich am ersten Abend ihres Einzuges bei uns »aufgeteilt«. Ich war immer für Lea zuständig und mein Mann immer für Benedikt, ganz gleich, wie oft sie nachts kamen.

Unser eigener Freiraum als Eltern ist natürlich arg eingeschränkt, aber ich denke, dass es mit zunehmendem Alter der Kinder besser wird. Den Haushalt sollte man auf ein Minimum reduzieren und zuerst an sich und die Kinder denken. Wichtig ist es auch, Kontakt mit Familien zu haben, die in einer ähnlichen Situation sind. Außerdem sollte man sich, wenn gelegentlich möglich, den Luxus eines Babysitters leisten.

Ich glaube, durch unsere Zwillinge ist die Beziehung zum einen noch intensiver geworden. Wir sind eben Eltern. Wir freuen uns jetzt gemeinsam über jeden Fortschritt der beiden, über jedes Gramm, das sie zugenommen haben. Mal abgesehen davon, ist man ja auch irgendwie von einander abhängig. Ich hätte es jedenfalls bis jetzt nicht allein geschafft, da die zwei wirklich nicht »pflegeleicht« sind.
Ganz schlimm finde ich auch, dass man sich nie nur um ein Kind intensiv kümmern kann, wenn man allein ist. Seit wir die Zwillinge haben, sind wir kaum noch ausgegangen, geschweige denn von ein paar Tagen zu zweit. Wir konnten es einfach nicht übers Herz bringen, uns von den Kindern zu trennen. Wenn wir dann doch mal zum Essen gingen, hatten wir nur ein Thema: Unsere Kinder.

Mein Mann hilft, sobald er nach Hause kommt, mit. Er ist mir eine große Hilfe, weil es nichts gibt, was er nicht könnte. Trotzdem gibt es Tage, an denen ich mich überfordert fühle. Immer einen Tag bevor ich meine »Tage« bekomme. Mein Tipp, um sich abzureagieren: einen Urschrei loslassen, hinterher fühle ich mich besser.

Eine Überlebensgemeinschaft. Neben seiner Arbeit hat mein Mann viel geholfen. Wenn er nach Hause kam, haben wir drei ihn heulend empfangen und er musste versuchen, wenigstens zwei zu trösten.
Es waren fast anderthalb Jahre, in denen ich pro Nacht (bzw. Tag) nur fünf bis sechs Stunden Schlaf in zwei bis drei Etappen bekommen konnte. Oft habe ich im Bett gelegen und so gefroren und gezittert, dass ich mich nach 20 Minuten immer umdrehen musste, weil jede Faser weh tat. Ich konnte nicht schlafen und war auch nicht wach, geistig in einem Zustand ähnlich dem »weißen Rauschen« im Fernsehen. Autos vorbeifahren, Radio einschalten, Babyweinen habe ich ganz entfernt registriert. Wenn ich danach aufstand (nach ein,- zwei Stunden) habe ich mich erstaunlich erfrischt gefühlt. (Insgesamt glaube ich, bin ich gerade so am Wahnsinnigwerden vorbeigekommen.)

Die Zeit füreinander ist sehr begrenzt vor allem in den An-

fangsmonaten. Mein Mann musste und muss auch jetzt noch viel tun. Es kommt schon öfter mal dicke Luft auf, weil er sich überfordert fühlt; mir geht es da auch nicht anders.
Nach stressigen Tagen erholen wir uns am besten beim Fernsehen am Abend. Das ist zwar peinlich, aber es ist so. Viel Zeit für uns selbst bleibt nicht, Wenn ich etwas schreiben will, so wie jetzt, muss ich das am Abend tun. Es ist jetzt 1.30 Uhr nachts.

Da wir uns auf die Zwillis gefreut haben, haben wir die Zweisamkeit oder das Gefühl, nichts mehr unternehmen zu können lange nicht vermisst. Erst im Laufe der Zeit, als der Alltag mit den Zwillingen etwas routinierter wurde, kamen solche Gefühle auf - bei mir stärker als bei meinem Mann. Jetzt steuern wir beide dagegen, in dem wir wieder mehr unternehmen zusammen (Babysitter bzw. Großeltern für die Zwillis) und auch getrennt Freundschaften pflegen.
Manchmal fühle ich mich auch überfordert, aber viel öfter sacke ich aus Frust »in den Keller«: Total angebunden zu sein, körperlich geschafft, nicht geistig gefordert zu sein. Aus einer sehr tiefen »Frustzeit« heraus, habe ich mich mit anderen Müttern zusammen getan, um regelmäßig etwas ohne Kindern zu unternehmen (Sauna, Schwimmen, Kneipe, Kino ...) und ich treffe mich regelmäßig mit ehemaligen Kollegen, um fachlich auf dem Laufenden zu bleiben. All diese Termine sind für mich sehr wichtig, sie sind sozusagen meine Kraftquelle, nicht nur als Mutter zu existieren.
Meistens dreht sich alles um die Kinder, wir haben jetzt wieder begonnen, mehr miteinander zu unternehmen. Bezüglich Babysitter kann ich den Kinderschutzbund nur empfehlen, da die dort vermittelten Babysitter eine Art »Babykurs« gemacht haben, also wenigstens in dieser Hinsicht nicht total unbeleckt sind. Wir haben, sobald es nur ging, darauf geachtet, dass die Abendfütterung zwischen 18.45 und 19.00 Uhr stattfand, so dass bei den Zwillis etwa zwischen 19.30 und 19.45 Uhr das Licht ausgemacht wird und bis jetzt war dann auch Ruhe. Diese Uhrzeit haben wir auch bezüglich abendlicher Unternehmungen »so geplant« und auf deren Einhaltung fast schon rigide geachtet. Das kann ich nur empfehlen.

Unsere Beziehung hat sich durch die Geburt der Zwillinge insofern geändert, dass wir viel weniger Zeit füreinander haben und auch meist so müde sind, dass wir die gemeinsame Zeit viel zu wenig nutzen können. Oper, Theater, Essengehen, früher für uns selbstverständlich, sind jetzt nur unter genauer Vorausplanung möglich und daher sehr selten. Die Spontaneität ist vorbei und das macht uns oft zu schaffen. Mein Freiraum ist der Abend, wenn alle Kinder im Bett sind und ich Zeit habe, zum Beispiel zum Lesen. Ich gehe dann meist viel zu spät ins Bett, weil ich kein Ende finden kann, und das ist am nächsten Morgen verheerend.

Wie wohl so oft war Papas Begeisterung beim Windelnwechseln und Füttern rasch verflogen und ziemlich viel blieb an mir hängen. Ich muss zu seiner Entlastung bemerken, dass wir eine eigene Tischlerei haben und mein Mann daher nicht unter zehn Stunden pro Tag arbeitet - oft auch an den Wochenenden. Ich bin für die Büroarbeit zuständig und diese Doppelbelastung ist hart und anstrengend.
Auch ein regelmäßiger Besuch im Sportstudio oder ein gemeinsamer Kinoabend hilft, mit Frust und Stress fertig zu werden. Mir hilft es manchmal schon, wenn ich mit den Kindern gemeinsam einen Besuch mache (oder empfange) und bei einer Tasse Kaffee »Luft schnappen« kann. Ebenfalls lenkt mich das Arbeiten in unserem Werkstatt-Büro vom Tagesfrust ab, und ich genieße es dort, einmal eine Arbeit ohne zwanzigfache Unterbrechung zuende zu führen. Gute Erfahrungen habe ich auch damit gemacht, nur ein Kind zur Oma zu bringen und die Einkäufe etc. mit dem anderen zu erledigen. Man glaubt nicht, wie erholsam ein einzelnes Kind sein kann.

Mein Mann hat mit der Versorgung der Kinder recht wenig zu tun. Am Anfang ist er ab und zu - aber wirklich nur wenn beide schrien - nachts mit aufgestanden. Wenn ich allerdings nach einer durchwachten Nacht fix und fertig war, ist er auf und hat die Kinder beruhigt. Gebadet hat er allerdings bis heute noch keinen von beiden und gewickelt hat er sie nur dann, wenn kein »größeres Geschäft« in der Windel war. Doch auch das hat mittlerweile nachgelassen.
Tagsüber hatte ich Gott sei Dank meine Mutter, die mir bei den Kindern half. Aber nachts bewältigte ich die Sache so gut es ging alleine. Ich dachte immer, dass mein Mann ja wieder zur Arbeit müsste. Dass aber auch ich wieder einen »Arbeitstag« vor mir hatte mit allem was dazugehört, dass habe ich nicht bedacht.
Um meinem Mann wieder etwas näher zu kommen (und eventuell die Ehe wieder gerade zu biegen), gehen wir ab

und zu zusammen weg. Wir gehen abends gemeinsam in ein Café oder zum Billiardspielen. Es kommt zwar immer noch sehr selten vor, aber wir nehmen uns ab und zu diese Freiheit. In der Zeit passt meine Mutter auf die beiden auf. Es ist sehr wichtig, dass man wieder einmal raus kommt aus der »Baby-Umgebung« und nur für sich selber da ist. Mein Mann geht zum Fußball und zur Feuerwehr und ab und zu ins Sportheim, doch für mich heißt es, Tag für Tag zu Hause sitzen und Kinder zu versorgen. Ich mache deshalb viel Handarbeiten, da mir das großen Spaß bereitet und es tut gut, wenn meine Arbeiten bestaunt werden.

Unsere Beziehung hat sich durch die Zwillinge am Anfang in soweit geändert, dass wir nur noch Eltern waren. Zwillinge - auf jeden Fall unsere - sind das beste Verhütungsmittel. Den größten Teil der Versorgung habe ich übernommen, wenn mein Mann da war, hat sich jeder um einen Zwilling gekümmert. Ich fühlte mich oft überfordert, weil ich mich im Haushalt verrückt gemacht habe. Jetzt sehe ich das lockerer und wenn die Kinder schlafen, lege ich mich auch mit hin. Aber ehrlich - manchmal war ich auch wegen der Zwillinge fix und fertig und habe schon früh gebetet »Herr, lass es Abend werden«.
Aber auch solche Tage gingen vorbei. Am besten ist es, wenn man jemanden hat, der einem die Kinder ab und zu mal für eine Stunde abnimmt. Man hat dann wieder viel mehr Kraft. Was mir auch geholfen hat - Walkman, Tasse Kaffee, Stück Kuchen und einfach mal fünf Minuten abschalten.

Unsere Beziehung wurde durch die Kinder eher gefestigt. Wir unternehmen am Wochenende sehr viel gemeinsam und nützen es auch einmal aus, wenn uns eine Oma anbietet, die Kinder mitzunehmen, damit wir ein bißchen Zeit für uns haben.
Mein Mann hilft mir schon viel. Aber zwangsläufig nicht immer. Er ist in seinem Beruf sehr gefordert und kommt oft spät abends heim, wenn die Kinder schon im Bett sind. Das haben wir aber vorher gewusst. Er war während meiner Schwangerschaft im Polizeidienst tätig. In Coburg und Rosenheim. Wegen mir und den Kindern hat er gekündigt und auch ein gutes Angebot in München bekommen. Natürlich stinkt mir manchmal alles und ich werfe ihm vor, dass er mich mit der ganzen Arbeit alleine lässt. Aber ich weiß, dass es

eben nicht anders geht. Er kauft am Wochenende ein, holt Getränke und nimmt mir die »schwere« Arbeit ab.

Zwei Kinder auf einen Schlag sind eine große Belastung für das Elternpaar. Unserer beider Schwachpunkte sind durch den Nachwuchs viel stärker zu Tage getreten. Wir haben beide die Kinder versorgt. Der Vater hat mitangepackt. Doch schon die Tatsache, dass ich stillte, ließ doch das meiste an mir hängen. Der Vater hat abends für uns gekocht, da ich ja tagsüber nicht zum Essen kam. Ich knabberte nur Vollkornkekse oder Brot. Ich fühlte mich überfordert. Es war vor allem der akute Schlafmangel, der mir zugesetzt hat. Ich wurde halb verrückt davon, immer wieder aufgeweckt zu werden, wo ich gerade eingeschlafen war. Es kam sogar vor, dass ich die Kinder anbrüllte, sie sollen mich doch endlich schlafen lassen, aber das machte alles nur noch schlimmer. Ich hätte jemanden gebraucht, der sich ein paar Stunden um die Kinder kümmert, damit ich in Ruhe schlafen kann. Es gab Tage, da wollte ich einfach abhauen. Ich hielt das Schreien nicht mehr aus. Jede werdende Zwillingsmutter sollte sich schon vor der Geburt um Hilfe bemühen, denn sind die Kinder einmal da, hat man nicht einmal dafür Zeit.

Ich bin nicht alleinerziehend, bin aber der Meinung, dass man fast alle Mütter als »alleinerziehend« bezeichnen könnte, denn Väter, die den Stress, die Sorgen, Organisation und vor allem die Verantwortung in gleicher Weise wie die Mütter auf sich nehmen, sind sehr selten.

Ich habe kaum Zeit für mich. Ich lese sehr gerne und es störte mich, dass ich gar nicht mehr dazu kam, ein Buch zu lesen. Jetzt habe ich mir angewöhnt, auf der Toilette zu lesen. So ist diese, sonst verlorene, Zeit genutzt und ich lese doch ein paar Seiten am Tag. Ich hätte gerne mehr Zeit, vor allem für uns Eltern. Wir verlieren immer mehr den Draht zueinander. Er vergräbt sich in seine Arbeit und sitzt abends beim Essen vor dem Fernseher, nachdem er sich mit mir um die Kinder gekümmert hat (Essen, Baden, Zu-Bett-Bringen). Wenn ich mal mit ihm ausgehen will, muss ich den Babysitter organisieren, dabei hätte ich es so gerne, dass er mich mal damit überrascht. Ich möchte als Frau auch noch wichtig für ihn sein, bin aber nur noch Mutter und Organisatorin unseres Familienlebens. Ich weiß nicht, ob ich da noch lange mitmache.

Geschwister von Zwillingen

Wenn schon Geschwister, dann rate ich zu einem Kind nach Zwillingen. Ach, wie erholsam ist doch so ein Einling nach Zwillingen! Hauptsache, der Altersabstand stimmt.
Aber aussuchen kann man sich das leider nicht. Viele Zwillingseltern haben schon vor den Zwillingen ein Kind. Und das muss vor allem in der Anfangszeit oft zurückstecken. Die Eifersucht lässt das Geschwisterkind jedoch nicht an den Zwillingen, sondern meist an den Eltern oder anderen Bezugspersonen aus. Am besten hilft, wenn das Kind von anderen - vom Vater,

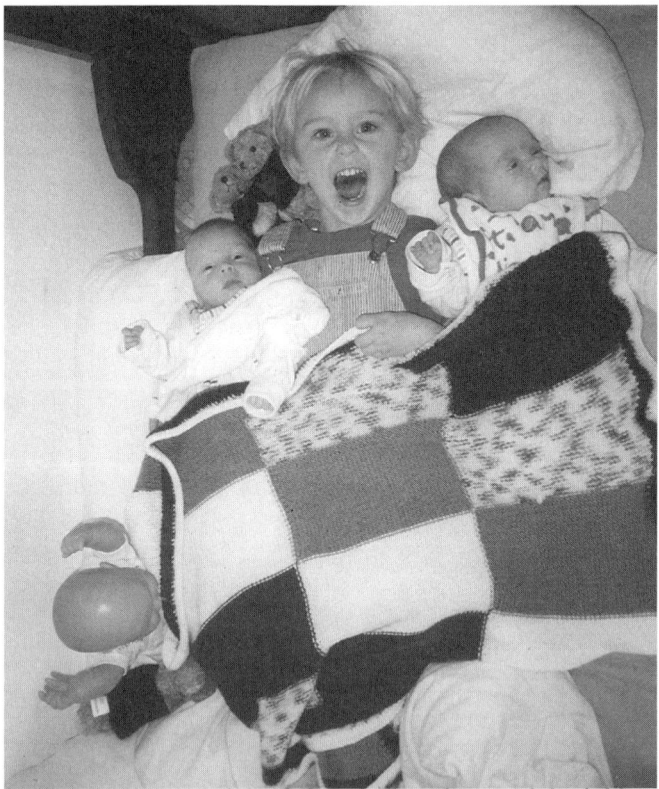

Endlich zwei zum Spielen? Geschwister freuen sich nicht immer - hier Sebastian, Ricarda mit der großen Schwester Luise.

von der Oma etc. - jetzt die Zuneigung bekommt, die es momentan von der doppelt eingespannten Mutter nicht bekommen kann.

Lisa war sehr stolz, als wir ihr erzählten, dass sie bald zwei Babys haben würde. Jedem hat sie dann davon erzählt. Natürlich haben wir versucht, ihr klarzumachen, dass zwei Babys unglaublich viel Arbeit bedeutet, dass wir dann für sie weniger Zeit haben würde etc., aber ich weiß, dass sie sich dies nicht vorstellen konnte.
Als dann die Zwillinge da waren, war Lisa immer noch sehr stolz. Toll fand sie, dass viele Leute, die uns zur Geburt besuchten, auch ihr etwas schenkten. Aber langsam kam dann der Alltag und sie wurde merklich sauer. Zu den Babys war sie immer sehr lieb, aber die Eltern wurden oft beschimpft; sie hat viel genörgelt und wollte nicht mehr allein weg zu Freunden, weil sie Angst hatte, etwas zu verpassen.

In der Schwangerschaft musste ich mich ja viel schonen. Das hat dazu geführt, dass Florian das Kinderkriegen als Krankheit angesehen hat. Erst, als die Zwillinge schon einige Wochen alt waren, hat er begriffen, dass das nicht stimmt. Während der Schwangerschaft hat er mich manchmal beim Wickeln absichtlich in den Bauch getreten, andererseits konnte er schon bald die Namen der Zwillinge nennen, obwohl sie noch gar nicht geboren waren. Da war er immer ganz stolz drauf.
Seit die Zwillinge tagsüber kaum noch schlafen, sind auch Florians Gefühle stärker geworden. Einerseits will er sie dauernd drücken und küssen, andererseits haut, beißt und zwickt er sie, wirft sie um, legt sich auf sie drauf, nimmt sie in den Schwitzkasten. Jedenfalls ist Florian total unberechenbar. Manchmal fühle ich mich total hilflos und machtlos. Auch bei anderen Dingen reizt er mich bis zum Äußersten. Was er nicht darf, tut er erst recht. Ich habe alles probiert: schimpfen, Klaps geben, einsperren, gut zureden (überzeugen oder mit einer Belohnung winken) - er reagiert auf nichts, wenn er nicht will!
Mein Mann und ich haben bei der Familienbildungsstätte einen Kurs (zwei Abende) belegt. Thema »Das Kind im Trotzalter«. Florian hat sich nicht geändert, aber wir wissen nun, dass andere Kinder auch nicht besser sind! Welchen Anteil Trotz und Eifersucht an seinem Verhalten haben, weiß ich nicht.

Natürlich habe ich heute auch nicht mehr so viel Zeit für Florian wie vor den Zwillingen. Ich versuche, mich mit ihm zu beschäftigen, wenn die Zwillinge schlafen. Immer habe ich aber keine Zeit dazu! Und wenn er mich ausdauernd ärgert, habe ich auch keine Lust dazu. Das sage ich ihm dann auch! Ziemlich ungeteilte Aufmerksamkeit bekommt er nach wie vor von meinen Schwiegereltern, bei denen er oft ist. Ich bin froh, dass ich sie habe! Streicheleinheiten würde ich ihm übrigens sehr gern geben, aber Schmusen lehnt er meistens ab. Leider!

Unser Sohn (anderthalb) war erst nach einem halben Jahr eifersüchtig. Er wurde sehr verwöhnt, weil jeder vermeiden wollte, dass er zu kurz kommt. Konflikte gab es viele. Sonja und Matthias wurden weniger verwöhnt und sie sind dadurch heute viel unkomplizierter. Zum Einkauf durfte Fabian allein mit, so hatte auch er eine Sonderstellung gegenüber den so interessanten Zwillingsbabys.

Unser erster Sohn war fast drei als die Zwillinge geboren wurden. Anfangs verhielt er sich eigentlich normal. Da meine Mutter immer bei uns war, hatte ich für ihn noch viel Zeit. Er konnte sich wahrscheinlich gar nicht vorstellen, was auf ihn zukam. Man kann sich mit nur einem Kind genauso lange beschäftigen wie mit Zwillingen. Wenn man ein Kind stillt, dauert es fast genauso lange, wie wenn man zu zweit Zwillinge mit dem Fläschchen versorgt. Es ist alles Einteilungs- und Einstellungssache. Der Haushalt muss eben mal nebenher laufen, damit man mehr Zeit für das ältere Kind hat.
Mit Daniel haben wir einen Schwimmkurs begonnen, zu dem nur er allein hindurfte und ich bin mit ihm zum Minihandball-Training gegangen. Meine Mutter hat in dieser Zeit die Zwillinge betreut. Somit bekam Daniel öfter seine »Extrawurst« und fühlte sich nicht vernachlässigt. Auch abends durfte er länger aufbleiben und ganz alleine mit seinen Eltern spielen.

Unser erster Sohn hat sich auf die Zwillinge sehr gefreut. Eigentlich war er stolz darauf, weil alle anderen »nur« ein Geschwisterchen bekommen und er zwei. Er durfte immer zu den Vorsorgeuntersuchungen mit. Da das Ultraschallgerät jedesmal benutzt wurde, fand er es toll, wie die Kinder immer größer wurden. Wir haben uns viel darüber unterhalten, wie das mit ihm als Baby war.

Die Verwandten waren alle begeistert von den Zwillingen. Jeder brachte etwas für sie mit - nur nicht für den Großen. Ich habe ihm dafür öfter mal was geschenkt.

Meine damals vierjährige Tochter freute sich vorbehaltlos auf die Zwillinge: »Wir bekommen zwei Babys. Eins für Mama und eins für mich.« Sie schläft noch heute gern bei uns, was die Zwillinge nie wollten. So ist ihr dieser Platz geblieben. Vor unserem Bett liegt eine Matratze, auf der sie schlafen kann, wann immer sie will.
Natürlich sind alle drei Großen nach der Geburt der Zwillinge manchmal zu kurz gekommen. Besonders der Älteste, der auch noch mitten in der Pubertät steckte. Das war schon echtes Kontrastprogramm: auf der einen Seite der Jugendliche mit all seinen altersbedingten Problemen und auf der anderen Seite die beiden Säuglinge, die mich erbarmungslos forderten. Mir gegenüber war mein Sohn meist recht muffelig, zu den Kleinen dagegen immer ausgesprochen liebevoll. Ich denke, dass er sich viel Zuneigung, Streicheleinheiten und Zärtlichkeit bei den Zwillingen geholt hat. Mit ihnen konnte er unbefangen kuscheln und schmusen und wurde von ihnen mit Bewunderung und tiefer Zuneigung belohnt. Inzwischen ist er siebzehn und hat seine pubertären Launen größtenteils überwunden.
Eigentlich ist mir unser zweiter Sohn am meisten entglitten in der Zeit der totalen Beanspruchung durch die Zwillinge. Er war immer schon gerne unterwegs und verbrachte nun noch mehr Zeit bei und mit Freunden. Er nutzte auch meine nachlassende Wachsamkeit in Schulangelegenheiten aus und machte einfach keine Hausaufgaben mehr. Da er mit wunderschönen blauen Augen und großem Charme gesegnet ist, dauerte es lange, bis die Lehrer sich bei mir beschwerten. Bei der Lösung dieses Problems half uns der Wechsel zur weiterführenden Schule, der stattfand, als die Zwillinge zweieinhalb waren.

Daniel fand es von Anfang an toll, zwei Geschwister zu haben. Wir haben ihn lange und langsam auf die »Invasion« vorbereitet. Immer mal wieder wurde erzählt, warum der Bauch dicker wird, er half mir immer beim Einölen. Mit Puppen wurde Baby gespielt und kurz bevor es »ernst« wurde, konnte er helfen, alles für die Kleinen vorzubereiten.
Was, glaube ich, auch ganz wichtig war, er musste langsam lernen, dass seine Wünsche nicht mehr sofort erfüllt werden.

Er musste lernen, auf etwas zu warten, was lange vor der Entbindung geübt wurde. Richtig bewusst wurde ihm seine Lage, als die Kleinen krabbelten und sein Spielzeug kennenlernen wollten. Das ist natürlich für alle Erstgeborenen schwer, aber kaum hatte er etwas in Sicherheit gebracht, hatte das zweite Kind etwas anderes ergattert. Daniel war ganz schön im Stress. Natürlich sollte er teilen lernen, aber das sollte nicht in Selbstaufgabe enden. Jeder von uns nahm sich mal Zeit für ihn. Und immer wieder wurde erklärt, warum wir schon wieder geschimpft haben. Auch das ist wichtig: die Kinder sollen merken, dass wir nicht unfehlbar sind, sondern Menschen, die ihre Grenzen haben.

Juliane war fast vier Jahre alt, als ihre Geschwister geboren wurden. Sie hatte sich stets einen Bruder und eine Schwester gewünscht und hatte dementsprechend begeistert auf meine »doppelte« Schwangerschaft reagiert. Ihr zuliebe hatte ich mich auch beim Ultraschall nach dem Geschlecht der Kinder erkundigt. Durch Steffens Klinikaufenthalt und die erste stressige Zeit mit beiden Babys daheim kam Juliane sicher auch etwas zu kurz, meistens steckte sie es aber gut weg. In der Schwangerschaft hatte ich mir sehr viel Zeit für sie genommen. Nach der Geburt ihrer Geschwister hat ihr Vater sehr viel als Ausgleich mit ihr unternommen. Besonders beliebt sind seither auch Kurzferien bei Großeltern und Freunden. Sind die Zwillinge im Bett, so beschäftigen wir uns intensiv noch einige Zeit mit Juliane, zum Beispiel mit Basteln oder Spielen.
Eifersüchtig ist sie eigentlich nur auf Sonja, wohl wegen der möglichen Konkurrenz beim Papa. Steffen war stets ihr Liebling, sie hat sehr unter seinem Klinikaufenthalt gelitten.

Wir hatten schon einen Sohn von damals sieben Jahren, ich habe ihn aus erster Ehe mitgebracht. Er hat sich eigentlich sehr über seine Geschwister gefreut. Natürlich war es auch zeitweise sehr schwer für ihn. Aber da er schon relativ groß war, hatten wir keine Einschulungsprobleme oder ähnliches. Wir haben ihn noch vorher bei den Pfadfindern angemeldet und im Tischtennisverein. Auf diese Weise hat er etwas Neues für sich ganz alleine gehabt. Wir haben ihm gesagt, dass wir am Anfang sehr viel Zeit mit den Babys verbringen würden. Trotzdem würden wir versuchen, mit ihm so viel wie möglich zu unternehmen. Es hat natürlich alles nicht so geklappt, wie wir es uns vorgestellt haben. Oft sah es so aus, dass ich froh war, wenn er bei anderen Kindern spielen war. Aber manchmal nehmen wir uns dann doch die Zeit und spielen mit ihm, oder ich gucke schon mal einen Kinderfilm mit ihm im Bett. Aber zu kurz kommt er in jedem Fall öfter mal. Er ist dadurch sehr selbstständig geworden und die Gefahr ist sehr groß, dass er einem zu sehr entgleitet. Dadurch, dass ich es oft als sehr angenehm betrachte, dass er viel unterwegs ist, muss ich darauf achtgeben, was er denn in der Zeit so anstellt. Aber die Zeit arbeitet ja für uns und bald ist wohl nicht mehr so gravierend. Ich bin froh, dass er gut in der Schule mitkommt und ich diesbezüglich keine Probleme habe. Die Lehrerin erzählt mir manchmal, dass er ganz stolz von seinen Zwillingen berichtet und es genießt, dass er der einzige aus der Klasse ist, der Zwillinge als Geschwister hat.

Unsere Tochter Saskia hat sich gefreut, und da sie schon fast fünf Jahre alt war, auch schon mal mitgeholfen. Ich habe Saskia mit zum Ultraschall genommen. Habe das Buch »Peter, Ida und Minimum« gekauft. Habe ihr erklärt, dass schon ein Baby viel Arbeit macht, zwei erst recht, und dass ich dann wohl oft nicht viel Zeit haben werde für sie. Mein Mann hat zum Glück viel mit unserer Tochter unternommen. Auch war sie oft bei einer Freundin aus dem Kindergarten. Auch die Erzieherinnen im Kindergarten kümmerten sich besonders um Saskia, unaufgefordert.

Manfred hat kurz nach Benitas und Amelies Geburt begonnen, einen Vater-Kind-Spielkreis zu leiten. Der war für Fabian immer sehr wichtig, er hatte seinen Vater ganz für sich allein. Auch sonst hatten wir versucht, dass Fabian einen von uns ganz allein für sich hatte, ebenso, wie wir es jetzt für alle drei versuchen. Konflikte traten bei uns erst auf, als Amelie und Benita mobil wurden und Fabians Spielzeug nahmen oder etwas Gebautes kaputtmachten. Er muss(te) sich dann gegen Zwei wehren. Man kann sagen, dass Fabian die »doppelte Entthronung« gut verkraftet hat.

Ich zeigte meiner Tochter anhand von zwei Püppchen, die ich auf meinen Bauch legte, dass wir zwei Babys bekommen. Sahen wir einen Kinderwagen, schauten wir zusammen rein und ich sagte ihr, dass wir zwei solche Babys bekommen. Gegen Ende der Schwangerschaft erzähl ich viel von Babys und was man mit ihnen macht, dass sie an der Brust trinken etc.

Unvermeidbar kommt das größere Kind zu kurz. Jeder kommt zu kurz. Zum Einkaufen samstags gehe ich meistens nur mit der Großen. Sie darf abends länger wachbleiben. Wenn's geht, spiele ich auch mal nur mit ihr.
Größere Konflikte gab es bisher nicht, außer dass Saskia wieder in die Hose pinkelt oder nachts ins Bett. Das bessert sich aber inzwischen wieder. Im großen und ganzen ist sie meist sehr lieb und umgänglich mit ihren Geschwistern.
Was ihr auch nicht passt, ist, dass sie jetzt keinen eigenen Buggy mehr zum bequemen Fahren hat, da ich nur den Zwillingswagen schieben kann. Auf diesem kann sie dann auf der Stange mitfahren - zur Not. Auch die lange Warterei, bis alle fertig sind, ist verständlicherweise ärgerlich für sie.

Wir versuchen, darauf hinzuarbeiten, dass die Kinder ihre Konflikte untereinander ohne Einmischung Erwachsener austragen können. Wir greifen ein, wenn es uns zu »gefährlich« wird, aber grundsätzlich sollen die Kinder lernen, die Konflikte eigenständig auszutragen. Es fällt auf, dass die Kinder (egal welche Kombination) sich weniger streiten, wenn sie zu zweit sind. Dadurch, dass Benita und Amelie noch einen »großen« Bruder haben, kennen sie es auch, nicht nur zu zweit zu spielen: sie können sich den Spielpartner aussuchen. Ebenso spielen sie mit anderen Kindern. Wir finden es wichtig, dass jedes Kind mal etwas getrennt von seinen Geschwistern machen kann: mal nur mit einem Kind auf den Spielplatz gehen, nur mit einem Kind einkaufen oder auch mal zur Uni (zur Uni nur in Ausnahmefällen), nur mit einem Kind zum Arzt, wenn es krank ist usw. Natürlich ist es nicht immer einfach, da für die anderen beiden Kinder Betreuung da sein muss.

Unsere Tochter Alexandra hat die Geburt der Zwillinge sehr gut verkraftet. Wir haben ihr von Anfang an erklärt, dass die Mami zwei Babys im Bauch hat. Manchmal stand sie dann vor mir und meinte, sie bekomme auch zwei Babys. Heute haben wir uns geeinigt, sie hat Johannes bekommen und ich Katharina. Es ist schon sehr wichtig, die Kinder richtig vorzubereiten, denn es ist doch ein ziemlich großer Brocken für ein Kind, gleich zwei Geschwister zu verdauen.
Morgens geht Alexandra in den Kindergarten, aber als erstes muss sie ihre Geschwister begrüßen, jeder bekommt sein Küßchen. Aber es gibt auch Tage, da kommen wir uns vor, als hätten wir Drillinge.

Wir hatten bereits einen Sohn, der zum Zeitpunkt der Geburt der Zwillinge 22 Monate alt war. Er hat sich über seine Geschwister gefreut. Er hat ständig versucht, die beiden auf den Arm zu nehmen, zu küssen usw. Tobias hat die Schwangerschaft nicht bewusst miterlebt, konnte nicht umsetzen, dass sich in dem Bauch zwei Babys befanden, er hat nur sehr intensiv bei den Vorbereitungen, zum Beispiel des Zimmers und der Kleidung mitgeholfen.

Tobias ist nie zu kurz gekommen, ich glaube, das kann ich so sicher sagen, eher sind die Zwillinge zu kurz gekommen, ich hatte schon vorher Angst, dass Tobias sich zurückgesetzt fühlen könnte, und darum haben wir und auch meine Mutter sehr auf ihn geachtet und ihn ganz bewusst in alles miteinbezogen, sei es das Füttern, das Baden oder der Spaziergang, er durfte bei allem dabeisein, immer mithelfen. Mein Mann hat auch einige Dinge ganz bewusst mit ihm allein unternommen.

Stefan war gerade fünf Jahre alt, als die Zwillinge dazu kamen. Er war darauf vorbereitet und auch ganz stolz darauf, Zwillinge zu bekommen. Wir haben sehr oft mit ihm darüber geredet und er hatte auch viele Fragen. Wir erklärten ihm, dass er am Anfang noch nicht mit ihnen spielen kann und dass wir auch nicht mehr soviel Zeit für ihn haben werden.

Stefan machte keine Probleme. Es war nur eine gewisse Umstellung, zum Beispiel schlug er die Türen immer sehr laut zu oder wurde beim Rumtoben manchmal allzu laut. Das konnte er jetzt nicht mehr. Aber so oft es geht, spielen wir mit ihm oder unternehmen auch etwas mit ihm.

Da Stefan schon fünf Jahre alt war, konnte er einiges gut verstehen. Jetzt ist es für Stefan schon schwieriger geworden. Die Zwillinge spielen manchmal halt lieber allein und dann ist Stefan sauer oder auch umgekehrt.

Er muss erst noch lernen, dass seine Brüder auch ihren eigenen Willen haben und dass er, wenn er alleine spielen will, lieber in seinem Zimmer bleibt. Stefan gefällt auch das Babyspielzeug gut, dadurch gibt es jetzt auch öfters größeres Geschrei, weil Stefan den Zwillingen wieder irgendwas weggenommen hat.

Ich hatte vor den Zwillingen schon einen Sohn. Er ist allerdings inzwischen schon 10 Jahre alt und vernünftig. Da er sich schon lange ein Geschwisterchen gewünscht hatte, war er auch ganz begeistert, als er erfuhr, dass es gleich zwei werden. Wir haben gemeinsam das Kinderzimmer eingeräumt und viel zusammen unternommen. Da mein Sohn wusste, dass Zwillinge mehr Zeit brauchen als ein Kind, machten wir eben während der Schwangerschaft noch viele Dinge, die ihm Spaß machten. Natürlich kam unser Sohn zu kurz, aber er hat es ja gewusst und nahm es eigentlich auch gelassen hin. Wenn er Lust hatte, durfte er eine füttern oder mit beiden spazieren gehen.

Bei uns ist die Situation etwas verzwickt. Mein Mann und auch ich waren schon einmal verheiratet und haben aus diesen Beziehungen Kinder. Meine Tochter, 10 Jahre, wünschte sich jedesmal zu Weinachten einen Bruder - weil aber das Christkind keine Zeit hatte, hat es zum Ausgleich jetzt gleich zwei Brüder gebracht. Ihre Freude über den doppelten Nachwuchs war groß, sie teilte gern und packte mit an. Eifersucht konnten wir nicht feststellen. Dafür, dass sie manchmal zu kurz kam, erfüllten wir Wünsche wie zum Beispiel zwei Wochen in einer Jugendherberge mit einer Freundin (ist nicht teuer, geht über den Kreisjugendring) oder Kino, Schwimmbad, Stadtbummel mit Mutti allein.
Mein Stiefsohn, acht Jahre, er ist vierzehntägig über's Wochenende bei uns, tat sich da schwerer. In meiner Schwangerschaft ignorierte er mich oft einfach, obwohl wir davor ein inniges Verhältnis hatten. Auch die Babys beachtete er nicht. Bis wir herausfanden, dass er glaubte, sein Papa hätte ihn nicht mehr lieb. Mein Mann nimmt sich seitdem an diesen Wochenenden immer etwas mehr Zeit für die Großen. Geht mit ihnen allein weg, seitdem hat sich die Situation entschärft und er spielt mit seinen Brüdern.

Unser großer Sohn Adrian war fast sieben Jahre alt, als die Zwillinge geboren wurden. Er war zuerst völlig begeistert und beteiligte sich an vielen Pflegearbeiten, bis er feststellte, dass er mit den Kleinen weniger anfangen konnte, als er ursprünglich gedacht hatte. Er ist auch jetzt noch oft enttäuscht, weil er den beiden mehr zutraut, als sie können. Gleichzeitig spielt er aber viel mit ihnen und bringt sie durch seine Einfälle zum Lachen, so dass alle drei ihren Spaß dabei haben.
Für mich war der große Bruder oft eine Riesenhilfe. Er bewachte beim Einkauf den Zwillingswagen, konnte das Fläschchen geben und selbst schon kleinere Besorgungen erledigen. Ich habe aber nie versucht, ihn zu irgendetwas zu

zwingen. Adrian kommt sicher seit Ankunft der Zwillinge ganz schön zu kurz und hat bestimmt sehr daran zu knabbern, dass er nach so langer Zeit nicht mehr Einzelkind ist. Ich versuche, so oft es geht, mit ihm zu spielen, aber diese Zeit ist ihm zu wenig. Ich weiß wirklich nicht, wie ich allen drei Kindern gerecht werden soll, und das ist mein allergrößtes Problem.

Unsere Tochter Jenny war bei der Geburt der Zwillinge drei Jahre alt. Sie freute sich sehr auf ihre zwei Babys, auf die wir sie schon lange vorher vorbereitet hatten. Wir sagten ihr gleich, dass man mit Babys anfangs nicht spielen kann, dass sie nur schlafen und viel schreien. Sie ist sehr vernarrt in ihre Geschwister, es ist aber von Anfang an auch etwas Eifersucht dagewesen.
Bei Jenny zeigt sich diese nach außen eines Tages (die Babys waren etwa sechs Monate alt) dadurch, dass sie circa drei Monate lang selten ein »großes Geschäft« machte. Trotz Bauchschmerzen ihrerseits, von meiner Seite ballaststoffreicher Kost, später auch Arztbesuchen und Einläufen ging sie nur ein- bis zweimal pro Woche unter riesigem Geschrei auf die Toilette. Glücklicherweise normalisierte sich diese Situation dann nach und nach von allein wieder. Sie ärgert ihre Geschwister öfters, tobt mit ihnen aber genauso gern herum, wobei der Lärmpegel jedesmal bedenklich anschwillt. Mir tun dann jedesmal die Nachbarn leid. Jenny ist natürlich mit Vorliebe die »Anführerin« der Kleinen. Diese wehren sich manchmal recht rabiat gegen sie, zum Beispiel durch Beißen. Aber sie hängen auch an ihr.
Wir versuchen, ab und an allein mit Jenny etwas zu unternehmen, mein Mann geht mit ihr in den Zirkus oder ins Kino, damit sie sich auch mal von der »doppelten Konkurrenz« erholen kann. Jenny ist oft bei Omas und Opas zu Besuch, wo sie wieder allein der Mittelpunkt ist.

Unser Sohn war acht Jahre alt, als die Zwillinge geboren wurden. In der ersten Zeit, als die Zwillinge noch viel schliefen, beschäftigten wir uns in dieser Zeit so oft wie möglich mit ihm. Als die beiden aktiver wurden, fand er es selbst oft interessant, mit ihnen zu spielen. Er bot auch oft seine Hilfe als Babysitter an, was mir eine große Hilfe war. Allerdings achtete ich darauf, seine Hilfsbereitschaft nicht überzustrapazieren.
Natürlich gab es auch oft Situationen, in denen er zu kurz kam. Besonders schwierig war es, wenn in der Schule oder

beim Sport Veranstaltungen stattfanden, zu denen ich ihn wegen der Zwillinge nicht begleiten konnte. Anfangs fiel es ihm auch schwer, zu begreifen, dass wenn jedes Kind ein Geschenk bekam, er nicht das Doppelte erhielt. In dieser Beziehung sah er die Zwillinge oft als Einheit, nicht als zwei Individuen.

Unsere Bianca war drei Jahre und fünf Monate alt, als Stefan und Christian geboren wurden. Sie hat ihre Brüder immer sehr lieb gehabt. In der ersten Zeit war es jedoch sehr schwer für sie, die Mutter mit zwei Schreihälsen zu teilen. Solange ich in Sichtweite für sie war, ging es noch ganz gut, aber wehe Mutter hatte mal kurz den Raum verlassen, dann heulte sie fürchterlich los und suchte mich. Das war dann auch für mich sehr nervig und ich habe bestimmt manchmal nicht passend darauf reagiert. Meine Nachbarin hat Bianca einmal in der Woche zur Kindergruppe mitgenommen, wofür ich ihr sehr dankbar war. Auch die Eltern und Schwiegereltern haben sich auf mein Bitten vermehrt um Bianca gekümmert.
Wir hatten zwar in der Schwangerschaft oft mit Bianca darüber gesprochen, wie mal alles wird mit zwei Babys, aber die Realität ist doch etwas anders gewesen. Sie war zum Beispiel sehr unselbständig. Man kann das auch verstehen, denn die Babys wurden von Mama angezogen, wenn's mal rausgehen sollte. Sie bekam aber oft zu hören: »Versuch doch mal, dich selbst anzuziehen.« Dann hat sie sich erst gar nicht bemüht, weil sie meinte, sie hätte auch das Recht, bedient zu werden.

Unser Sohn hatte sich sehr auf die Zwillinge gefreut. Er durfte mit zum Frauenarzt gehen, sich die Kinder im Ultraschall-Gerät anschauen. Wir haben auch drüber gesprochen, bei Einkäufen durfte er aussuchen, was wir nehmen. Er hat auch den Bauch streicheln dürfen, ganz interessant fand er, als sie sich bewegten. Er kam schon etwas zu kurz. Wir sind aber auch allein mit ihm weggefahren oder einer von uns ist mit ihm ins Schwimmbad. Besucher brachten nun auch Geschenke mit für die Babys, für ihn war nichts dabei. Manche Besucher brachten dann aber auch für ihn ein Kleinigkeit mit und das fand ich sehr gut. Die Eifersucht hat etwas nachgelassen. Mit dem Bettnässen sind wir in ärztlichen Behandlung.

Finanzielles

Zwillinge werfen häufig ganze Lebenspläne durcheinander. Auf ein Kind war man eingerichtet, aber zwei? Da wird doch alles anders. Eine neue Wohnung muss her, Hausbaupläne bleiben auf Eis, ein neues Auto muss angeschafft werden und an Berufstätigkeit der Mutter ist kaum zu denken.

Als Max und Conny entdeckt wurden, waren meine schönen Pläne von wegen halbtags weiter arbeiten zunichte gemacht worden. Mein damaliger Chefredakteur hatte nur am Faschingsdienstag Zeit, mit mir über meine berufliche Zukunft zu sprechen. Er »riet« mir dringend, freiberuflich zu arbeiten, statt festangestellt. Für eine Journalistin ohne jede Kontakte und mit geringer Berufserfahrung wäre das das Aus gewesen. Ich heulte den restlichen Nachmittag im Bett.

Jetzt arbeite ich 20 Stunden die Woche bei meinem alten Arbeitgeber und sogar am alten Arbeitsplatz. Mittlerweile ist die Arbeit zum Ausgleich ganz wichtig geworden. Nur die mittäglichen Stressstunden von 12 bis 14 Uhr machen mir noch zu schaffen. Roman und Mirko gehen morgens mit mir um 7.30 Uhr zum Kindergarten. Von 8 bis 12 arbeite ich, dann hole ich sie wieder ab.

Da mein Mann zu Beginn der Schwangerschaft in einer Umschulung steckte, hatten wir ein sehr dürftiges Einkommen. Bei Vorlage des Mutterpasses konnte ich beim »Sozialdienst Katholischer Frauen« einen Zuschuss zur Ausstattung beantragen. Ich bekam damals 1.800 Mark.

Wir waren und sind mitten in Studium. Mein Mann studiert Arabistik und Slawistik. Ich habe bis zur Geburt der Mädchen Ägyptologie und Altorientalistik in Tübingen studiert, habe noch schwanger meine Zwischenprüfung gemacht und bin dann nach Göttingen gezogen. Hier habe ich mein Studienfach auf Freizeitpädagogik gewechselt. Wir haben beide nach der Geburt ein Freisemester gemacht und studieren, seit die Kinder sechs Monate alt waren, weiter. Unsere Stundenpläne richten wir versetzt aus, so dass immer einer von uns zu Hause bei den beiden ist, während der andere in der Uni ist. Ab August 1992 sollen sie in die Kin-derkrippe, so dass wir vormittags beide Zeit fürs Studium haben. Wir werden beide noch finanziell von unseren Eltern unterstützt. Das Erziehungsgeld hält uns zur Zeit zusätzlich noch über Wasser.

Ob Zwillinge oder nicht, ich wollte drei Jahre zu Hause bleiben, bis die beiden in den Kindergarten können. Dass es nun zwei auf einmal sind, hat Vor- und Nachteile. Die gesamte Babypause fällt zwar kürzer aus, aber nun muss ich mir auf jeden Fall eine Stelle am Ort suchen, wenn ich wieder arbeiten gehen will. Manchmal habe ich schon gedacht, dass es mir passieren könnte, etwas ganz Fachfremdes zu machen, nur um wieder etwas für mich zu tun und nicht nur Hausmütterchen zu spielen. Die Situation für meinen Beruf sehe ich in Bremerhaven nicht so rosig.
Dank meiner Schwiegermutter mussten wir uns finanziell überhaupt keine Sorgen machen. Wir sind zu ihr ins Haus gezogen und haben das Erdgeschoß mit circa 140 Quadratmeter für uns allein. Für dieses doch recht phantastische Wohnen bezahlen wir nur ein Bruchteil der »Miete«, die wir sonst hinlegen müssten und können im Moment sogar noch Geld für später gewinnbringend anlegen. Der Wunsch nach einem eigenem Haus ist so erst einmal erledigt. Ich wünsche möglichst vielen Zwillingseltern so einen Glücksfall. Da ich bei meiner Schwiegermutter wohne, ist mir bisher noch nicht schwergefallen. Meinungsverschiedenheiten hat man auch mit der eigenen Mutter oder dem Partner. Außerdem ist mein Mann kein Muttersöhnchen, der immer die Partei der Mutter ergreift.

Ich habe circa zweieinhalb Stunden täglich in Heimarbeit Arztbefunde geschrieben. Da wir ein Haus gebaut hatten, musste ich, als die Zwillinge circa ein Jahr alt waren, wieder mit den Schreibarbeiten beginnen.
Ich arbeite immer noch zu Hause. Manchmal schreibe ich täglich zwei Stunden, manchmal am Tag verteilt fünf Stunden und manchmal brauche ich gar nicht zu schreiben. Während dieser Zeit - vorwiegend vormittags - hat meine Mutter auf die Zwillinge aufgepasst. Wenn es irgendwelche Probleme gab, konnte mein Mutter auf mich zurückgreifen. Mein Chef hat mir großzügigerweise einen Computer, ein Fax- und ein Telefonaufnahmegerät kostenlos zur Verfügung gestellt. Die Arztbefunde werden mir per Minicar (Taxi) gebracht und auch wieder abgeholt. Der Nachteil ist nur, dass ich die Befunde sofort und ohne Unterbrechung schreiben muss. Die Tageszeit, wo ich schreiben möchte, kann ich mir aber selbst einteilen.

Ich war bis kurz vor der Geburt berufstätig und wusste noch nicht, wie lange ich aussetzen würde. Ich schätzte: drei Jahre. Aufgrund meiner Spannungen zum Vater der Kinder dachte ich aber bald wieder daran zu arbeiten, und da ich von zu Hause aus arbeiten kann (ich arbeite meistens vom Telefon aus), arbeite ich 15 Stunden pro Woche seit die Kinder neun Monate alt sind. Ich habe einen Vertrag mit dem Vater der Kinder, der mir zumindest meinen finanziellen Grundbedarf garantiert. Das war für mich eine enorme Umstellung, da ich vor der Geburt sehr gut verdient habe - aber als nicht verheiratete Frau kann man den Mann ja zu nichts zwingen. Jetzt bin ich wieder viel unabhängiger, der Vater zahlt nur den Unterhalt für die Kinder und die Babysitter zahle ich aus dem Erziehungsgeld.

Vor der Geburt der Zwillinge war ich voll berufstätig, mein Mann war Hausmann. Mir war von Anfang an klar, dass ich, sobald irgendmöglich wieder arbeiten wollte. Das »Nur-Hausfrau-Sein« würde ich nicht aushalten. Das soll keineswegs heißen, dass ich Hausfrauen nicht für voll nehme. Im Gegenteil, ich bewundere sie. Für mich ist es einfach nicht vorstellbar, jeden Tag von morgens bis abends für meine Kinder da zu sein, das beengt mich sehr.
Als die Kleinen ein halbes Jahr alt waren, hatte ich die Chance, zwei Tage pro Woche zu arbeiten. Bei der Tätigkeit von 17 Stunden wurde auch das Erziehungsgeld weitergezahlt. Da mein Mann als Taxifahrer seine Arbeitszeit einteilen kann, blieb er in der Zeit zu Hause. Nach Ende des Erziehungsurlaubs konnte ich meine Arbeit um noch einen Tag verlängern. Meinem Mann macht es Spaß, an drei Tagen bei den Kindern zu sein, er möchte aber auch seine zwei Arbeitstage nicht missen. Auch die Kinder kommen gut mit der Aufteilung zurecht.

Bei uns gibt es eine Ehe-Familien- und Lebensberatungsstelle, von der bekamen wir eine Adresse einer Familie, die uns ihre gesamten Sachen von zwei Kindern schenken wollte. Bedingung war nur, dass wir alles mitnehmen. Aber es ließ sich fast alles verwerten. Zusätzlich bekamen wir noch sage und schreibe 5.000 DM der EFL-Beratung für die ersten Anschaffungen und einen Zuschuss zum Dachausbau. Man muss sich nur ganz am Anfang der Schwangerschaft dort melden und nicht zu den Spitzenverdienern gehören.

Im Februar läuft mein Erziehungsurlaub aus, dann werde ich von meinem Betrieb, der sich in Liquidation befindet, gekündigt. Wenn alles klappt, beginne ich eine Umschulung. Die Zwillinge gehen dann gemeinsam in eine Kinderkrippe, in das gleiche Haus, in dem sich auch Jenny's Kindergarten befindet. Ich hoffe, dass sie sich dort gut eingewöhnen, damit ich mir in dieser Hinsicht keine Sorgen machen muss. Unser finanzielles Budget wurde durch die Zwillinge natürlich ziemlich belastet, vor allem »Futter- und Windelkosten« gehen sehr ins Geld. Trotzdem möchte ich die Wegwerfwindeln nicht missen. Beim Fotografen sollte ich noch das Doppelte für eine Kinderbildserie bezahlen, weil ja zwei Kinder auf den Fotos sind (die Serie hab' ich dann lieber sein gelassen).

Als dann der Erziehungsurlaub dem Ende zuging, erklärte sich meine Schwiegermutter bereit, zu uns zu kommen und sich um die Kinder zu kümmern. Zu meiner früheren Arbeitsstelle hätte ich über 20 Kilometer fahren müssen, was ich aber nun nicht mehr wollte.
Ich ging also zum Arbeitsamt, auch mit der Hintergedanken, wenn es mit einer Arbeit nicht gleich klappen würde, einige Zeit Arbeitslosengeld zu bekommen. Dort wurde mir dann eine Stelle als Schreibkraft in einem Anwaltsbüro angeboten. Ich stellte mich vor und es klappte gleich beim ersten Mal. Jetzt arbeite ich schon fast ein Jahr dort.
Meine Schwiegermutter kommt täglich mit dem Fahrrad zu uns. Morgens stehe ich um 6 Uhr auf, mache mich und die Kinder fertig, um 7.30 Uhr kommt meine Schwiegermutter, um 8.00 Uhr verlasse ich das Haus mit meiner Tochter. Wir holen noch drei andere fünfjährige Kinder ab und fahren mit den Fahrrad in den Kindergarten. Um 8.30 Uhr fängt meine Arbeit an, um 12.30 Uhr endet sie. Mittags um 12.00 Uhr wird meine Tochter von einer Nachbarin vom Kindergarten abgeholt. Schwiegermutter kocht das Mittagessen und hat die Jungs bereits im Bett, wenn ich nach Hause komme. Dann brauche ich nicht mehr zu kochen, worüber ich natürlich froh bin.
Meiner Schwiegermutter macht das Ganze Spaß. So hat sie eine Aufgabe. Sie ist nämlich nicht weiter berufstätig. Und ich komme auch raus und sehe und höre etwas anderes.
Während der Schwangerschaft habe ich von der Möglichkeit erfahren, einen Antrag auf Unterstützung durch die Stiftung Familie in Not zu stellen. Als die Kinder geboren waren, bin ich zur örtlichen AWO gegangen und habe die Lohnabrechnungen meines Mannes dort vorgelegt. Außer-

dem alle Unterlagen über die monatlichen Belastungen fürs Haus und Versicherungspolicen etc. Dort habe ich auch Quittungen vorlegen müssen über Anschaffungen, die wegen des Familienzuwachses nötig wurden. Wir haben dann tatsächlich 1.000 Mark erhalten. Man sollte auf jeden Fall wenigstens versuchen, Unterstützung durch solche Einrichtungen zu bekommen. Ich habe auch nicht geglaubt, dass uns solche Gelder zustehen.

Durch unsere Selbständigkeit muss ich durchgehend einigermaßen für Ordnung im Bürokram sorgen. Zu Anfang habe ich die Kinder mit ins Büro genommen. Als sie dann krabbelten, zogen sie alle Ordner aus den Regalen und alle Stifte vom Tisch, wollten in die Werkstatträume und machten sich ungeheuer schmutzig. Ich hatte sie deshalb bis zum Beginn des Kindergartens bei meiner Mutter bzw. einer Freundin ein- bis zweimal pro Woche ein paar Stunden »abgestellt«. Durch den Beginn des Kindergartens bin ich nun etwas freier mit meiner Zeit.

Ich denke aber, dass ich mit meinen Referenzen und meiner Ausbildung eine andere Halbtagsstelle bekommen kann. Viel schwieriger wird es werden, die Kinder mit 1 1/2 Jahren halbtags irgendwo unterzubringen. Ich stehe auf vielen Wartelisten - die Chancen sind (da ich nicht alleinerziehend bin, dann sähe es besser aus) überall gleich schlecht.
Erschwerend kommt hinzu, dass in Hamburg die Kosten für Kindergärten und ähnliche Einrichtungen drastisch erhöht wurden; man wird also sehen müssen, ob es sich dann überhaupt noch lohnt für mich, wieder arbeiten zu gehen, denn die Kosten sind einkommensabhängig. Auf der anderen Seite möchte ich aber auch nicht den ganzen Tag nur mit den Kindern zusammen sein, so sehr ich sie auch liebe. Natürlich mussten wir bei der Geburt der Zwillinge einige Zukunftsträume (wie zum Beispiel ein Haus, das wir uns mit zwei vollen Gehältern irgendwann hätten leisten können) begraben. Auch sonst mache ich mir große Sorgen, wie wir das finanziell alles schaffen werden, denn es kommen ja immer höhere Kosten auf uns zu, wenn die Kinder größer werden. Ich versuche, mich dadurch nicht entmutigen zu lassen und hoffe, dass es »irgendwie weiter gehen wird«.

Ich hatte meinem Arbeitgeber gesagt, dass ich spätestens nach dem Erziehungsurlaub zurückkommen würde. Ich hat-

te mir aber keine Pläne gemacht, zum Beispiel, wer für die Kinder sorgen wird, usw.
Meine Arbeit machte mir Spaß und ich weiß, dass ich für »nur« Hausfrau nicht geeignet bin. Ich bekam eine sogenannte höhere Position. Wenn ich irgendwann später wieder hätte arbeiten wollen, hätte ich mit meinem Beruf (Chemieingenieur) wahrscheinlich Schwierigkeiten, einen Arbeitsplatz zu bekommen.
Ich habe nach 13 Monaten Erziehungsurlaub wieder angefangen zu arbeiten. Für die Kinder habe ich eine tolle, junggebliebene Ersatzoma gefunden; es sind ihre ersten Zwillinge, Einzelkinder betreut sie seit Jahren. Es klappt hervorragend.

Ich musste weiterarbeiten, bedingt durch einen Hausumbau, auch wollte ich weiterarbeiten, denn einen gewissen Lebensstandard wollten wir uns erhalten. Auch bin ich durch die Arbeit abgelenkt und komme auch mit anderen Menschen zusammen. Dadurch entstehen natürlich andere Gesprächsthemen wie Wickeln, Brei etc. Einfach ist die Belastung nicht immer, aber manchmal bin ich dadurch ausgeglichener.
Beruflich sehen die Möglichkeiten nicht gut aus. Als Teilzeitkraft hat man manchmal das gleiche in einer kürzeren Zeit zu leisten. Sind personelle Engpässe in der Firma, wird vorwurfvoll angeschnitten, ob man nicht doch länger bleiben kann, obwohl man in der Firma weiß, dass der Kindergarten um 13.00 Uhr geschlossen wird. Auch die Stellungssuche war recht schwierig. »Bei Kindern ist man unter 'ferner liefen' und wenn man noch dazu zwei gleichaltrige hat, muss man öfters mit Ausfall der Berufstätigen durch Krankheit der Kinder rechnen. Auch ist man der Belastung 'Kindererziehung und Engagement in der Firma' nicht gewachsen.« So eine Aussage eines Pesonalchefs.
Wenn ich arbeite und die Kinder wach werden, gehen sie hinunter zur Oma, die jetzt im gleichen Haus wohnt. Sie versorgt sie morgens und ich komme von der Firma, hole sie ab und bringe sie in den Kindergarten. Nach der Arbeit hole ich sie dort wieder ab.
Problematisch wird es, wenn ein Kind krank wird, vor allem bei Christian, da ich ihn nicht bei der Oma lassen will, wenn er fiebert, da er öfters Fieberkrämpfe hatte. Obwohl ich jedesmal die Krämpfe selbst miterlebt habe, gerät man leicht in Panik, wenn es wieder passiert. Auf der anderen

Seite war die Firma so kulant, dass ich auch erst gegen 17.00 Uhr bis 21.00 Uhr arbeiten konnte, wenn mein Mann zu Hause war.

Wichtig: Viele Zwillingseltern wissen gar nicht, dass sie finanzielle Unterstützung erwarten können. Durch Zufall haben wir erfahren, dass man von »Pro Familia« unterstützt wird. Dort gibt es die »Landesstiftung Mutter und Kind« (auch für Familien oder Alleinstehende mit nur einem Kind). Wir sind dort einfach hingegangen, mussten Mutterpass, Pässe, Mietvertrag und Gehaltsabrechnungen vorlegen. Uns wurde zugesagt, dass wir aufgrund des damaligen Gehaltes meines Mannes Anspruch auf Unterstützung hätten. Wir freuten uns zwar, erwarteten jedoch nicht zuviel. Nach drei Wochen bekamen wir den Bescheid, dass wir DM 7.000 zur Verfügung bekommen würden, wenn wir sämtliche Rechnungen über den Erwerb von Babyzubehör etc. vorlegen würden. Wir haben uns wahnsinnig gefreut und konnten das Geld auch sehr gut gebrauchen.

Als die Kinder sechs Monate alt waren, habe ich sie stundenweise nachmittags in die Krippe gebracht. Ich ging zwar noch nicht arbeiten, musste die Kinder aber bringen, um die Plätze nicht zu verlieren. Den Kindern gefiel es da gut und so fiel es mir auch nicht schwer, sie immer ein bißchen länger da zu lassen. Als ich dann wieder zur Arbeit musste (Kinder 10 Monate, ich arbeite vorläufig halbtags, nachmittags), waren die Kinder schon so daran gewöhnt, dass es für sie gar keine Umstellung war. Ich werde in ein paar Monaten wieder ganztags arbeiten müssen (finanzielle Gründe), also bereite ich die Kinder langsam darauf vor, in dem ich sie nun immer ein bißchen früher hinbringe. Den Kindern macht es Spaß. Nur ich leide darunter.

Wie reagiert die Umwelt auf Zwillinge?

Zwillingseltern kennen alle Reaktionen: Bewunderung, Ablehnung, Neugier und echtes Interesse. Was wir weniger erfahren ist Hilfsbereitschaft. Mein Rat: In jedem Fall gelassen bleiben und sich möglichst nicht vom Gerede der anderen verrückt machen lassen!

Wir wurden und werden so oft angesprochen, dass mein Mann mal meinte, wenn jeder 5 Euro geben würde, der uns anspricht, wären wir schon Millionäre. Am Anfang gefiel es uns, wenn jeder mal schauen wollte, doch mir der Zeit, ging uns das immer mehr auf den Keks, zumal jeder fast die gleichen Bemerkungen machte, so viel Arbeit usw. Doch jetzt, wo die Kinder laufen, und nur noch selten im Buggy sitzen, lässt es allmählich nach, worüber wir recht froh sind.

Die gängigen Sprüche der Leute: »Süß, aber viel Arbeit etc.« sind auf Dauer nervig. Schlimm fand ich jedoch, dass weitere Kinder (Lisa) überhaupt nicht zur Kenntnis genommen werden. Ebenso stört es mich ungeheuer, wenn Fremde einfach an Babys oder Kleinkindern herumpatschen!

Das Angesprochenwerden beim Spazierengehen oder Einkauf sehe ich mittlerweile mit gemischten Gefühlen. Manchmal brauche ich auch einen »Small-Talk« in dieser Form. Ein andermal sehe ich zu, dass ich ja nicht angesprochen werde, in dem ich flott gehe und auf den Boden sehe. Der Satz »Viel Arbeit, nicht?« hängt mir inzwischen echt zum Hals raus. Meine Mutter hat mir mal den Rat gegeben, diese Leute zu fragen, wann sie denn mal Zeit hätten, um helfen zu kommen. Die Bewunderung an sich amüsiert mich mittlerweile und ich denke, dass ich damit gut umgehen kann. Am schlimmsten finde ich es, wenn man angegafft wird, aber trotzdem niemand ausweicht, damit der Zwillingswagen durchpasst. Wenn ich Lust habe, bitte ich die Leute lautstark, beiseite zu gehen oder ich benutze einfach die Klingel am Wagen, die ich mir ans Gestell geschraubt habe.

Und dieses Angesprochenwerden unterwegs? Einerseits ist man ja wahnsinnig stolz auf seine Kinder, aber andererseits geht einem das Geschwätze ganz schön auf die Nerven. Man ist ja nirgends vor diesen Leuten sicher. Jeder meint, er könne einen guten Rat bei uns abliefern. Zudem muss man

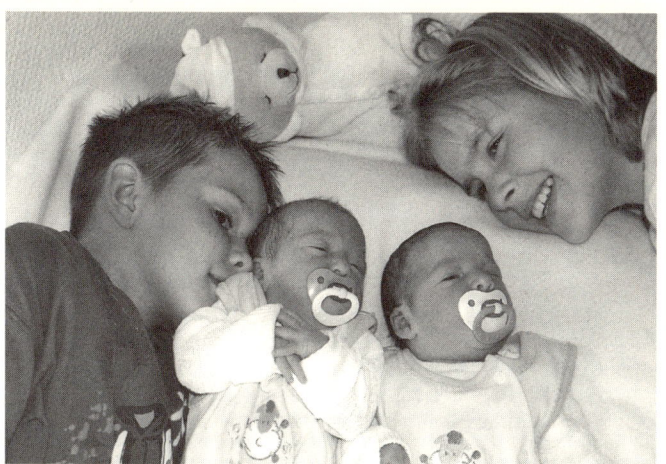

Zwillinge erregen viel Aufmerksamkeit - die kleinen Dobrin-Twins mit Liza und Austen sicher auch.

dann immer noch freundlich lächeln und Rede und Antwort stehen.

Spaziergänge mit dem Zwillingskinderwagen waren manchmal wie Spießrutenlaufen. Die ungeliebten Bemerkungen reichten vom berühmten »Es ist aber sicher viel Arbeit« bis zu Vorwürfen bezüglich der Überbevölkerung. Uns ist es nicht wichtig, als etwas Besonderes aufzufallen, weil wir Zwillinge haben, sondern weil wir eine glückliche Familie sind.

Mir ist es egal, wenn ich dauernd angesprochen werde. Die Leute wissen ja nicht, dass mir schon 20 Leute vorher begegnet sind, die genau dasselbe gefragt haben. Es ist eben immer noch toll, Zwillingen zu begegnen. Wir würden bestimmt auch so reagieren, wenn wir keine hätten.

Es stört mich sehr, dass die Umwelt nicht nur mit Bewunderung reagiert, obwohl ich immer denke, zwei so gesunde und süße Kinder, die jeden anlachen, sind doch wirklich ein Geschenk. Die dämlichen Bemerkungen »Ach, aber soooo viiiiel Arbeit« kann ich nicht mehr hören. Noch besser sind die Bemerkungen die so fallen, wenn man andere den Wagen schieben lässt und hinterher läuft. Da sind ganz schön freche dabei, die so unbedacht dahergesagt werden, bis zu einfach nur blöden, wie zum Beispiel »...muss die sich jetzt hier durchdrängeln?« (Ich kann halt nicht drüberfliegen!). Oder Bemerkungen aus heiterem Himmel (bei denen es mir die Sprache verschlägt) »Die Mutter ist aber zu bedauern!« (ja genau so, ohne dass sie mich vorher schon mal gesehen hätte) so etwas von einer Marktfrau, die bei Wind und Wetter den ganzen Tag in der Kälte stehen muss.

Der Neugier und den nicht selten dummen Fragen der Passanten (»Sind das Zwillinge? Gell, die sind nicht weit auseinander?«) begegnen wir meistens mit viel Humor. Leid tut uns nur Juliane, die - neben dem Zwillingswagen stehend - meistens geflissentlich übersehen wird. Wir weisen dann immer darauf hin, dass wir neben unserer »2/3-Mehrheit« auch noch eine große Tochter haben.

Manche Kommentare, die hätte man sich wirklich schenken können, zum Beispiel »Hat Gottes Segen denn nicht einmal gereicht?«. Meine Antwort: »Es war mein Mann, nicht der liebe Gott.« Oder: »Konntest Du den Bauch nicht voll genug kriegen?« Kein Kommentar meinerseits. Die häufigste Frage war allerdings: »Und, freust Du dich auf zwei?« Meine Antwort: »Was bleibt mir denn anderes übrig, es wird doch wohl von einer 'ordentlichen' Mutter erwartet.« Die schlimmste Äußerung fand ich allerdings war die einer (ungewollt) Schwangeren: »Wenn mir das passiert wäre, hätte ich mich aufgehangen.« Auch eine Alternative, oder?
Hilfe fanden wir nur in unserer Freundin und Nachbarin Anne, die immer da war und immer da ist, wenn wir sie brauchen. Ich habe selbst einen Zwillingsclub gegründet. Wir sind jetzt, nach einem halben Jahr schon 29 »Leidensgenossen«. Ich finde, es hilft ungemein, wenn man merkt, dass es anderen genauso geht bzw. besser oder sogar noch schlechter und man sich dann austauscht.

Das für mich beeindruckendste Erlebnis war für mich die Begegnung mit einer wildfremden Mutter vor einem Supermarkt. Unsere Kinder und ihres waren etwa gleich alt. Das Kind der Frau konnte bereits stehen. Auf ihre Frage, ob meine Kinder das auch könnten, sagte ich: »Nein.« Daraufhin gab sie mir zur Antwort: »Naja, es ist ja allgemein bekannt, dass Zwillinge geistig etwas zurückgeblieben sind.« Mir blieb buchständlich die Spucke weg.

Leider kommen wir ja sehr selten raus. Und ich ärgere mich jedes Mal. Die Umwelt reagiert sehr negativ, sobald ich alle vier Kinder bei mir habe. »Jetzt reicht's aber« habe ich mehr als ein Dutzend Mal gehört! »Sind das alles Ihre?« ist die immer wiederkehrende ungläubige Frage. »Ist das nett - aber viel Arbeit!« ist die Standardfeststellung von Passanten. Oft kommt man kaum vorwärts, weil man dauernd angesprochen wird.
Anfangs war ich versucht, einen Hut oder ein Sparschwein herumzureichen nach ausgiebiger Bewunderung. Manche gaben auch ihrem Erstaunen Ausdruck, wie ich das alles schaffe... (ich sehe wohl nicht so aus, als ob ...?!) Nein, manchmal hat es mir (anfangs) schon etwas geschmeichelt, aber dann nervte es nur. Vor allem die vielen schiefen und schrägen Blicke und das sich nach uns nochmals Umdrehen und Getuschel! Wir sind eine sehr kinderfeindliche Nation.

Das Verhalten einiger Mitmenschen ist mir anfangs überhaupt sehr auf den Keks gegangen. Heute hat es sich zum Glück gelegt, auch kann ich damit besser umgehen. Schließlich hängt es von mir ab, ob ich, wenn ich angesprochen werde, stehen bleibe oder nicht.
Wenn Kinder dabei waren sind wir aber immer stehengeblieben. Deren Neugier ist wenigstens ehrlich. Durch meine Spaziergänge lernte ich auch Zwillingsmütter kennen, die schon ältere Kinder hatten.
Unterschiedliche Erfahrungen haben wir auch bei unserer Wohnungssuche gemacht. Es ist sehr schwer, eine geeignete und auch bezahlbare Wohnung zu finden, besonders mit zwei kleinen Kindern. So bekamen wir mal zu hören, die Kinder sind ja niedlich, »aber nicht in meinem Haus«.

Die wertvollste Hilfe kam von unserer Nachbarin. Sie ist unsere »Ersatz-Oma« und ich kann mir nicht vorstellen, wie ich es ohne sie und ihren Mann geschafft hätte! Die beiden sind im Notfall immer zur Stelle, sie nehmen regelmäßig einen der Zwillinge zu sich und sind auch als Babysitter bereit. Sie schleppen sogar die vielen Milchflaschen heran, die wir benötigen. In der ersten Zeit gewährten sie mir einen freien Nachmittag pro Woche, in dem sie beide Babys übernahmen, und ich konnte mit dem großen Sohn in die Stadt gehen. Das war für mich und für Adrian sehr wichtig.

Die Neugier anderer Leute auf Spaziergängen fand ich

anfangs gar nicht schön. Durch die vielen Störungen wurden die Kinder sehr unruhig und haben oftmals wie am Spieß geschrien und wir wurden von allen Seiten mit mitleidigen Blicken bedacht. Diese Situationen habe ich sehr gehasst. Als die Jungs dann in der Karre saßen, waren sie nicht mehr so anstrengend, da habe ich es oft genossen, so beachtet und auch angesprochen zu werden. Es war auch interessant, einige Meter hinter meinem Mann mit dem Kinderwagen herzugehen. Viele Leute drehen sich erst um, wenn der Kinderwagen vorbei ist und machen ihre Sprüche.

Meistens nervt mich diese Bewunderung. Es kommt mir oft vor, als wären Zwillis automatisch ein öffentliches Gut, bei dem jeder ein Recht hat, sie anzustarren oder sie anzufassen, was die ach so süßen Kleinen oft gar nicht mögen. Und wenn ich weitergehen will, werde ich oft noch als unfreundlich angeschnauzt. Andererseits geht mir dieses ewige »... aber viel Arbeit« auf den Wecker, als bestünden Kinder nur aus Arbeit.

Bis auf wenige Kleidungsstücke haben unsere Zwillinge nicht viel Gleiches anzuziehen. Trotzdem fällt man überall auf - schon durch den breiten Wagen und mit zwei weiteren Kindern im Gefolge sowieso. Dabei gibt es nette Leute, die echtes Interesse zeigen, und andere, die nur neugierig sind und die üblichen Sprüche von sich geben. Ein sehr negatives Beispiel war eine Frau, die fast in den Kinderwagen geklettert ist, um unsere Zwillinge anzufassen. Eine besonders kluge Bemerkung vieler Leute ist, dass beide Zwillinge aussehen wie Ein und das Andere. Bei Zweieiigen wie unseren ist diese Aussage besonders gedankenlos, da sie sich absolut nicht ähneln.

Wenn die Leute echtes Interesse zeigen, unterhalte ich mich auch gern einmal. Es gibt aber auch solche, die mir auf den Wecker fallen, zum Beispiel mit solchen sinnigen Sprüchen wie »Du liebe Güte, gehört die auch noch dazu?« (mit Blick auf Jenny) oder »Leider um einmal betrogen worden, hähä« (beliebter Spruch von Männern). Nachdem ich einer Frau einmal gesagt hatte, dass es Junge und Mädchen sind, sagte sie darauf: »Können Sie die überhaupt auseinander-halten?«

Das Unverschämteste, was mir je passierte: quer über den Marktplatz brüllt mir ein älterer Herr nach: »Stehenbleiben,

verdammt. Ich will gucken!« Als er mich eingeholt hat und am Kinderwagen zog(!), hab' ich ihm auf die Finger gehauen und gesagt: »Ich will weitergehen!«
Das erste Jahr konnte ich immer nur meterweise durch die Stadt gehen. Wenn ich stehen blieb, um mich mit Bekannten zu unterhalten, waren wir sofort von anderen Passanten umringt. »Sind das Ihre?« »Sind das Zwillinge?« »Wie alt sind die denn?« »Sind das Jungen?« »Wie heißen die denn?« Ich war versucht, eine Tafel mit diesen Daten an den Wagen zu hängen.
Eine ältere Frau hat mir immer wieder erklärt, wie ich weitere Kinder vermeiden kann! Insgesamt finde ich es eher unangenehm, ich habe mich oft in solchen Situationen als »Gemeingut« empfunden.

Das dauernde Angesprochenwerden auf Spaziergängen ist mir sehr lästig, vor allem, weil immer dieselben Sprüche kommen. Am meisten nervt es mich, wenn die Leute erfahren, dass unsere beiden kein »Pärle« sind (das scheint das Non-plus-Ultra zu sein), und dann fast bedauernd sagen: »Naja, Hauptsache g'sund!« Ich schalte meist auf Durchzug. Nur einmal, als eine Einlingsmutter mit Blick auf die Zwillinge sagte: »Sie tun mir echt leid«, da wurde ich wütend.

Wir hatten keine Hilfe von Verwandten. Zum Glück haben sich unsere Nachbarn unserer angenommen. Hätten andere nicht in der ersten Woche nach dem Krankenhaus für uns gekocht und uns das Essen auch noch in die Wohnung gebracht, wir wären glatt verhungert.

Vor der Geburt war die Resonanz durchweg positiv. Nicht selten war ich mit meinem dicken Bauch Zielscheibe von gutmütigem Spott (»Guck mal, da kommt unser Doppelwhopper!«). Wenn man dann den Kinderwagen schiebt, ist immer ein »wie süß ...« dabei. Aber auch ein »viel Arbeit, gell?« Ein Opa sagte einmal zu mir: »Zwillinge - was für eine Strafe!«
Ich habe aber auch positive Erfahrungen mit Leuten gemacht, die mich nett ansprachen und manchmal selbst Zwillinge waren. Manchmal helfen die Bewunderung und die Aufmerksamkeit anderer, in der man sich ein bißchen sonnen kann, sogar gegen den Zwillingsfrust.

Mir gefällt die Nerverei der Außen- bzw. Umwelt nicht.

Bewunderung ist das selten, eher Mitleid und dumme Sprüche, nervendes Ausfragen. Zum Teil kann ich es nicht fassen, wie unverschämt neugierig manche Menschen sind. Anstatt, dass sie mal hilfsbereit wären in puncto Tür aufhalten, Treppen tragen etc.

Am Anfang war es mir oft lästig, ständig meine Mutter um mich zu haben. Ich hatte einfach keine eigene Privatsphäre mehr. Jetzt weiß ich, dass diese Gedanken Unsinn sind. Man kann für jede Hilfe dankbar sein, die man kriegen kann. Deshalb an alle Zwilligseltern und solche, die es noch werden: Scheut nicht davor zurück, andere Leute um Hilfe zu bitten. Ich bin mittlerweile soweit, dass ich bei manchen Geschäften die Tür aufhalte, denen sage, was ich möchte und mir das an den Kinderwagen bringen lasse. Bisher bin ich noch nie auf böse Worte deswegen gestoßen. Es kann sich wohl jeder in die Haut einer Mutter versetzen, die mit zwei kleinen gleichalten Kindern zum Einkaufen geht. Ich habe auch schon Männer angesprochen, ob sie mir den Wagen eine Treppe hinuntertragen könnten, oder ob mir nicht jemand die Türe aufhält. Man darf sich nur nicht schämen, wenn man Hilfe braucht.

Manche Spaziergänge sind die reinste Tortur. Ich war vor kurzem mit meiner Freundin zu einem Einkaufsbummel in der Innenstadt Bremens. An diesem Tag wurden wir circa 20 bis 30 mal angesprochen, in einem Café sprach mich eine ältere Frau an, ich hatte mir gerade ein Stück Kuchen in den Mund gesteckt, und wollte alles mögliche von mir wissen. Da wäre mir fast der Kragen geplatzt. Kann man noch nicht einmal in Ruhe Kaffee trinken? Sonst bin ich immer ganz freundlich, wenngleich es nervt, immer wieder das gleiche zu erzählen, aber die meisten Mitmenschen sind einfach interessiert.

Es gibt Tage, da tut es einem richtig gut, ein bißchen bewundert zu werden. Manchmal hat man es aber auch satt. Besonders wenn man es eilig hat und dauernd aufgehalten wird. Wenn es uns beim Einkaufen im Supermarkt zu bunt wird, trennen wir uns einfach. Aber selbst da ist es schon passiert, dass mir eine Frau sagte: Das ist ja wohl der Zwilling, ich habe den Vater mit dem zweiten gesehen. Stimmt doch, nicht? Da konnte ich nicht mehr vor Lachen.

Wie reagieren Verwandte und Bekannte?

Gerade Zwillingsmütter brauchen viel Hilfe von der Verwandtschaft. Und gerade darauf warten viele vergeblich. Manche Zwillingseltern klagen aber auch über zuviel Interesse. Mir selbst hätte mehr tatkräftige Hilfe gut getan. Doch selbst in ganz bösen Zeiten (ich krank, Kinder vier Monate alt), kam da recht wenig und so erinnere ich mich mit Schrecken an manche durchheulte Nacht.

Meine Mutter hat mit ihrer Freundin Flohmärkte und Zeitungsanzeigen abgegrast und für uns fast die komplette Ausstattung zusammengekauft. Das war eine enorme Hilfe!! Wenn sie uns besucht, übernimmt sie die Kinderarbeit.

Die Reaktion auf die Botschaft, dass Zwillinge bei uns unterwegs waren, fiel unterschiedlich aus. Meine Schwiegermutter, selbst Zwillingsmutter, lachte und gemahnte mich gleich an die Schwierigkeiten, die da meiner harren würden. Als ich meiner Mutter am Telefon erzählte, ich bekäme etwas besonderes, tippte sie zuerst auf ein Mädchen, da ich nur Neffen habe. Auf meine Erwiderung, dass Zwillinge unterwegs wären, war absolute Stille am Telefon. Meine Mutter ist sonst selten sprachlos. Meine Freundin fand es toll, dass ich gleich zwei bekommen würde, wollte aber nicht mit mir tauschen. Die Erfahrungen meiner Schwiegermutter bekomme ich ungefragt mit, da wir mit in ihrem Haus leben. Manchmal bin ich ihr dafür dankbar und manchmal stöhne ich innerlich, weil sie viel erzählen kann, wenn der Tag lang ist. Dann schalte ich auf Durchzug.

Die Schwiegereltern waren geschockt. Meine Schwiegermutter nannte ihren Sohn sogar einen »Wüstling«!!! Das hat uns sehr geärgert.

Meine Mutter kam für eine Woche aus Lübeck zu uns und war mir rund um die Uhr eine wirkliche Hilfe. Meine Schwiegermutter war auch ein paar Tage angereist und hat mich unterstützt. Mein Mann hatte zwei Wochen Urlaub. Meine damalige Nachbarin hat mir auch etwas geholfen (zum Beispiel Mittag für mich gekocht).

In allen Zwillingsbüchern hatte ich gelesen, man soll den Helfern gegenüber offen sein und aussprechen, wenn man andere Vorstellungen hat. Ich konnte das nicht. Meine Schwiegermutter weigerte sich zum Beispiel, die Kleinen zu wickeln (die sind ja noch so winzig) oder die Fläschchen vorzubereiten. Vielleicht war auch von ihrer Seite einfach die Angst da, etwas falsch zu machen, zu ihrer Zeit war ja alles anders. Auf der anderen Seite ging sie mit allen drei Kindern anderthalb bis zwei Stunden regelmäßig spazieren. Ich denke, man sollte jede Hilfe annehmen und über Kleinigkeiten hinwegsehen. Wenn natürlich die Ansichten extrem auseinandergehen, kann man vielleicht versuchen, die Hilfe auf andere Bereiche zu verlagern - jede Hilfe ist besser als keine. Trotz dieser Unterstützung, stieß ich bald an meine Grenzen, der Tag- und Nachtdienst überforderte mich. Ich schrie fast nur noch mit den Kindern und war völlig erschöpft. Zusätzlich erschwerten die beengten Wohnverhältnisse (drei Zimmer, Dusche, 58 Quadratmeter) unsere Situation.

Unsere Erfahrungen mit unseren »lieben Mitmenschen« sind eher negativ. Sämtliche Verwandten und Bekannten, auch die Omas, zeigten sich in ihren Hilfsangeboten sehr zurückhaltend. Wenn wir direkt um Hilfe baten, hatten sie entweder keine Zeit oder sagten, ehrlicherweise direkt, dass sie sich überfordert fühlten. Andererseits konnten wir uns vor Besuchern kaum retten. Gerade die Leute, die »nie Zeit« hatten, wenn man sie um Hilfe bat, erkundigten sich ständig nach unserem Befinden. Nachdem mir einmal der Kragen platzte und ich einer Tante, die sich früher kaum um uns gekümmert hatte und nun alle paar Tage mit Geschenken ankam, meine Meinung sagte, hatten wir zwar nicht mehr Helfer, aber weniger Besuch.

In unserer Verwandtschaft gibt es einige Zwillinge. Meine Schwiegermutter ist Zwilling, mein Opa war Zwilling, unter seinen Geschwistern gab's noch ein weiteres Zwillingspärchen. Meine Tante (die Tochter meines Opas) hatte Zwillinge, die jedoch so früh zur Welt kamen, dass sie nicht lebensfähig waren. Zwei Cousins meines Vaters haben auch Zwillinge.

Meine Familie wohnt in einer anderen Stadt, aber die erste Woche nach der Geburt kam meine Mutter zu uns. Ansonsten bieten unsere Freunde uns Hilfe an, wenn Not am Mann ist. Meine Freundin hat sich zum Beispiel abends bei uns hingesetzt, damit ich schlafen konnte, während mein Mann

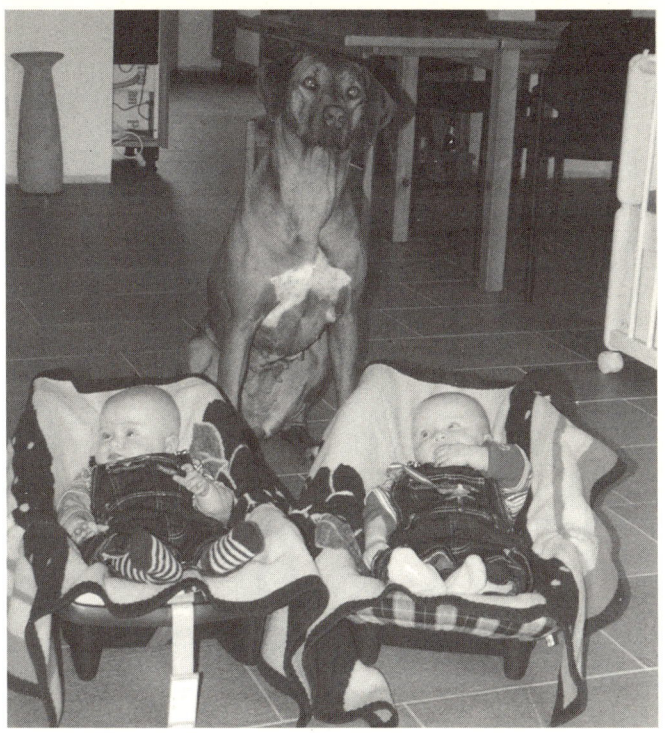

Ein Hund ist zwar nicht wirklich eine Hilfe: doch Yunna passt hier auf Marie und Lina auf.

Spätschicht hatte, oder sie bringen günstige Angebote wie Windeln oder Nahrung mit.

In der Familie meiner Mutter sind seit Generationen jede zweite Generation Zwillinge; meine Mutter ist ein eineiiger Zwilling. Durch eine Freundin, deren Zwillis sind jetzt 7 Jahre alt sind und durch die Kontakte zur Zwillingsrunde Darmstadt habe ich Kontakt zu Zwillingseltern. Der Austausch mit anderen Zwillingseltern tut mir sehr gut, es gibt eigentlich meistens irgendwelche Tipps, mit denen man sich gegenseitig den Alltag erleichtern kann.

Unsere Eltern haben sich gefreut, auch viele Freunde und Bekannte. Manfreds Eltern hatten die Befürchtung, dass das

Studium zu kurz kommen könnte. Von mir wurde vielleicht sogar angenommen, dass ich meins abbrechen würde. Viele sehen auch nur die Arbeit: »Du Ärmste, die viele Arbeit!« (die Arbeit wurde ausschließlich auf mich bezogen). Unsere Eltern waren immer besorgt, dass die Schwangerschaft gut verläuft. Meine Mutter hat sich besonders gefreut, denn als Kind soll ich gesagt haben: »Zwillinge möchte ich mal haben!« Sie hat das mehrmals erzählt und gesagt: »Und jetzt bekommst du sie«. In ihrer Verwandtschaft kamen mehrmals Zwillinge vor.
Als Amelie und Benita ein Jahr alt waren, habe ich eine »Mehrlingselterngruppe« gegründet. Ich denke, dass der Austausch mit »Gleichbetroffenen« wichtig ist, und dass Eltern mit »nur« einem Kind unsere »Probleme« nicht nachvollziehen können.

Als wir vor nicht ganz zwei Jahren unserer Umwelt mitgeteilt haben, dass wir doppelten Nachwuchs erwarten, sind wir auf unterschiedliche Meinungen gestoßen. Die Verwandtschaft war natürlich begeistert. Die Freunde jedoch hielten sich eher zurück und haben sich jetzt, wo die Kinder da sind, - leider sehr von uns zurückgezogen - ohne jeden Kommentar und Erklärung lassen sie nichts mehr von sich hören. Und mein Chef, der ließ gleich durchblicken, dass ich wohl abzuschreiben sei, denn bei einer Zwillingsschwangerschaft gäbe es sowieso öfters Komplikationen.

Meine Mutter war zunächst natürlich sehr überrascht, hat sich aber sehr schnell mit uns gefreut, die Menschen brauchen auch erst einmal eine Zeit, sich darauf einzustellen. Die meisten unserer Freunde waren zuerst ein wenig erschrocken, in Anbetracht dessen, dass Tobias ja auch noch so klein war. Aber dann waren sie erfreut. Vor meiner Oberschwester hat mir gegraut, da ich gerade kurz zuvor einen unbefristeten Vertrag für eine Halbtagsstelle bekommen hatte, aber sie reagierte ganz toll und hat sich gleich mitgefreut. Ansonsten muss ich sagen, dass Fremde oft unmöglich reagiert haben: »Oh Gott, wie schrecklich«, »Das ist ja fürchterlich«, »Welch' Arbeit!« Meine Urgroßmutter hatte Geschwister, die Zwillinge waren. Und eine Cousine meiner Mutter, auch Enkelin dieser Großmutter, hatte auch Zwillings-Mädchen, die allerdings kurz nach ihrer Geburt starben. Wir hatten nur wenig Hilfe von Verwandten, da sie alle entfernter wohnen, am Wochenende allerdings war meine Mutter dann doch oft zur Stelle, ebenso eine gute Freundin. In der Zeit, in der Sascha im Krankenhaus war, waren sie immer zur Stelle, Tag wie Nacht, und das war ganz, ganz toll.

Da am Anfang relativ viel Wäsche anfiel (Speikinder), half eine Oma, indem sie die Wäsche wusch und bügelte (zum Teil heute noch). Beim Füttern kam spontane Hilfe, vor allem bei Notfällen, wenn wir mit einem Kind ins Krankenhaus mussten, war sofort immer eine Oma bereit, einzuspringen.

Alle waren eigentlich begeistert, bedauerten mich aber sehr, weil ja sooo viel Arbeit auf mich zukommen würde. Das nervte total. Ich bin ein sehr optimistischer Typ und wollte davon gar nichts hören, weil ich mir sicher war, das zu meistern. Meine Mutter war am meisten geschockt. Sie brauchte erst mal einen Kognak, weil sie ja immer nur für ein Baby gestrickt hatte.
Meine Oma (väterlicherseits) hatte ein Pärchen. Meine Tante (ein Zwilling davon) hatte wieder zwei Pärchen. Trotzdem hatte ich nie damit gerechnet, auch Zwillinge zu bekommen. Ein bißchen hat mir die Erfahrung meiner Oma und Tante geholfen. Aber da jedes Zwillingspaar anders ist, musste ich mich eben darauf einstellen.

Fast ausnahmslos wurde die Botschaft von unseren Zwillingen recht fröhlich aufgenommen. Vor hundert Jahren gab es in der Verwandtschaft des Vaters zweimal Zwillinge. Meine Mutter kam, als die Kinder zwei und als sie sieben Monate alt waren jeweils für 14 Tage; sie hat gekocht und mich moralisch unterstützt. Sie kann aber leider nicht oft kommen, da sie zu weit weg wohnt. Während der ersten vier Monate kamen meine Schwiegereltern (sie wohnen am anderen Ende der Stadt) nur zum Angucken. Erst als es mir wirklich schlecht ging, kam meine Schwiegermutter ein- bis zweimal in der Woche für ein paar Stunden. Dann kamen die Kinder in die Krippe und waren die erste Zeit oft krank, da kam meine Schwiegermutter auch helfen. Seit es den Kindern gut geht, bekomme ich auch keine Hilfe mehr.

Kindergarten

Zwillinge getrennt oder gemeinsam in eine Gruppe? Die Entscheidung fällt vielen Eltern schwer, denn sie erhalten auch nur sehr wenig Unterstützung seitens der Erzieherinnen. Wir kennen beide Versionen und haben festgestellt, unseren Zwillingen tut die Trennung gut. Constantin konnte abseits vom dominierenden Maximilian Selbstvertrauen gewinnen. Aber: Entscheiden müssen Sie selbst. Vielleicht besorgen Sie sich das neue Buch von Rita Haberkorn »Zwillinge - gmeinsam und getrennt in der Paarbeziehung«. Bestellen können Sie es bei uns.

Mirko und Roman sind in zwei verschiedenen Gruppen, was von den Erzieherinnen auch vorgeschlagen wurde. Mein Innerstes wusste zwar auch, dass dies richtig ist, aber ich war doch froh, dass mir die Entscheidung abgenommen worden ist. Mit der Trennung gab es keine Probleme. Sie waren ganz stolz, dass einer seine Hasen- und der andere seine Mäusegruppe hat. Mittlerweile besteht das einzige Problem darin, dass Romans Gruppe wesentlich aktiver ist.

Jochen und Elke gehen seit März in den Kindergarten. Sie sind in einer Gruppe. Wir hatten uns aber die Möglichkeit der Trennung nach den Sommerferien offengehalten. Die Leiterin des Kindergartens hatte schon Zwillinge betreut und sie war - wie wir auch - der Meinung, dass es keine pauschale Lösung für Zwillinge gibt. Trennung von Zwillingen kann genauso verkehrt sein, wie das ständige Aufeinandersitzen. Jochen und Elke wurden von Anfang an auf verschiedene Spielmöglichkeiten innerhalb ihrer Gruppe aufmerksam gemacht. Dieses Angebot wurde von beiden auch genutzt. Natürlich haben beide auch zusammen gespielt, aber dann war meist noch ein drittes oder viertes Kind dabei. Jochen hat einer Erzieherin mal gesagt: »Mit der Elke alleine kann ich auch zu Hause spielen, aber zu dritt oder zu viert - das geht nur im Kindergarten.« Spielten Jochen und Elke in verschiedenen Bereichen in ihrer Gruppe, so kam am Anfang öfter die Frage: »Was macht Jochen bzw. Elke gerade?« Die Erzieherin hat ihnen dann gesagt, wo sich der Bruder/die Schwester gerade aufhält und dann war das Thema wieder erledigt.

Als die Sommerferien vorbei waren, haben wir mit den Erzieherinnen der Gruppe gesprochen und waren alle der

Meinung, dass wir Jochen und Elke in einer Gruppe lassen können. Beide gehen in ihrer Gruppe getrennte Wege und haben jeder Kinder gefunden, mit denen sie spielen.

Es gab im Sommer dieses Jahres bei Jochen und Elke auch ein Phase, in der Elke die Unterlegene war. Wir haben dann überlegt, ob wir sie für das letzte Kindergartenjahr nicht doch trennen sollten. Aber nach circa 6 Wochen war die Phase vorbei und Elke ist jetzt wieder gleichberechtigt. Sie hat sich nach den Kindergartenferien sehr um die neuen Kinder gekümmert, hat ihnen alles gezeigt, erklärt und geholfen. Das hat ihr scheinbar sehr viel Selbstbewußtsein gegeben und ihr auch geholfen, sich von Jochens Dominanz zu befreien.

Abschließend möchte ich sagen, dass man - falls die Möglichkeit im Kindergarten besteht- einfach ausprobieren soll, welche Lösung für beide Kinder die beste ist. Man kann nicht einfach sagen, Zwillinge gehören zusammen, das könnte schwerwiegende Folgen für's ganze Leben haben. Im Bekanntenkreis meiner Eltern gibt es zwei Frauen im Alter von 70 Jahren. Die eine Zwillingsschwester zieht die Kleidung an, die ihre Schwester für sie kauft, sie geht zum Friseur, wenn die andere es sagt. Die dominierende Schwester bestimmt den Urlaubsort usw. Beide Schwestern haben nie geheiratet und leben in einer Wohnung zusammen. Das ist vielleicht der Extremfall von eineiigen Zwillingen, aber ich glaube, dass der Grundstein für solche Probleme bereits in der Jugend gelegt wird.

Jana und Marius kamen mit 3 1/4 Jahren in der Kindergarten. Da in unserem Kindergarten Geschwister immer in verschiedene Gruppen kommen, brauchte ich mir darüber keine Gedanken machen, ob ich sie trennen will. Diese Trennung hat ihnen gutgetan. Jeder hat seine eigenen Freunde gefunden. Natürlich gibt es auch lange Gesichter, wenn die eine Gruppe ins Theater geht und die andere nicht. Jana, die hier zu Hause die »Stärkere« ist, zeigt im Kindergarten eher eine sensible, ruhige Art. Marius ist eher ein kleiner Feger, der vor nichts zurückschreckt. Sie können sich innerhalb der Gruppen jederzeit besuchen und sehen, es gefällt ihnen im Kindergarten auch sehr gut.

Seit zwei Monaten gehen sie jetzt halbtags einen Kindergarten. Wir haben uns für getrennte Gruppen entschieden, gerade im Hinblick auf den schwächeren Zwilling. Er hätte

sich sonst nur an seinen Bruder gehängt und wäre der »ewige zweite« geblieben. So hat er die Chance, doch etwas mehr Selbstvertrauen zu bekommen, gerade im Hinblick darauf, dass sein Bruder meistens schneller lernt und alles besser kann.
Ich finde es sehr frustrierend für ein Kind, wenn es dies erleben muss. Der schwächere Zwilling hat auch wesentlich mehr unter der Trennung von seinem Bruder gelitten, aber mittlerweile kommt er gut mit der Situation zurecht. Da sie nur halbtags in den Kindergarten gehen, können sie dann nachmittags wieder zusammen spielen.

Mit dem Kindergarten habe ich von Anfang an keine Probleme gehabt. Auch wenn ein Kind krank ist, geht das andere hin. Obwohl ich mich viel mit den Kindern beschäftige, ist es erstaunlich, zu bemerken, dass die Kinder im Kindergarten noch mehr lernen. Dinge, an die man machmal gar nicht denkt. Wichtig finde ich auch den Kontakt zu anderen Kindern. Meine Kinder sind in einer Gruppe, da die Erzieherinnen meinten, die Kinder sind voneinander unabhängig. Sie spielen im Kindergarten kaum zusammen und haben auch verschiedene Freunde. Beim Mittagessen isst jedes Kind in einer anderen Gruppe. Die erste Zeit im Kindergarten waren meine Kinder ziemlich oft erkältet (meistens im Wechsel).

Sie scheinen dort nicht sehr oft zusammen zu spielen, sondern nutzen die Gelegenheit zum Spiel mit anderen Kindern. Nur wenn es Streit gibt, kommt die Schwester sofort zur Verteidigung. Da keine von beiden dominiert, gibt es in der gemeinsamen Gruppe keine Probleme mit geschwisterlicher Unterdrückung.
Als Entscheidungshilfe, ob beide Zwillinge in einer oder in verschiedenen Gruppen untergebracht werden sollen, kann auch der Besuch von Spielkreisen und Krabbeltreffen sein. Dort konnte ich schon vor der Kindergartenzeit das Verhalten meiner beiden innerhalb einer Gruppe beobachten.
An den Kindergarten haben sich beide Kinder sehr schnell gewöhnt. Ihr Zwillingsdasein ist sicher hier hilfreich gewesen.

Zwillinge - empfehlenswert?

Was soll man sagen? Was ist das schöne daran, Zwillinge zu haben? Zuerst mal ist es einfach überhaupt schön, Kinder zu haben. Ich bin ganz gerührt, wenn mir Constantin eine Schachtel Mon Chérie zu Weihnachten schenkt, obwohl ich Pralinen mit Schnaps gar nicht so mag. Und ich bin gerührt, wenn Max sagt, als mich beim 5-Uhr-Tee ein fremder Mann zum Tanzen auffordert: »So hässlich bist Du eigentlich gar nicht, Mama. Sonst hätte Dich der Mann nie zum Tanzen aufgefordert.« Unser dritter Sohn hat mir übrigens bereits einen Heiratsantrag gemacht. Und auch das rührt mich. Da finde ich es ganz einfach schön, meine Kinder zu haben.

Zwillinge sind etwas Besonderes. Und wir haben uns eine zeitlang auch als etwas Besonderes gefühlt. Wir hatten die - nicht immer gerade geliebte - Aufmerksamkeit unterwegs, die uns doch für manche Mühen entschädigte. Und heute noch macht's mir Spaß, die Leute aufzuklären, dass Max und Conny »nicht weit auseinander« sind, genaugenommen nur 20 Minuten.

Ich habe nicht immer gefunden, dass Zwillinge das beste sind, was mir passieren konnte. Es gab viele Phasen in den ersten beiden Jahren, wo ich mein Schicksal verflucht habe. Momente, in denen ich so verzweifelt war, dass ich nicht mehr leben wollte. Aber: Solche Momente gehen vorbei. Es ist alles eine Frage der Zeit. Heute bin ich absolut glücklich mit meinen Zwillingen und meinem dritten Kind. Ja, Zwillinge sind empfehlenswert.

Alle bisherigen Fragen bringen die Probleme, die auftreten können, zur Sprache. Die schönen Seiten sind aber trotz allem reichlich vorhanden. Babys, die jauchzen, wenn man ins Zimmer kommt, die gemeinsam in der Wanne planschen oder sich gegenseitig Spielzeug bringen, sind wirklich einmalig. Toll ist es auch, wenn sie dann später Hand in Hand spazieren gehen oder sogar Arm in Arm, weil das Pärchen vor ihnen das auch tut.

Als die Kinder noch Babys waren, sagte ich mir: Die Kinder haben mehr von einer ausgeruhten Mutter als von einer blitzblanken und super aufgeräumten Wohnung. Jetzt sind sie soweit, dass sie akzeptieren müssen, dass ich auch meine Arbeit machen muss. Allmählich müssen sie lernen, dass ich auch wer bin und meine Ansprüche habe.

Manchmal denke ich, dass das Aufziehen von Zwillingen einfacher ist, als wenn die Kinder gerade ein Jahr auseinander sind. Bei all der Arbeit darf man auch nicht übersehen, dass man mit Zwillingen Situationen erleben kann, die man mit einzelnen Kindern nie hätte.

Wenn ich mir aussuchen könnte, Zwillinge oder Einling, ich würde Zwillinge wollen. Meiner Überzeugung nach überwiegen die Vorteile, die die Kinder durch ihre Zweisamkeit haben. Was sind eigentlich die Nachteile? Dass sie mal teilen oder warten müssen? Ist es ein Nachteil, Sozialverhalten früh lernen zu müssen?

Mein Tipp: Jede Hilfe annehmen, die angeboten wird. Versuchen, sich selbst irgendeinen, wenn auch noch so kleinen Freiraum zu schaffen und sich immer wieder sagen, dass man etwas bewältigt, was viele andere sich gar nicht vorstellen können. Womit ich meine, dass man nicht in Selbstmitleid zerfließen sollte, sondern das eigene Ego damit stärken.
Viele Probleme haben Einlingseltern einfach nicht kennengelernt! Wir sind stolz darauf, es bis hierher geschafft zu haben und freuen uns auf das, was noch kommt (so oder so)! Nicht darauf hören, wenn alle anderen schon vor Mitleid zerfließen. Die helfen alle nicht. Organisieren Sie Ihren Tag, versuchen Sie, Regelmäßigkeiten in den Ablauf zu bringen. Führen Sie feste Regeln ein (zum Beispiel keine Spielsachen bei Tisch). Tun Sie mal Dinge, zu denen Sie Lust haben, auch wenn eigentlich die Fenster geputzt werden müssten. Wem sie nicht gefallen, der kann sie ja putzen kommen. Lassen Sie ruhig mal Arbeit liegen und legen sich auf's Ohr, wenn die Kinder schlafen. Es kommt der Tag, da amüsieren die sich zu zweit und Sie können in Ruhe arbeiten. Bis dahin müssen Sie aber Ihre Nerven behalten.

Liebe Eltern haltet Mut!
Am Ende wird's doch alles gut.
Man denkt so oft, wie mach' ich's bloß?
Ein Trost: Auch kleine Kinder werden groß.

Ich fand das erste Jahr mit den beiden sehr! anstrengend. Überhaupt gar keine Zeit zur freien Verfügung zu haben, das ewige Genörgel und Geschrei und die körperliche Belastung durch die Nächte haben sehr an meiner Kraft gezerrt. Trotz des Gejammers würde ich mich aber wieder über

Zwillinge freuen (am liebsten dann zwei Jungs - Nick und Ole). Ich denke, dass ich mir das Leben unnötig schwer gemacht habe und würde dann vieles anders machen, zum Beispiel nachts stillen, tagsüber stillen und Flasche geben, zunächst ein Bett für beide, später für jede ein Bett. Ich würde sie schnell an den Schnuller gewöhnen. Ich würde mich nicht verrückt machen, wenn eine mal länger als eine Minute schreit, ich würde einen besseren Kinderwagen anschaffen, mit den man schneller mal raus geht.

Mein Rat für werdende Zwillingseltern:
- keine Panik bekommen, aber auch nicht alles (wie ich) auf sich zukommen lassen in dem Glauben »es wird schon alles gut gehen«. Mit ein bißchen (auch gedanklicher) Vorsorge kann man sich besser darauf einstellen, was auf einen zukommt.
- nicht nur ganz viel Zwillingsbücher lesen, sondern auch Kontakt zu anderen Zwillingseltern suchen, die Kinder in gleichen Alter haben. Man findet Ideen, wie die anderen Eltern gleiche oder ähnliche Probleme gelöst haben und man kann sich ausjammern in der Gewißheit, dass man verstanden wird!
- Ein paar Stunden in der Woche »freie Zeit« gönnen, sei es mit oder ohne Partner. Wenn möglich, die Großeltern und Verwandte/Bekannte/Freunde babysitten oder Kinder spazieren fahren lassen. Ich hatte mir sehr gewünscht, dass mal jemand mit den beiden ein bis zwei Stunden spazieren geht und ich Luft holen kann. Darum zu betteln, war mir zu doof. Es hat mir Spaß gemacht, die Fragen zu beantworten. Es gab mir die Gelegenheit, mich mit verdrängten Erinnerungen auseinanderzusetzen und diese dann vielleicht doch irgendwie zu verarbeiten (Frühgeburt, Kaiserschnitt, Zeit der Kinder im Krankenhaus).

Als wir erfahren haben, dass wir Zwillinge bekommen würden, war uns schon etwas flau im Magen und ich hatte die Befürchtung, öfter zwischen den Betten zu stehen und zu heulen mit den Kindern, weil ich nicht wissen würde, was ich machen solle. Dieser Fall ist bis jetzt nicht eingetreten. Ich war wohl schon kurz davor, aber es ist nie so hart gekommen, wie ich gedacht habe. Abends bin ich manchmal völlig geschafft und genervt. Wenn ich die Kinder dann friedlich im Bett schlummern sehe oder sie am Tag vergnügt miteinander brabbeln und erste gemeinsame Spielversuche machen sehe, dann geht mir das Herz über. Es gibt so schöne Situationen, die einem nur mit Zwillingen widerfahren können, dass ich um nichts in der Welt mehr tauschen möchte.

Mein Fazit ist, dass man sich auf keinen Fall vorher schon verrückt machen sollte. Irgendwie läuft's doch immer. Wenn man sich vorher schon einredet, das klappt doch nie, schafft man es auch nicht.
Wenn ich heute noch einmal vor der Frage stehen würde Zwillinge, ja oder nein, würde ich mich auf jeden Fall dafür entscheiden. Das Glück, Zwillinge zu haben, ist mit das Schönste auf der Welt. Sicherlich, es gibt immer wieder Situationen, da weiß man nicht mehr, wo einem der Kopf steht. Wenn man sie dann aber schlafend lieb und süß im Bett liegen sieht, ist man für die viele Arbeit entschädigt.

Alles nicht so eng sehen. Ich habe mir viel zu viel unnötige Sorgen gemacht. Einfach positiv in die Zukunft schauen. Beizeiten Hilfe für die erste acht Wochen besorgen.
Ich würde mir immer wieder Zwillinge wünschen. Es ist süß, zuzuschauen, wie sie miteinander spielen, engumschlungen in einem Bett liegen und sich abknutschen. Sie begleiten den großen Bruder händchenhaltend in den Kindergarten und winken ihm nach. Es ist einfach schön, eine Zwillingsmutter zu sein.

Ich - und natürlich auch mein Mann - haben unsere beiden doppelt genossen. Wir wollten ganz bewusst nach zwei gesunden Kindern keine weiteren Kinder mehr. Es hätten ja vielleicht wieder zwei werden können und das wäre dann doch etwas eng in unserem Haus geworden. Wir haben also das Schmuse- und Knuddelalter bewusst genossen, denn es war ja eine einmalige Zeit, die nicht mit einem weiteren Kind nochmal kommen würde.
Jochen und Elke waren »Vielschläfer« und »Wenigschreier«. Sie haben gut gegessen (auch heute noch), sie zahnten ohne Probleme, kurzum es waren »pflegeleichte« Säuglinge und Kleinkinder. Auch heute gibt's es keine größeren Probleme mit beiden (Alltagssorgen haben auch »Einlingseltern«!). Es ist ein großes Glück, zwei gesunde Kinder miteinander aufwachsen zu sehen. Sie hatten von Anfang an einen Schmuse- und Spielkameraden.
Außerdem fand ich folgende Gedanken toll: einmal Windelende, einmal Kindergartenstart und wahrscheinlich auch

nur einen Schulstart. Es macht auch heute noch viel Spaß, denn Zwillinge sind nicht nur doppelte Arbeit und Stress sondern auch doppelte Freude.

Ich finde, Zwillinge sind das Tollste, was einem geschenkt werden kann. Zwar bedeutet es wirklich viel Arbeit und Verzicht auf ein eigenes unabhängiges Leben, aber das doppelte Glück macht alles wieder wett. Ohne meine Zwillinge und meine Tochter könnte ich mir mein Leben nicht mehr vorstellen.
Viele Mütter klagen, dass »Einzelkinder« wie Kletten an Mutters Rockzipfel hängen und die Mama zum Spielen brauchen. Das erlebe ich mit unserer Kleinen jetzt auch tagtäglich, wenn die Großen im Kindergarten sind. So etwas war ich vorher gar nicht gewöhnt. Schon früh spielten die Zwillinge miteinander und so konnte ich ein Teil meiner Arbeit verrichten. Zwillinge sind einfach etwas besonderes!

Wir können allen frischen oder werdenden Zwillingseltern nur Mut machen und raten, jede Minute mit den Kindern bewusst zu erleben und zu genießen. Ein ständiges Warten auf die nächste und vermeintlich bessere Entwicklungsphase hat keinen Zweck. Manchmal »ist der Weg das Ziel!« Auch wenn es schwierig ist, gibt es doch viele schöne Momente, man muss sie nur sehen und erleben, dann überwiegen sie sehr schnell.

Heute (die Kinder sind jetzt vier Jahre alt) bin ich doch froh, dass es zwei auf einmal gewesen sind. Die ersten zwei Jahre waren die schwersten, vor allem wegen der Nächte, doch jetzt fange ich an, die Kinder auch zu genießen. Aber ganz ehrlich, nochmal Zwillinge müssen es nicht sein.
Allen, die am Anfang stehen, kann ich nur raten, durchzuhalten, den Mut nicht ganz verlieren, es wird auf jeden Fall leichter. Die harte Anfangszeit habe ich heute schon zu einem großen Teil wieder vergessen. Dann finde ich es für die Kinder ganz toll, dass sie immer einen Spielkameraden zur Verfügung haben. Ich bin selbst ein Einzelkind, ich hätte immer gerne Geschwister gehabt, von daher freue ich mich für meine Kinder über ihr Zwillingsglück.
Ganz wichtig finde ich es, dass man die Hilfe, die man angeboten bekommt, auch annimmt. Man muss nicht immer alles alleine schaffen. Es gibt immer mal schwere und dann auch wieder leichtere Tage. Für mich war es wichtig,

immer mal rauszukommen, sich auch mal mit Leuten unterhalten, die von Kindern keine Ahnung haben. Ein paar Stunden in der Woche mal was ganz anderes zu tun als sonst. Ich habe mich dann immer wieder auf die Kinder gefreut.

Man darf sich in keiner Situation von anderen verrückt machen lassen. Am besten kann man ein Problem lösen, wenn es da ist. Nicht schon Monate vorher. Das gilt für die Zeit der Schwangerschaft, genauso wie für die Zeit nach der Geburt.
Es ist phantastisch, zwei Kinder zusammen aufwachsen zu sehen. Um nichts möchte ich mit Frauen tauschen, die für ihre Karriere auf eine Familie verzichten oder nur ein Kind als Status-Symbol haben.
Sicher ist es manchmal der totale Stress. Sowohl nervlich als auch arbeitsmäßig. Aber man bekommt doch immer wieder soviel von den Kindern wieder, dass man Kinder als eigentlichen Sinn des Lebens betrachten kann.

Meine Zwillinge nerven zwar manchmal ganz schön und halten mich ganz schön auf Trab, aber ich möchte sie nicht mehr missen. Es gibt so viele schöne Momente, wo ich Einlingseltern echt bedaure, dass sie das nicht erleben können.
Es ist die doppelte Arbeit, auf gar keinen Fall ein Abwasch, aber: es ist auf jeden Fall die doppelte Freude. Die Zeit geht auch sehr schnell um, die erste anstrengende vor allem, viel schneller noch als bei nur einem Baby. Und die Kinder werden größer, alles wird einfacher, das sollte man sich immer wieder vor Augen halten.
Aber eines habe ich festgestellt, es hat zwar Vorteile, wenn man schon ein Kind vor den Zwillingen hatte, so wie ich, man ist nicht mehr so unsicher, man kennt sich aus, aber da steckt auch der Teufel im Detail. Ich hab die ersten Wochen viel geweint, weil ich mich so hin- und hergerissen fühlte, ich wollte beiden Kindern die gleiche Aufmerksamkeit geben, wie damals meiner Tochter. Ich wusste zwar, dass das nicht geht und sagte mir immer, das ist nunmal das Zwillingsschicksal, aber ich brauchte doch wirklich ein Jahr, um mich daran zu gewöhnen.
Ich habe aus vielen Gesprächen mit Müttern, deren erste Kinder Zwillinge waren, die Erkenntnis gewonnen, dass sie sich leichter hineinfinden, da sie ja die Situation mit nur einem Baby gar nicht kennen und nicht vergleichen kön-

nen. Keine hatte derartige Probleme wie ich. Kommt dann nach den Zwillingen nur ein Baby, geht das oft sehr einfach und es wird sehr genossen.

Wir empfehlen, frühzeitig eine Klinik auszusuchen und auch frühzeitig einen Kinderarzt ausfindig machen. Sich nicht verrückt machen lassen und keine Angst haben. Auf jeden Fall schon während der Schwangerschaft einkaufen und Kontakte zu anderen Zwillingseltern knüpfen. Dafür eine Einkaufsliste vorbereiten. Auch die Wohnung für den doppelten Nachwuchs gestalten. Falls man (wie ich) vorzeitig ins Krankenhaus muss, kann man dort beruhigt sein, wenn zu Hause alles schon bereit steht.
Unsere Zwillinge sind für uns etwas Besonderes. Es ist immer wieder ein unbeschreibliches Gefühl, die beiden nebeneinander - zufrieden und lächelnd - anzusehen. Denn was gibt es schöneres als ein süßes gesundes Baby? Zwillinge!

Ich möchte die beiden nicht missen, und ich finde es auch toll, Zwillinge zu haben und das Leben mit ihnen mit all seinen positiven und negativen Besonderheiten kennenzulernen.
Aber rückblickend und zusammenfassend würde ich doch sagen: Zwillinge sind echt ein Hammer! Es gab Zeiten, in denen ich den Kontakt mit werdenden Zwillingsmüttern mied, weil ich kaum Zuversicht hätte verbreiten können. Das ist jetzt nicht mehr so.
Irgendwann sagte mal eine Zwillingsmutter von größeren Kindern zu mir: »Der Anfang ist schrecklich. Aber es wird noch sehr schön.« Manchmal habe ich mich an diesen Worten regelrecht hochgezogen und inzwischen bekomme ich hin und wieder eine Ahnung davon, was diese Mutter gemeint hat. Es gibt immer häufiger Phasen, in denen es einfach schön ist, dass sie zu zweit sind.
Seitdem ich wieder ausreichend Schlaf bekomme, fühle ich mich sehr stark und konfliktfähig. (Ehrlich.) Wahrscheinlich könnte ich inzwischen sogar werdenden oder frischgebackenen Zwillingseltern Mut machen.

So stressig, nervenaufreibend und laut es manchmal auch bei uns ist, wir würden uns immer wieder für Zwillinge entscheiden. Unser Rat: Improvisieren, gelassen bleiben, sich nicht verrückt machen lassen und auch mal in punkto Haushalt ein Auge zudrücken. Wir haben nun mal drei Kinder im Haus und das kann man ruhig auch sehen. Wenn es mal ganz dicke kommt, erst mal Tür zu und verschnaufen. Jede ruhige Minute für sich selbst nutzen. Am besten schon während der Schwangerschaft damit anfangen. In unserer Küche hängt ein Zeitungsfoto von einer 17köpfigen Familie - so etwas baut moralisch unheimlich auf! Was sind da schon Zwillinge?!

Ich würde sagen, man sollte sich seiner Situation stellen und versuchen, das beste daraus zu machen. Sicher, es gibt Tage, da kommt es einem vor, sie würden nie vergehen. An Tagen, an denen es besonders schlimm war, keine Nachtruhe und nur nervende Kinder, habe ich immer eine Freundin besucht. Morgens habe ich alles eingepackt, was ich für einen Tag gebraucht habe. So kann man einen schlimmen Tag überbrücken.
Man sollte versuchen, auch abends etwas Abwechslung zu bekommen. Wir haben oft Freunde eingeladen und gemeinsam gekocht und anschließend zusammen gespielt. In eine Spielgruppe gehen, kann ich auch nur empfehlen, es gab Wochen, da habe ich mich so auf den Mittwoch gefreut. Einfach mal die Kinder ablegen und in »Ruhe« einen Kaffee trinken. Andere Mütter können dann eventuell mal nach den Rabauken sehen. Die finden nämlich Zwillinge immer besonders süß und kümmern sich gerne mal darum. Mit dem doppelten Glück ist das so eine Sache. Es wird einem leider viel zu selten bewusst, wie schön es ist, zwei Kinder zum gleichen Zeitpunkt aufwachsen zu sehen. Jetzt, so mit 19 Monaten, haben wir öfter mal den Genuss, das doppelte Glück so richtig wahrzunehmen. Die zwei nehmen sich jetzt schon mal an die Hand, tanzen oder gehen ein Stück zusammen. Sie erzählen auch oft zusammen.

Mein Tipp: möglichst nur mit Leuten abgeben, die ohne viel zu fragen mitanpacken und auch regelmäßig was für sich selbst tun. Man fühlt sich gleich viel besser. Zum Schluss kann ich bloß noch sagen: Keine Angst vor Zwillingen, es ist trotzdem toll!

Heute sind unsere beiden Mädchen ein Jahr alt. Trotz vieler Einschränkungen möchten wir keinen Tag mit ihnen missen. Auch haben wir vier lernen müssen, viel Geduld aufzubringen. Wir als Eltern noch viel mehr. Außerdem werden sie größer und hoffentlich verständiger.
Einmal hat mich eine Mutter sehr bedauert, ich wäre doch arm dran, wenn sie ihr Kind doppelt hätte ... Also haben Müt-

ter auch mit einem Kind viel zu tun. Dieser Frau habe ich übrigens geantwortet, dass sie mir auch leid täte. Schließlich sind wir drei immer in guter Gesellschaft.

Mein Rat: Alle Freunde und Verwandten einspannen, jede Hilfe annehmen! Leute, die nur auf Besuch kommen, auf Monate später verschieben. Schafft Euch eine Mikrowelle, einen Geschirrspüler, Putzfrau und Babysitter an. Hilfe kann man kaum zu viel haben.
Was mir wieder Mut macht: Wenn die Kleinen sich zum ersten Mal (ach, eigentlich jedes Mal) so richtig liebevoll umarmen und Babyküsschen tauschen, dann geht einem das Herz auf wie ein Hefekreppel.

Aber es geht jeden Tag weiter bergauf. Sie beißen nicht mehr bei jeder kleinen Streiterei, haben gelernt, sich auch mit Sprache auseinanderzusetzen. Wenn man sie kontrolliert an Tätigkeiten von uns Erwachsenen partizipieren lässt, kann man sie gut lenken und Trotzanfälle vermeiden. Und vor allem, sie spielen immer mehr zusammen.
Zwillinge sind etwas Besonderes. Auch wenn dieser Satz wie ein Gemeinplatz klingt, so bekommt man ihn doch immer wieder bestätigt. Aber das ist nicht nur bei der Belastung spürbar. Auch das Positive und Schöne ist bei Zwillingen anders als bei Einlingen.
So war und ist es etwas ganz besonders Tolles und Wichtiges für mich, dass ich, der Vater, auch ein Baby habe. Zwar war dies zuerst Sara und erst nach ein paar Monaten die Mona, aber die Beziehung zu ihr und von ihr ist doch sehr stark. So scheint es fast, als hätte sie einen Papa und die Mama wäre die Tagesmutter. Dies ist für mich das Schönste und Wichtigste, und ich hoffe, das bleibt auch so.

Anderen Zwillingseltern Mut machen - das ist soooooooo wichtig!! Es gibt zweifelsohne eine Durststrecke, Phasen, in denen einfach nichts mehr geht - körperlich, seelisch - und die Partnerschaft zeigt sich auch in anderem Licht ... vor allem im ersten Vierteljahr. Aber ich habe die Erfahrung gemacht, dass diese neue Situation nicht nur Belastung, sondern auch Bereicherung und unbeschreibliches Glück bedeutet und das immer mehr. Es ist unbeschreiblich, wenn sich die Kids zum Beispiel gegenseitig entdecken und laut zulachen oder auf der Spieldecke eng aneinander gekuschelt, quasi Arm in Arm einschlafen. Überhaupt ist das

Miteinanderspielen ab circa dem sechsten Monat wunderbar, wo Einlingsmütter klagen, dass ihr Baby sie laufend fordert, da es sich sonst alleine fühlt, kann ich mit meinen Zwillingen aufatmen - alleine sind die beiden nicht und das »Äffchen« muss ich auch nicht laufend machen. Außerdem, so abgedroschen es sein mag, aber wer gerne zwei Kinder haben möchte, hat dies in »einem Rutsch«, das heißt, die Negativa wie wenig Schlaf oder die lästige Windelei sind zeitlich begrenzt. Zwei gleichaltrige Kinder haben auch den Vorteil, dass sie zumindest die ersten Jahre ähnliche bis gleiche Bedürfnisse haben, nicht dass ein älteres Kind nur noch mittags schläft, das Baby aber öfter, so dass dem Älteren ein Lärmverbot auferlegt werden muss oder man denke an die »Fütterung der Raubtiere« - es müssen zwar zwei befriedigt werden, aber wenigstens mit dem gleichen Essen.

Das Schöne an Zwillingen ist wirklich schwer zu beschreiben, wenn es um »reelle, greifbare Vorteile« geht, es sind viele Kleinigkeiten, vor allem in der Beobachtung der Kinder, die dieses Glück »Zwillinge zu haben« ausmachen. Unsere Stimmung ist vielleicht auch mit einem Spruch meines Mannes ausgedrückt: Wenn wir auf Spaziergängen Paare mit einem Baby sehen, die uns womöglich auch noch leicht mitleidig anlächeln, fragt sich Gordi immer: »Was machen die nur mit einem Kind, das muss doch langweilig sein, da kann ja immer nur einer das Kind haben?« Ich kann Zwillinge nur empfehlen.

Mein Rat für alle Zwillingseltern, die erst am Anfang stehen: Ich würde von Anfang an alle Verwandten und Freunde einspannen. Ich war da zu zaghaft, weil ich immer darauf gewartet habe, dass man mir Hilfe anbot - also, einfach fragen. Wenn die Wohnverhältnisse »zwillingsgerecht« sind (wie bei uns: 4. Stock, ohne Fahrstuhl), dann noch vor der Geburt umziehen. Gerade in der ersten Zeit wäre es für mich viel einfacher gewesen, wenn nicht auch noch der Gang nach Draußen eine Riesenaktion gewesen wäre: Kinder runterschleppen, Kinderwagen rausschieben, Kinder reinlegen - da war ich oft schon völlig fertig, bevor ich einen Schritt getan hatte.

Dass Zwillinge nicht nur doppelte Arbeit, sondern auch doppeltes Glück bedeuten, das stimmt. Obwohl ich zur Zeit gerade wieder in der »Doppelte-Arbeit-Phase« bin - bei uns wird zur Zeit doppelt getrotzt. Und ich finde auch nicht, dass man mit zweijährigen Zwillingen »aus dem Gröbsten« raus ist - wie viele meinen. Aber trotz allem ist es toll, Zwillingsmutter bzw. -vater zu sein. Wir erleben so viele schöne Momente, die man mit unterschiedlich alten Kindern gar nicht erleben kann.Was einen aber ganz gewiss für die doppelte Arbeit entschädigt, das ist die doppelte Liebe.

Und noch ein Tipp: In der Schwangerschaft möglichst viel Ruhe bewahren. Ich musste viel liegen und bin daran fast verzweifelt. Doch es gibt kein größeres Glück, wenn die Kinder groß genug zur Welt kommen und bei der Mutter bleiben dürfen und nicht in eine Kinderklinik abgeschoben werden. Sie werden sehen, wenn sie die beiden erst einmal in den Armen halten können, werden sie mich verstehen, was ich damit gemeint habe. Es ist ein wunderbaren Gefühl, gleich zwei Kinder auf einmal zu haben und alle Strapazen während der Schwangerschaft sind vergessen.

Ganz wichtig ist es zu wissen: wenn man das Gefühl hat, es geht nicht weiter, und man am Verzweifeln ist, dass es auch wieder besser wird. Ich denke, es ist ganz wichtig, über die Kinder nicht sich selbst zu vergessen und immer das Bewusstsein haben, dass man auch Bedürfnisse und Interessen hat, die erfüllt werden sollten. Es ist nicht gut, immer wegen der Kinder zurückzustecken. Auch finde ich es wichtig, die Dinge auf sich zukommen zu lassen und sich nicht bange machen zu lassen, wenn man am Anfang steht. Ich finde es jeden Tag schön, zu sehen, wie wichtig die Geschwister füreinander sind: es wird nicht nur gestritten, es wird auch viel geschmust, Quatsch gemacht und wenn es darauf ankommt, kann sich jeder auf jeden verlassen. Das finde ich toll. Und wenn sie so fröhlich miteinander sind, dann vergisst man auch den Streit und Stress.

Zwillinge sind empfehlenswert. Nicht immer und nicht in jeder Entwicklungsstufe sind sie leicht zu verkraften, doch wenn die schlimme Phase vorbei ist, empfindet man es nicht mehr als dramatisch. Meine beiden sind wild, oft ungehorsam, bockig und stur. Doch in meiner Erinnerung bleiben die Bilder von schönen und lustigen Begebenheiten mit den beiden Kindern fester haften. Denn wenn sie die ungeheure Menge ihrer Energie positiv einsetzen, vergesse ich das eben zum drittenmal umgeschüttete Apfelsaftglas, den mit Babyöl »geputzten« Fußboden und den doppelten Tobsuchtsanfall

im Supermarkt zur Rushhour. Solche Begebenheiten bieten nachher immer noch die größten Lacher, wenn man sich ihrer erinnert. Zwillinge fordern eine ganze Menge Kraft von ihren Eltern, geben aber mindestens doppelt soviel wieder zurück.
Ich habe gelernt, zu organisieren, durchzuplanen, Prioritäten zu setzen durch sie, sie halten mir oft einen Spiegel vor. Wichtig finde ich es, grundsätzlich immer zu beachten, dass man es mit zwei Personen zu tun hat. Gleichmacherei und übertriebenes Vergleichen finde ich gefährlich, gerade bei Kindern, die sich sehr ähnlich sehen, können die Begabungen und Neigungen eines einzelnen sehr leicht auf der Strecke bleiben. Vielleicht fällt es im Kindesalter noch nicht so ins Gewicht und erst der Erwachsene merkt seine eigene Abhängigkeit von seiner anderen Zwillingshälfte. Ich möchte in der Erziehung versuchen, die Kinder sich eigenständig entwickeln zu lassen, ohne jedoch das besondere Beziehungsband zu zerteilen.
Zwillingseltern haben hier eine ganz besondere, schöne Aufgabe, an der sie selbst wachsen und Erfahrungen machen können. Ich jedenfalls bin mir sicher, dass ich mir immer wieder Zwillinge wünschen würde.

Bangemachen gilt nicht. Auch Einzelkinder können massive Probleme bereiten. Auch ist nicht jede Arbeit automatisch doppelt zu verrichten.
Tipps:
- Bemühen Sie sich um eine positive Einstellung!
- Nehmen Sie angebotene Hilfe an! Denn kaum ein Abgewiesener fragt ein zweitesmal.
- Überlegen Sie, ob Sie eine Arbeit wirklich selbst machen müssen.
- Oder: Wem schadet es, wenn es nicht gemacht wird?
- Lassen Sie hin und wieder »alle Fünfe gerade sein«.
- All dies kommt den Kindern und Ihnen zugute. Die ersten spannenden und niedlichen Jahre der Zwillinge werden wie im Fluge vergehen. Es wäre schade, wenn man sie nicht ein wenig genießen könnte.

Ohne die Anregung und tatkräftige Unterstützung meines Mannes hätte ich diesen Bericht nicht einmal angefangen. Dabei hat diese Aufarbeitung uns beiden viel Freude bereitet und uns vieles bereits Vergessenes wieder in dankbare Erinnerung gebracht.

Mein Rat für alle Zwillingseltern, die ganz am Anfang stehen: man sollte sich, wenn irgend möglich (Familie, etc.) Hilfe organisieren, Rat bei gleichgesinnten (Zwillings-)Müttern suchen, nicht zu hohe Ansprüche an sich stellen, sich nicht verrückt machen oder machen lassen, sich klarmachen, dass man auch eine eigenständige Persönlichkeit ohne Kinder ist und nicht alles so super und perfekt lösen kann wie Mütter, die nur ein Kind haben.

Dafür hat man mit zwei Kindern auch etwas ganz Besonderes: nicht nur doppelte Arbeit, sondern auch doppeltes Glück. Es ist unbezahlbar, zu sehen, wie sich beide Kinder anlachen, sich wahrnehmen, vermissen, etc. Und ich denke mir auch (und höre das auch von anderen Zwillingsmüttern mit größeren Kindern), dass man später entlastet wird, weil zwei gleichaltrige Kinder sich miteinander beschäftigen.

Ich habe bei uns in Berlin-Spandau eine Mutter-Kinder-Gruppe für Mehrlingseltern gegründet. Wir haben uns durch Zeitungsannoncen zusammen gefunden. Wir treffen uns jeden Dienstag ab 10 Uhr zum gemeinsamen Frühstück mit Kindern. Dabei werden Erfahrungen und Probleme ausgetauscht. Vom Klinikaufenthalt, bis zum ersten Fläschchen. Ich kann nur jeder Mehrlingsmami raten (auch werdende), sich solch einer Gruppe anzuschließen. Auch wenn es einem schwerfällt, zu so einer Gruppe zu gehen, es hilft über vieles hinweg und man kann auch vieles vergessen.

Für uns war es anfangs auch nicht so ganz leicht, uns darauf einzustellen, aber mit der Zeit sind wir zu der Überzeugung gekommen, dass es sehr wohl schön sein muss, das Ganze doppelt zu erleben. Man darf nicht den Fehler machen, nur die Arbeit zu sehen, die schönen Momente, wenn die beiden sich entdecken, wenn die Umwelt bewundernd reagiert, wiegen das Ganze auf. Vor allem, wenn die beiden entdecken, dass da noch einer ist, das sind die ganz großen Momente, das erste Lächeln, vielleicht sogar von beiden, einfach wunderbar. Es ist sicher nicht immer alles leicht, aber mit viel Ruhe und der richtigen Einstellung wird man auch die krummen Momente meistern. Und irgendwann kommt die Liebe zurück, so dass man selbst auch genießen darf.

Ich würde empfehlen, so viel wie nur möglich schon vor der Geburt der Kinder zu besorgen oder zu organisieren. Sich zum Beispiel nach einer Haushaltshilfe umsehen, ein Mädchen aus der Umgebung ausfindig machen, die mal nachmittags vorbeikommen könnte, usw. Denn wenn man einmal überlastet ist, dann wird einem auch das Suchen nach Hilfe zu viel.

Die Arbeit finde ich gar nicht so schlimm. Das spielt sich ganz schnell ein. Das Schlimmste war für mich, dass ich zu lange Zeit nie mehr als eine Stunde am Stück schlafen konnte. Damit man davon nicht ganz kaputt wird, muss man sich eben schon vorher mit Freunden oder Bekannten absprechen, die da eventuell einspringen können. Und vielleicht seinen eigenen Stolz (»ich schaff das schon«) ein bißchen zurückstecken. Denn wenn man sich einmal ganz und gar verausgabt hat, ist es nicht leicht, wieder an die Oberfläche zu kommen.

Seit dem ersten Geburtstag meiner beiden Lieblinge genieße ich es immer mehr, Mutter zu sein. Nachdem sie in den ersten Wochen, als sie in die Krippe kamen, jeden Schnupfen eingefangen haben und auch recht oft mit den Ohren zu tun hatten, sind sie jetzt nur noch sehr selten krank. Es sind sehr fröhliche, aufgeweckte Kinder, denen der Schalk hinter den Ohren sitzt. Es ist wirklich ein schönes Gefühl, zu sehen, dass sie sehr Anteil nehmen an allem, was der Bruder macht. Wenn ich den einen kitzele und ihn zum Lachen bringe, guckt der andere zu und lacht mit. Wir haben es oft sehr lustig mitsammen. Und für die Kinder selbst ist es sicher auch etwas sehr Schönes, einen Zwillingsbruder zu haben.

Es gibt nichts Schöneres, als zwei Kinder miteinander aufwachsen zu sehen. Wenn die beiden miteinander spielen, lachen, sich trösten und liebhaben, wird man voll für die Arbeit entschädigt. Sind die Kinder ein Jahr alt, haben Sie Oberarme wie ein Preisboxer und Nerven wie Drahtseile! Auch Sie können das! Die Kinder, die nicht mehr soviel Arbeit machen, bekommt man nicht, die heiratet man! Mein Rat: viel lesen über Zwillinge und Erziehung, es ist sehr hilfreich und trostspendend!

... Sie sind am Ende angelangt und genau das hoffe ich auch für Sie: Dass Ihnen die Erfahrungen der anderen Zwillingsmütter ein wenig Trost spenden konnten ...
Wenn Sie sich für unsere Arbeit - die Zeitschrift ZWILLINGE und das Twinshop - interessieren, informieren Sie sich bitte unter

www.twins.de, schreiben Sie an info@twins.de oder rufen uns an unter 08191-966 739